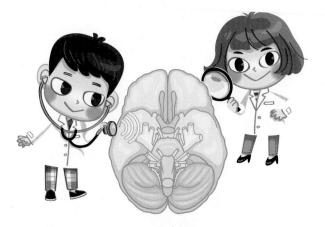

보고 배우는

See & Learn, Cerebral Nerve

배우는
뇌신경

감수 : MICHIMATA Yukihiro
편집 : SHIOKAWA Yoshiaki, HOSHI Eriko, ABE Mitsuyo
역자 : 김연희

군자출판사

편저자 일람

■ 감수
道又元裕　　　교린대학의학부부속병원 간호부장

■ 편집
塩川芳昭　　　교린대학의학부뇌신경외과 주임교수
星惠理子　　　교린대학의학부부속병원 고도구명구급센터 간호사장/인정간호관리자
阿部光世　　　교린대학의학부부속병원 뇌졸중센터·SCU간호사장

■ 집필 (집필순)
阿部光世　　　교린대학의학부부속병원 뇌졸중센터·SCU간호사장
杉山晴美　　　교린대학의학부부속병원 뇌신경외과병동 부주임
本山みゆき　　교린대학의학부부속병원 뇌신경외과병동 주임보좌/섭식·연하장해간호인정간호사
藤原みのり　　교린대학의학부부속병원 뇌신경외과병동 주임보좌
根元香織　　　교린대학의학부부속병원 뇌신경외과병동 부주임
稲村亜紀　　　교린대학의학부부속병원 뇌신경외과병동 주임보좌
星惠理子　　　교린대학의학부부속병원 고도구명구급센터 간호사장/인정간호관리자
蛯沢志織　　　교린대학의학부부속병원 뇌졸중센터·SCU주임
戸井田真弓　　교린대학의학부부속병원 뇌신경외과병동 주임보좌
春山英德　　　교린대학의학부뇌신경외과 조교/SCU병동 의장
岡村耕一　　　교린대학의학부뇌신경외과 임기조교
河合拓也　　　교린대학의학부뇌신경외과 임기조교
田中雅樹　　　교린대학의학부뇌신경외과 임기조교/의국장
小林啓一　　　교린대학의학부뇌신경외과 조교/부의국장
丸山啓介　　　교린대학의학부뇌신경외과 조교
山口竜一　　　교린대학의학부뇌신경외과 조교/부병동의장
佐藤栄志　　　교린대학의학부뇌신경외과 강사/외래의장
鳥居正剛　　　교린대학의학부뇌신경외과 임기조교
野口明男　　　교린대학의학부뇌신경외과 강사/병동의장
內堀歩　　　　교린대학의학부신경내과 조교
宮崎泰　　　　교린대학의학부신경내과 학내강사
小松原弘一郎　교린대학의학부뇌신경외과 의원

머리말

임상간호실천의 철칙은 의료서비스를 받는 대상자에게 안전하면서도 안정적인 간호를 제공하는 것이다. 이 철칙은 다음의 몇 가지 구성요소로 실현된다. 환자의 입장에 기반한 지지자로서의 위치를 전제로 하는, 환자의 자연치유력의 촉진, 자가간호 능력의 향상, 스트레스 수용에 대한 지지, 일상생활의 정비·조정, 안전의 보장이 그 구성요소이다. 여기에 추가하여 환자의 건강문제에 대한 반응을 정확하게 관찰하여 그에 맞는 간호를 제공하는 것이 중요하다.

적절한 간호를 제공하기 위해서는 환자의 정서적인 측면에 대한 이해와 지원은 물론이고, 환자가 앓고 있는 질병의 기전과 그에 대한 치료나 검사에 관한 올바른 이해, 과학적 근거를 배경으로 한 간호와 의료정보의 지식이 꼭 필요하다 할 것이다.

이러한 이유로 각과별 「간호순서」와 「질환의 지식」을 익혀두었으면 하는 의도에서 사진과 일러스트로 알기 쉽게 기획한 것이 이 「보고 배우는」 시리즈이다.

본서 「보고 배우는 뇌신경」에서는 Part 1 「간호사정(assessment) 포인트」로서, 의식수준, 동공·안구증상, 두통, 인지, 연하기능, 운동기능 등에 실시하는 사정의 기본에 관해서 서술하였다. 뇌신경과의 영역에서는 간호사의 사정이야말로 치료·간호로 이어지는 근간이 되기 때문에 여기에 많은 페이지를 할애하고 있다. Part 2 「간호사가 담당하는 처치와 간호」에서는 배액관관리, 체위관리, 경련 시의 대응, 섭식·연하훈련, 운동마비 환자의 간호, 그리고 고차뇌기능장애 환자의 간호에 관해 설명하였다. 또한 영상진단의 진보는 저침습적인 치료법을 발전시켜 왔기 때문에, CT, MRI나 혈관조영의 기본적 지식을 Part 3에서 소개하고 있다.

의사가 집필한 Part 4 「뇌신경질환과 치료」, Part 5 「뇌신경질환의 수술과 치료」, Part 6 「빈도는 낮지만 알아둘 만한 질환과 치료」에서는 지주막하출혈이나 뇌동맥류, 뇌경색, TIA, 경막하혈종, 경막외혈종이나 수두증, 뇌종양 등의 대표적 질환 외에도 길랭·바레증후군이나 척수소뇌변성증, 그리고 최근 재주목 받고 있는 뇌저체온요법에 대해서도 알기 쉽게 설명해 두었다. 두개내압항진·뇌탈출이나 뇌사 등의 지식(Part 7)도 포함하여, 신입간호사부터 베테랑간호사까지 광범위한 스펙트럼의 간호사가 만족할 수 있는 내용으로 꾸며 보았다.

다만 간호간호 기술에 있어서 근거를 바탕으로 한 정확한 최적표준(gold standard)이 확립되어 있지 않은 이상, 일본 내의 모든 병원에서 동일한 표준적인 간호가 시행되고 있지 않다는 사실은 틀림없을 것이다. 그래서 교린대학의학부 부속병원에서 현재 실시되고 있는 내용을 일선에서 환자를 매일 접하고 있는 간호사가 집필하게 되었다. 이렇듯 한 병원의 진료내용이 기초가 되고 거기에 독자 여러분으로부터 많은 의견을 받아 추가하면, 머지않아 근거에 기초한 최고의 간호가 탄생하리라 기대한다.

의사담당 부분을 편집해 주신 뇌신경외과 주임교수 塩川芳昭 선생님, 간호사담당 부분을 편집해 주신 고도구명구급센터 星惠理子 간호사장, 뇌졸중센터·SCU 阿部光世 간호사장에게 깊은 감사를 드립니다.

2012년 11월

道又元裕

CONTENTS

part5 뇌신경질환의 수술과 치료

part6 빈도는 낮지만 알아둘 만한 질환과 치료

part7 그 밖에 알아야 할 지식

신경계

신경계는 「중추신경계(뇌·척수)」와 「말초신경계(뇌신경 12쌍, 척수신경 31쌍)」로 나뉜다.

■ 신경계

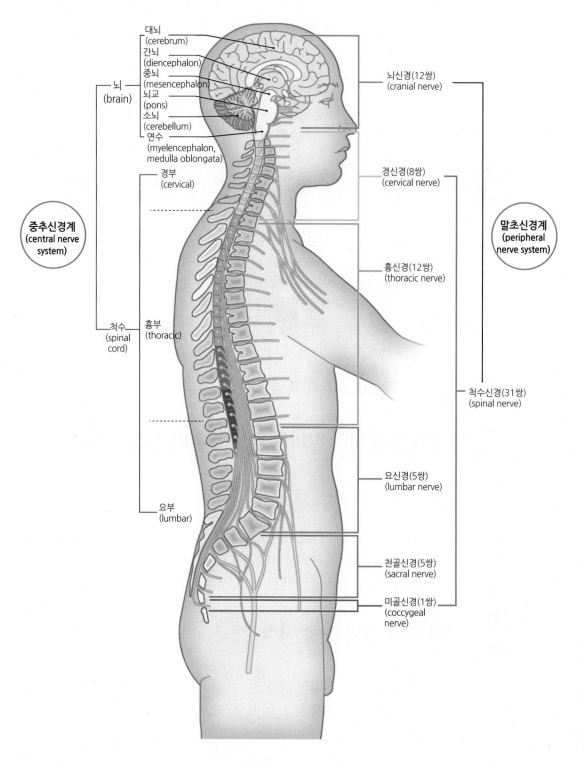

대뇌
(cerebrum)
간뇌
(diencephalon)
중뇌
(mesencephalon)
뇌교
(pons)
소뇌
(cerebellum)
연수
(myelencephalon, medulla oblongata)

뇌
(brain)

경부
(cervical)

중추신경계
(central nerve system)

척수
(spinal cord)

흉부
(thoracic)

요부
(lumbar)

뇌신경(12쌍)
(cranial nerve)

경신경(8쌍)
(cervical nerve)

말초신경계
(peripheral nerve system)

흉신경(12쌍)
(thoracic nerve)

척수신경(31쌍)
(spinal nerve)

요신경(5쌍)
(lumbar nerve)

천골신경(5쌍)
(sacral nerve)

미골신경(1쌍)
(coccygeal nerve)

척수

척수의 직경은 약 1cm이고, 길이는 남성은 45cm, 여성은 42cm 정도이다.
척수는 뇌와 마찬가지로 수막에 둘러싸여 보호되고 있다.

■ 척수의 단면

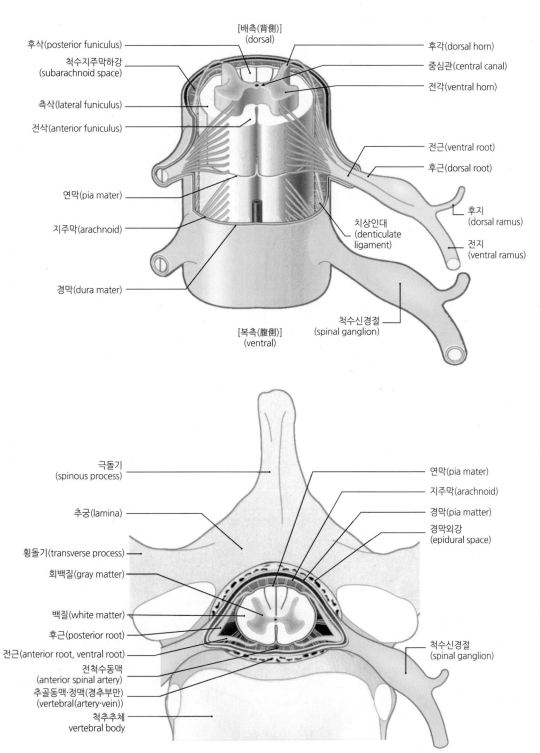

[배측(背側)]
(dorsal)

후삭(posterior funiculus)

척수지주막하강
(subarachnoid space)

측삭(lateral funiculus)

전삭(anterior funiculus)

연막(pia mater)

지주막(arachnoid)

경막(dura mater)

후각(dorsal horn)

중심관(central canal)

전각(ventral horn)

전근(ventral root)

후근(dorsal root)

후지
(dorsal ramus)

전지
(ventral ramus)

치상인대
(denticulate ligament)

척수신경절
(spinal ganglion)

[복측(腹側)]
(ventral)

극돌기
(spinous process)

추궁(lamina)

횡돌기(transverse process)

회백질(gray matter)

백질(white matter)

후근(posterior root)

전근(anterior root, ventral root)

전척수동맥
(anterior spinal artery)

추골동맥·정맥(경추부만)
(vertebral(artery·vein))

척추추체
vertebral body

연막(pia mater)

지주막(arachnoid)

경막(pia matter)

경막외강
(epidural space)

척수신경절
(spinal ganglion)

뇌

뇌는 대뇌, 소뇌, 그에 둘러싸인 뇌간으로 구성되어 있다. 사고·운동·감각 등의 기능을 관장하며, 생명활동에 빠질 수 없는 기관이다.

■ 시상단면

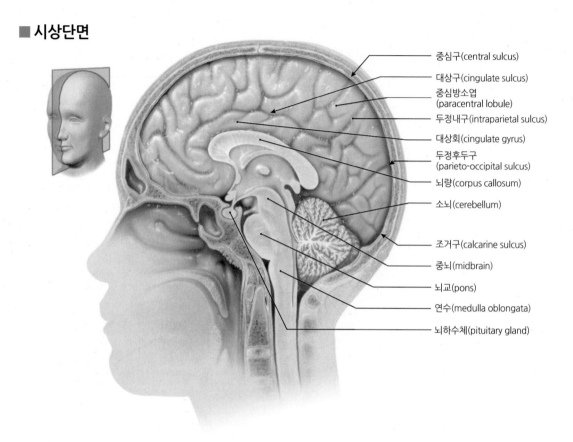

- 중심구(central sulcus)
- 대상구(cingulate sulcus)
- 중심방소엽(paracentral lobule)
- 두정내구(intraparietal sulcus)
- 대상회(cingulate gyrus)
- 두정후두구(parieto-occipital sulcus)
- 뇌량(corpus callosum)
- 소뇌(cerebellum)
- 조거구(calcarine sulcus)
- 중뇌(midbrain)
- 뇌교(pons)
- 연수(medulla oblongata)
- 뇌하수체(pituitary gland)

■ 관상단면

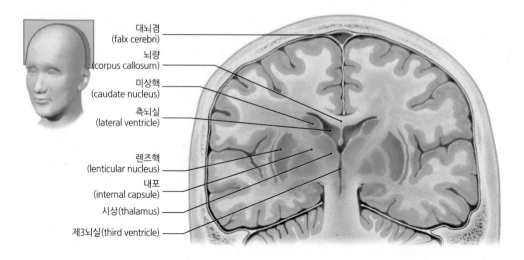

- 대뇌겸(falx cerebri)
- 뇌량(corpus callosum)
- 미상핵(caudate nucleus)
- 측뇌실(lateral ventricle)
- 렌즈핵(lenticular nucleus)
- 내포(internal capsule)
- 시상(thalamus)
- 제3뇌실(third ventricle)

■ 수평단

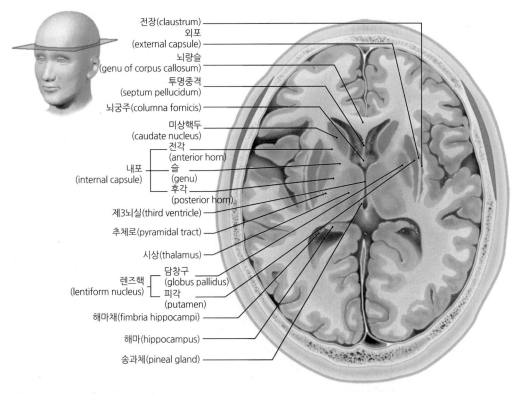

전장(claustrum)
외포 (external capsule)
뇌량슬 (genu of corpus callosum)
투명중격 (septum pellucidum)
뇌궁주(columna fornicis)
미상핵두 (caudate nucleus)
전각 (anterior horn)
내포 (internal capsule)
슬 (genu)
후각 (posterior horn)
제3뇌실(third ventricle)
추체로(pyramidal tract)
시상(thalamus)
렌즈핵 (lentiform nucleus)
담창구 (globus pallidus)
피각 (putamen)
해마채(fimbria hippocampi)
해마(hippocampus)
송과체(pineal gland)

■ 대뇌의 구조

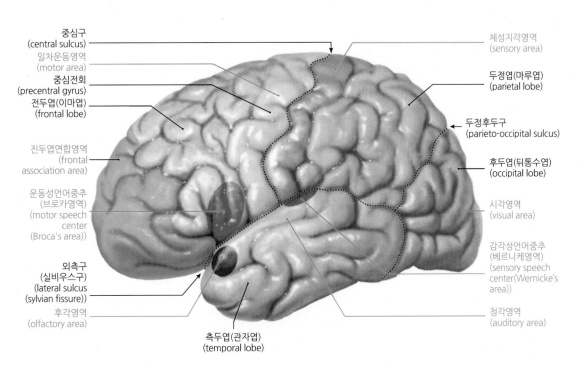

중심구 (central sulcus)
일차운동영역 (motor area)
중심전회 (precentral gyrus)
전두엽(이마엽) (frontal lobe)
진두엽연합영역 (frontal association area)
운동성언어중추 (브로카영역) (motor speech center (Broca's area))
외측구 (실비우스구) (lateral sulcus (sylvian fissure))
후각영역 (olfactory area)
측두엽(관자엽) (temporal lobe)
체성지각영역 (sensory area)
두정엽(마루엽) (parietal lobe)
두정후두구 (parieto-occipital sulcus)
후두엽(뒤통수엽) (occipital lobe)
시각영역 (visual area)
감각성언어중추 (베르니케영역) (sensory speech center(Wernicke's area))
청각영역 (auditory area)

뇌의 혈관

「전대뇌동맥」「중대뇌동맥」「후대뇌동맥」은, 뇌의 표면부에 분포하는 「피질지」와 후두엽, 측두엽하엽에 위치하는 천통지로 구분된다.

■ 뇌동맥(arterial system)

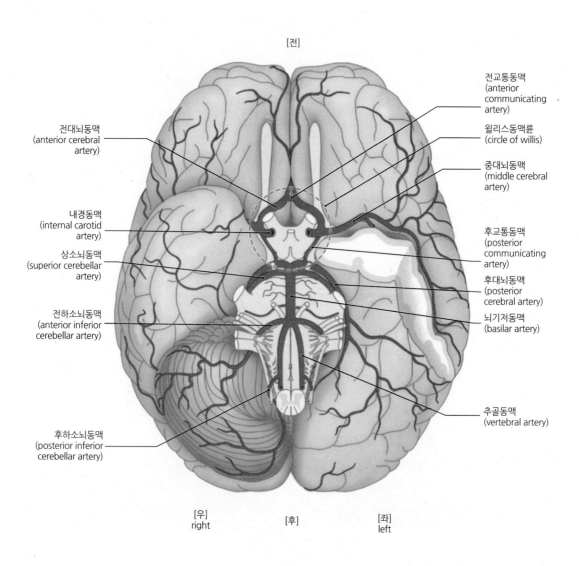

[전]

전대뇌동맥
(anterior cerebral
artery)

내경동맥
(internal carotid
artery)

상소뇌동맥
(superior cerebellar
artery)

전하소뇌동맥
(anterior inferior
cerebellar artery)

후하소뇌동맥
(posterior inferior
cerebellar artery)

전교통동맥
(anterior
communicating
artery)

윌리스동맥륜
(circle of willis)

중대뇌동맥
(middle cerebral
artery)

후교통동맥
(posterior
communicating
artery)

후대뇌동맥
(posterior
cerebral artery)

뇌기저동맥
(basilar artery)

추골동맥
(vertebral artery)

[우]
right

[후]

[좌]
left

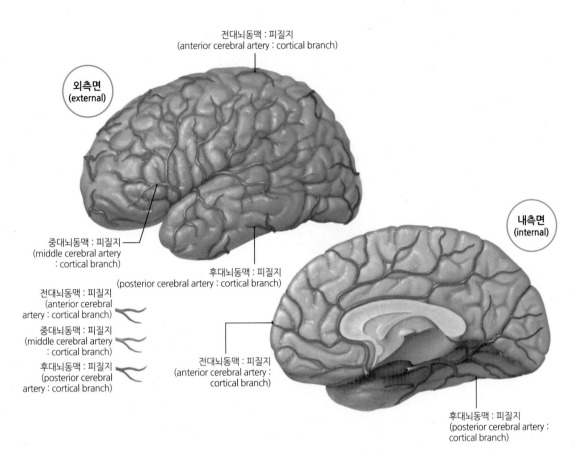

전대뇌동맥 : 피질지
(anterior cerebral artery : cortical branch)

외측면
(external)

중대뇌동맥 : 피질지
(middle cerebral artery
: cortical branch)

후대뇌동맥 : 피질지
(posterior cerebral artery : cortical branch)

내측면
(internal)

전대뇌동맥 : 피질지
(anterior cerebral
artery : cortical branch)

중대뇌동맥 : 피질지
(middle cerebral artery
: cortical branch)

후대뇌동맥 : 피질지
(posterior cerebral
artery : cortical branch)

전대뇌동맥 : 피질지
(anterior cerebral artery :
cortical branch)

후대뇌동맥 : 피질지
(posterior cerebral artery :
cortical branch)

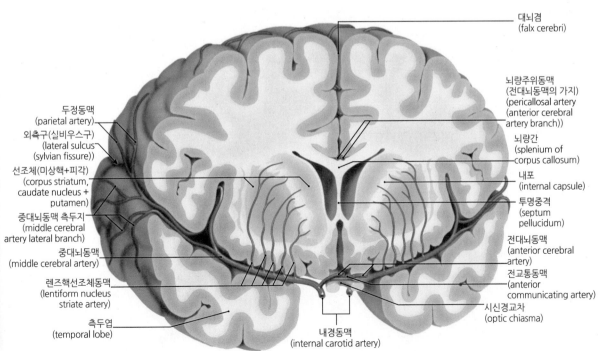

대뇌겸
(falx cerebri)

두정동맥
(parietal artery)

외측구(실비우스구)
(lateral sulcus
(sylvian fissure))

선조체(미상핵+피각)
(corpus striatum;
caudate nucleus +
putamen)

중대뇌동맥 측두지
(middle cerebral
artery lateral branch)

중대뇌동맥
(middle cerebral artery)

렌즈핵선조체동맥
(lentiform nucleus
striate artery)

측두엽
(temporal lobe)

뇌량주위동맥
(전대뇌동맥의 가지)
(pericallosal artery
(anterior cerebral
artery branch))

뇌량간
(splenium of
corpus callosum)

내포
(internal capsule)

투명중격
(septum
pellucidum)

전대뇌동맥
(anterior cerebral
artery)

전교통동맥
(anterior
communicating artery)

시신경교차
(optic chiasma)

내경동맥
(internal carotid artery)

■ 뇌정맥(venous system)

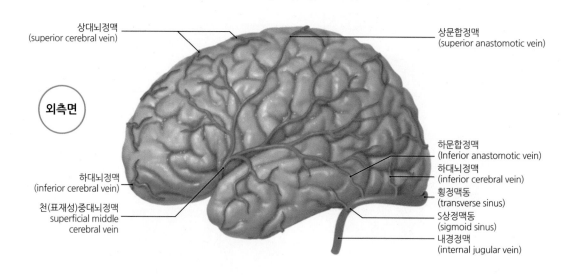

외측면

상대뇌정맥
(superior cerebral vein)

상문합정맥
(superior anastomotic vein)

하문합정맥
(Inferior anastomotic vein)

하대뇌정맥
(inferior cerebral vein)

횡정맥동
(transverse sinus)

S상정맥동
(sigmoid sinus)

내경정맥
(internal jugular vein)

하대뇌정맥
(inferior cerebral vein)

천(표재성)중대뇌정맥
superficial middle
cerebral vein

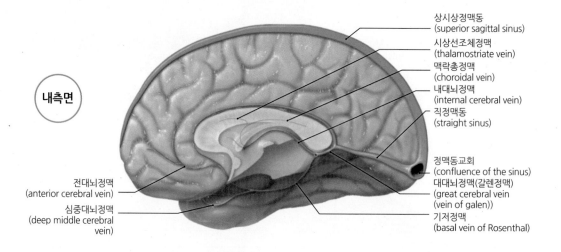

내측면

상시상정맥동
(superior sagittal sinus)

시상선조체정맥
(thalamostriate vein)

맥락총정맥
(choroidal vein)

내대뇌정맥
(internal cerebral vein)

직정맥동
(straight sinus)

정맥동교회
(confluence of the sinus)

대대뇌정맥(갈렌정맥)
(great cerebral vein
(vein of galen))

기저정맥
(basal vein of Rosenthal)

전대뇌정맥
(anterior cerebral vein)

심중대뇌정맥
(deep middle cerebral
vein)

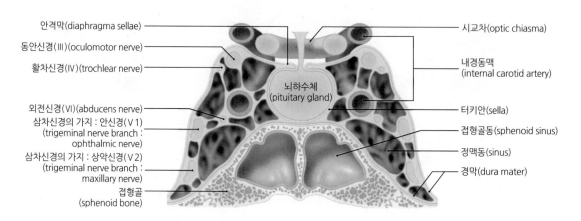

안격막(diaphragma sellae)

동안신경(Ⅲ)(oculomotor nerve)

활차신경(Ⅳ)(trochlear nerve)

외전신경(Ⅵ)(abducens nerve)

삼차신경의 가지 : 안신경(Ⅴ1)
(trigeminal nerve branch :
ophthalmic nerve)

삼차신경의 가지 : 상악신경(Ⅴ2)
(trigeminal nerve branch :
maxillary nerve)

접형골
(sphenoid bone)

시교차(optic chiasma)

내경동맥
(internal carotid artery)

뇌하수체
(pituitary gland)

터키안(sella)

접형골동(sphenoid sinus)

정맥동(sinus)

경막(dura mater)

수막

수막은 경막, 지주막, 연막으로 구성되어 있다. 뇌실·지주막하강을 순환하여 뇌를 보호하고 있는 것이 뇌척수액이다.

■ 수막(meninges)

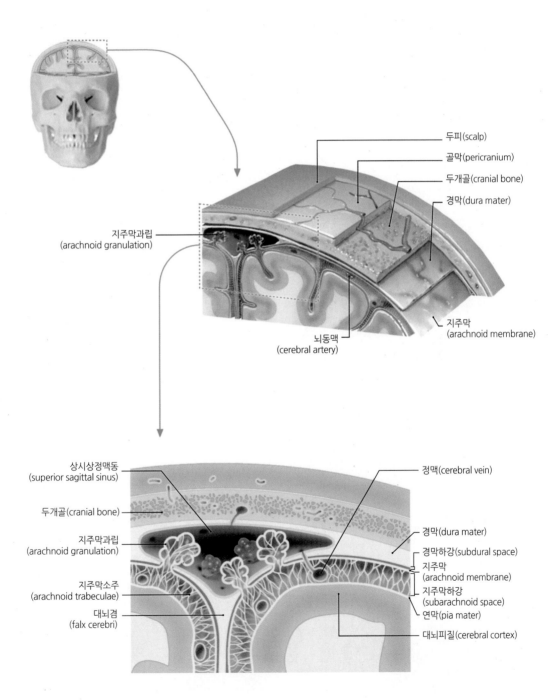

두피(scalp)
골막(pericranium)
두개골(cranial bone)
경막(dura mater)

지주막과립
(arachnoid granulation)

지주막
(arachnoid membrane)

뇌동맥
(cerebral artery)

상시상정맥동
(superior sagittal sinus)

두개골(cranial bone)

지주막과립
(arachnoid granulation)

지주막소주
(arachnoid trabeculae)

대뇌겸
(falx cerebri)

정맥(cerebral vein)

경막(dura mater)

경막하강(subdural space)

지주막
(arachnoid membrane)

지주막하강
(subarachnoid space)

연막(pia mater)

대뇌피질(cerebral cortex)

뇌신경

뇌신경은 좌우 12쌍으로서, I~XII의 번호가 붙어 있다. 뇌신경은 뇌간 (일부는 경수)에서 나오거나(운동뉴런) 들어간다(감각뉴런).

■ 뇌신경계의 분포

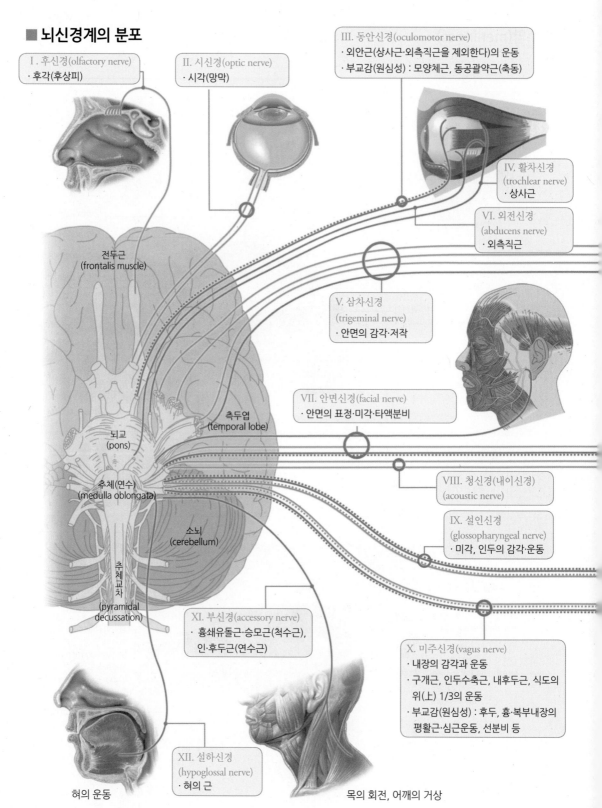

I. 후신경(olfactory nerve)
· 후각(후상피)

II. 시신경(optic nerve)
· 시각(망막)

III. 동안신경(oculomotor nerve)
· 외안근(상사근·외측직근을 제외한다)의 운동
· 부교감(원심성) : 모양체근, 동공괄약근(축동)

IV. 활차신경 (trochlear nerve)
· 상사근

VI. 외전신경 (abducens nerve)
· 외측직근

전두근 (frontalis muscle)

V. 삼차신경 (trigeminal nerve)
· 안면의 감각·저작

VII. 안면신경(facial nerve)
· 안면의 표정·미각·타액분비

측두엽 (temporal lobe)

뇌교 (pons)

추체(연수) (medulla oblongata)

VIII. 청신경(내이신경) (acoustic nerve)

소뇌 (cerebellum)

IX. 설인신경 (glossopharyngeal nerve)
· 미각, 인두의 감각·운동

추체교차 (pyramidal decussation)

XI. 부신경(accessory nerve)
· 흉쇄유돌근·승모근(척수근), 인·후두근(연수근)

X. 미주신경(vagus nerve)
· 내장의 감각과 운동
· 구개근, 인두수축근, 내후두근, 식도의 위(上) 1/3의 운동
· 부교감(원심성) : 후두, 흉·복부내장의 평활근·심근운동, 선분비 등

XII. 설하신경 (hypoglossal nerve)
· 혀의 근

혀의 운동

목의 회전, 어깨의 거상

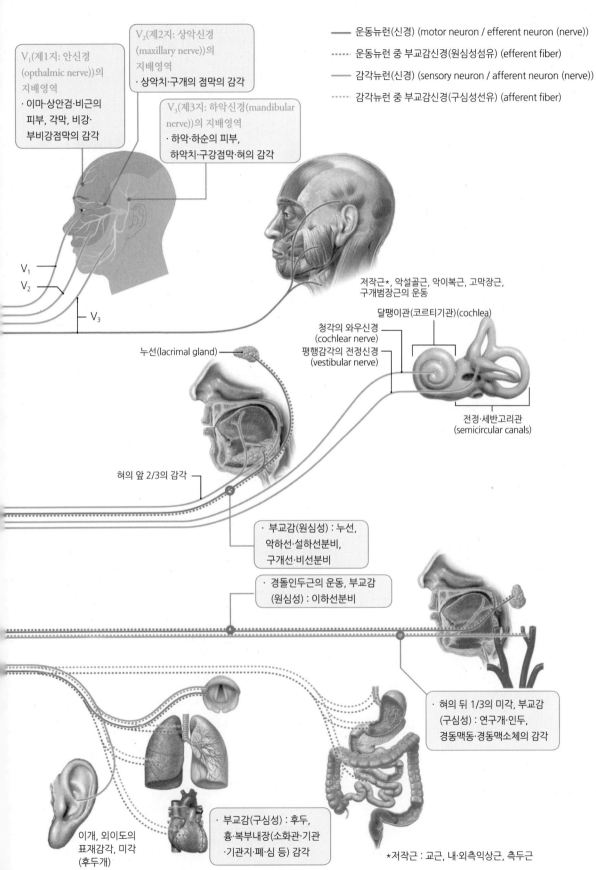

V₁(제1지: 안신경 (opthalmic nerve))의 지배영역
· 이마·상안검·비근의 피부, 각막, 비강· 부비강점막의 감각

V₂(제2지: 상악신경 (maxillary nerve))의 지배영역
· 상악치·구개의 점막의 감각

V₃(제3지: 하악신경(mandibular nerve))의 지배영역
· 하악·하순의 피부, 하악치·구강점막·혀의 감각

—— 운동뉴런(신경) (motor neuron / efferent neuron (nerve))
····· 운동뉴런 중 부교감신경(원심성섬유) (efferent fiber)
—— 감각뉴런(신경) (sensory neuron / afferent neuron (nerve))
····· 감각뉴런 중 부교감신경(구심성선유) (afferent fiber)

V₁

V₂

V₃

저작근*, 악설골근, 악이복근, 고막장근, 구개범장근의 운동

달팽이관(코르티기관)(cochlea)

청각의 와우신경 (cochlear nerve)

평행감각의 전정신경 (vestibular nerve)

누선(lacrimal gland)

전정·세반고리관 (semicircular canals)

혀의 앞 2/3의 감각

· 부교감(원심성) : 누선, 악하선·설하선분비, 구개선·비선분비

· 경동인두근의 운동, 부교감 (원심성) : 이하선분비

· 혀의 뒤 1/3의 미각, 부교감 (구심성) : 연구개·인두, 경동맥동·경동맥소체의 감각

이개, 외이도의 표재감각, 미각 (후두개)

· 부교감(구심성) : 후두, 흉·복부내장(소화관·기관 ·기관지·폐·심 등) 감각

*저작근 : 교근, 내·외측익상근, 측두근

자율신경

자율신경은「교감신경계」와「부교감신경계」로 크게 나뉜다. 교감신경계는 활동할 때, 응급상황에서, 부교감신경계는 안정된 상황에서 에너지를 보존한다.

■ 교감신경과 부교감신경의 작용

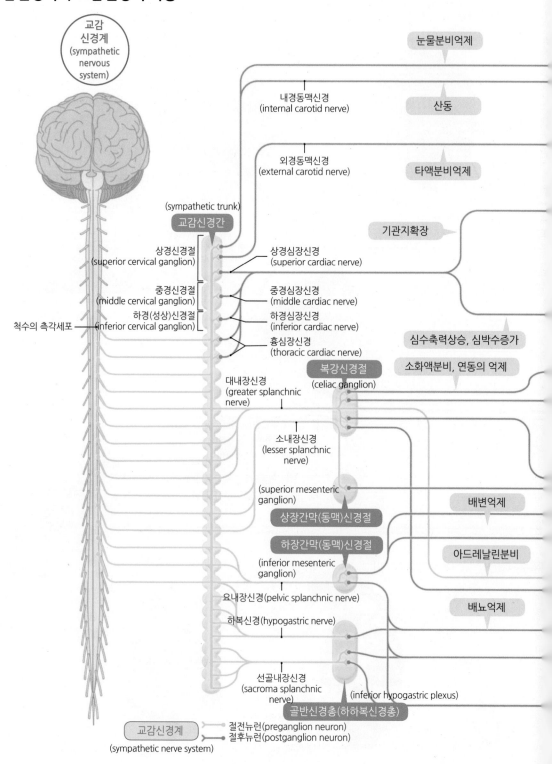

교감
신경계
(sympathetic
nervous
system)

눈물분비억제

내경동맥신경
(internal carotid nerve)

산동

외경동맥신경
(external carotid nerve)

타액분비억제

기관지확장

(sympathetic trunk)
교감신경간

상경신경절
(superior cervical ganglion)

상경심장신경
(superior cardiac nerve)

중경신경절
(middle cervical ganglion)

중경심장신경
(middle cardiac nerve)

하경(성상)신경절
(inferior cervical ganglion)

하경심장신경
(inferior cardiac nerve)

척수의 측각세포

흉심장신경
(thoracic cardiac nerve)

심수축력상승, 심박수증가

복강신경절
(celiac ganglion)

소화액분비, 연동의 억제

대내장신경
(greater splanchnic
nerve)

소내장신경
(lesser splanchnic
nerve)

(superior mesenteric
ganglion)

배변억제

상장간막(동맥)신경절

하장간막(동맥)신경절

아드레날린분비

(inferior mesenteric
ganglion)

요내장신경(pelvic splanchnic nerve)

배뇨억제

하복신경(hypogastric nerve)

선골내장신경
(sacroma splanchnic
nerve)

(inferior hypogastric plexus)

골반신경총(하하복신경총)

교감신경계   절전뉴런(preganglion neuron)
절후뉴런(postganglion neuron)

(sympathetic nerve system)

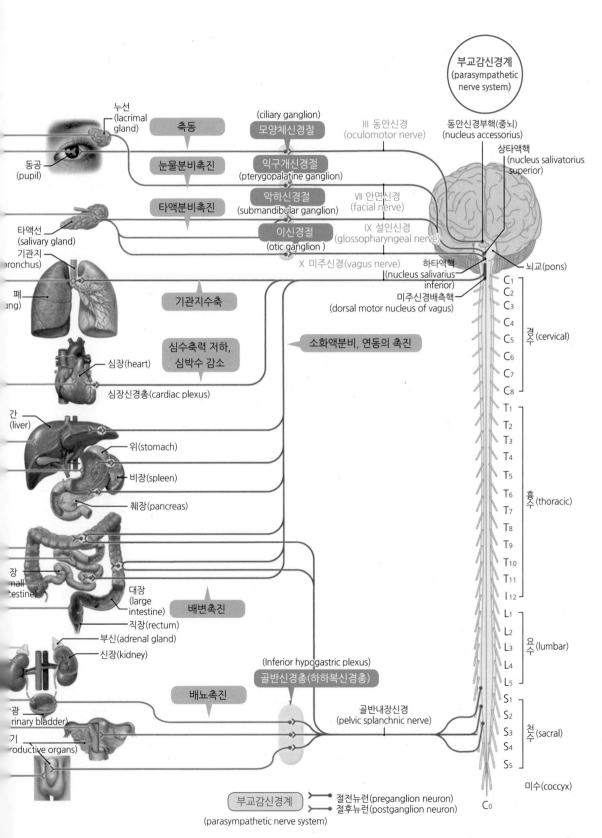

누선 (lacrimal gland)

축동

(ciliary ganglion)
모양체신경절

III 동안신경 (oculomotor nerve)

동안신경부핵(중뇌) (nucleus accessorius)

부교감신경계 (parasympathetic nerve system)

상타액핵 (nucleus salivatorius superior)

동공 (pupil)

눈물분비촉진

익구개신경절 (pterygopalatine ganglion)

타액분비촉진

악하신경절 (submandibular ganglion)

VII 안면신경 (facial nerve)

타액선 (salivary gland)

이신경절 (otic ganglion)

IX 설인신경 (glossopharyngeal nerve)

기관지 (bronchus)

X 미주신경 (vagus nerve)

하타액핵 (nucleus salivarius inferior)

뇌교 (pons)

폐 (lung)

기관지수축

미주신경배측핵 (dorsal motor nucleus of vagus)

심수축력 저하, 심박수 감소

소화액분비, 연동의 촉진

심장(heart)

심장신경총(cardiac plexus)

간 (liver)

위(stomach)

비장(spleen)

췌장(pancreas)

소장 (small intestine)

대장 (large intestine)

직장(rectum)

배변촉진

부신(adrenal gland)

신장(kidney)

방광 (urinary bladder)

생식기 (reproductive organs)

배뇨촉진

(Inferior hypogastric plexus)
골반신경총(하하복신경총)

골반내장신경 (pelvic splanchnic nerve)

C₁
C₂
C₃
C₄
C₅
C₆
C₇
C₈
경수 (cervical)

T₁
T₂
T₃
T₄
T₅
T₆
T₇
T₈
T₉
T₁₀
T₁₁
T₁₂
흉수 (thoracic)

L₁
L₂
L₃
L₄
L₅
요수 (lumbar)

S₁
S₂
S₃
S₄
S₅
천수 (sacral)

미수(coccyx)

C₀

부교감신경계

절전뉴런(preganglion neuron)
절후뉴런(postganglion neuron)

(parasympathetic nerve system)

xvii

간호기술이 「보인다!」 질환을 「안다!」

 특징 1 ## 2대 구성

「간호기술」, 「질환의 지식」

 특징 2 ## 보고 배운다

알아 두어야 할 간호요령이나 행동

간호기술

● 자주 시행되는 간호기술의 순서를 사진의 흐름으로 알 수 있도록 구성되어 있습니다.

리스크 관리상, 주의가 필요한 점을 강조

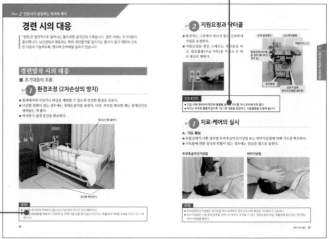

질환의 지식

● 자주 만나는 주요 질환, 드물지만 알아 두어야할 질환, 주요 수술 방법 등의 기본지식을 영상이나 일러스트로 알기 쉽게 해설하고 있습니다.

개념, 증상, 진단, 치료, 간호를 한눈에 알 수 있다

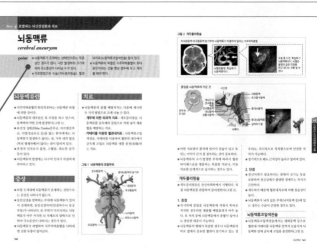

● 본서에서 소개하고 있는 치료·간호방법 등은 각 집필자가 임상의 예를 중심으로 하여 전개하고 있습니다. 실천에 의해 얻어진 방법을 보편화하려고 노력하고 있습니다만, 만일 본서의 기재 내용에 의해 예측하지 못한 사고 등이 일어난 경우, 저자, 출판사는 그 책임을 질 수 없다는 것을 양해해 주시기 바랍니다. 또한 본서에 게재된 사진은 임상의 예 중에서 환자본인·가족의 동의를 얻어 사용하고 있습니다.

● 본서에 기재되어 있는 약제·재료·기기 등의 선택·사용법 등에 대해서는 출판 당시의 가장 새로운 것입니다. 약제 등의 사용에 있어서는 개개의 첨부 문서를 참조하여 적응, 용량 등은 항상 확인해 주세요.

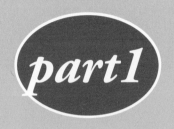

part1

간호사정 (assessment) 포인트

의식수준 평가

의식의 각성상태와 그 내용에 대해 감별하는 것이 「의식수준의 사정」입니다. 의식장애는 생명의 위기를 알리는 중요한 징후이기 때문에 공통된 척도를 이용하여 객관적으로 평가할 필요가 있습니다. 또 의식장애를 일으키는 원인·병태생리를 이해하는 것도 중요합니다.

의식수준의 사정 방법

● 의식상태는 병변의 위치, 원인, 증상의 발현으로부터의 시기에 따라 다양하게 나타난다. 의식사정을 객관적으로 점수화할 수 있으면 의식의 추이도 평가할 수 있고, 증상의 평가나 경과의 추측이 가능해진다.
● 관찰자에 따라 의식수준 사정에 차이가 나는 문제가 생기지 않도록, 의식장애의 정도와 시간에 따른 변화를 객관적으로 평가할 수 있고, 환자 상태를 누구라도 파악할 수 있는 지표가 필요하다.
● 현재, 일본에서 일반적으로 사용되는 공통된 척도는 JCS(Japan Coma Scale)와 GCS(Glasgow Coma Scale)이다. 더하여 최근에는 일본신경구급학회에 의한 ECS(Emergency Coma Scale)도 사용된다. ECS는 JCS에 GCS의 요소를 도입한 척도이다.
● 유아의 경우에는 영유아의 JCS 등을 사용하여 평가한다.

의식수준 사정척도의 특징

JCS	● 장점 : 의식장애의 전체상을 바로 파악할 수 있다. ● 단점 : 「각성」의 정의가 애매하기 때문에 의식장애의 정도를 정확하게 표현할 수 없고, 평가자에 따라 평가치가 전혀 다른 경우가 있다.
GCS	● 장점 : 기계적으로 평가하기 때문에 평가자에 따른 불규칙성이 적다. ● 단점 : 같은 점수 안에 같은 숫자로 내용이 다른 의식장애가 표현될 위험성이 있다. 또한 안면장애에 따라 눈을 뜰 수 없는 경우나 기관절개·기관삽관 등으로 소리를 낼 수 없는 경우에는, 눈뜨기 반응이나 언어반응을 판정할 수 없기 때문에 점수를 확실하게 정할 수 없다.
ECS	● 장점 : 각성의 정의를 명확하게 하는 것으로 평가자에 의한 불일치를 개선하였다. 3자리 이상의 사지 움직임도 표현할 수 있도록 5단계의 스케일로 되어 있다. 간편하게 평가하고 실제의 점수보다 과도하게 나쁘게 평가되지 않도록 배려되어 있다.

> **간호포인트** 의식수준을 체크할 때 주의점
>
> ● 청력장애·난청의 유무   ● 문화권의 차이(모국어 사용여부)
> ● 시야장애·시력장애의 유무   ● 반측공간무시가 있는 쪽에서 부르지 않는다.

■ JCS(Japan Coma Scale)

● 각성상태와 인지반응의 장애를 각성상태를 축으로 한 단일 척도상에 반영시킨 것이다.
● JCS에서는 우선 각성상태에 따라 크게 3단계로 분류한다. 다음으로 각 단계를 지남력장애·언어반응·운동반응에 따라 3단계로 세분화한다. 게다가 안절부절(R: restlessness)·실금(I: incontinence)·무동성무언증(A: akinetic mutism)이 있는 경우는 덧붙여 기록한다.

● JCS는 3개의 자릿수(Ⅰ, Ⅱ, Ⅲ)를 각각 3단계로 세분화하여 9단계로 표현하기 때문에 3-3-9도방식이라고 하기도 한다.

JCS

① 자극에 의한 눈뜨기에서의 평가기준

Ⅰ 자극하지 않더라도 각성해 있는 상태(1자릿수로 표현)
(delirium, confusion, senselessness)

점수 1 대체적으로 의식이 분명하지만 약간 확실하지 않다

점수 2 지남력장애가 있다

점수 3 자신의 이름, 생년월일을 말할 수 없다

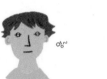
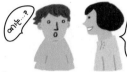
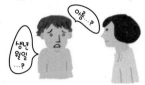

Ⅱ 자극하면 각성하지만 자극이 사라지면 잠에 빠지는 상태(2자릿수로 표현)
(stupor, lethargy, hypersomnia, somnolence, drowsiness)

점수 10 평소처럼 부르면 쉽게 눈을 뜬다

점수 20 크게 부르거나 몸을 흔들어야 눈을 뜬다

점수 30 통증자극을 가하면서 반복해서 부르면 겨우 눈을 뜬다

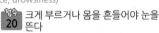
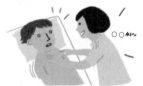
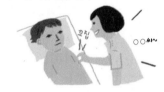

Ⅲ 자극해도 각성하지 않는 상태(3자릿수로 표현)
(deep coma, coma, semi coma)

점수 100 통증자극에 대해 뿌리치는 듯한 동작을 한다

점수 200 통증자극을 주면 조금 수족을 움직이거나 얼굴을 찡그린다

점수 300 반응하지 않는다

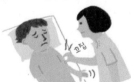
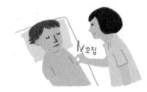

② 눈뜨기에서 평가하기 어려운 경우의 평가기준

R restlessness : 안절부절

I incontinence : 실금

A akinetic mutism : 무동성무언증
apallic syndrome : 실외투상태

무의식상태의 평가방법과 예

① 『자극에 의한 눈뜨기에서의 평가기준』에서 환자가 Ⅰ, Ⅱ, Ⅲ의 어떤 상태인지를 평가한다
② ①이 어떤 점수에 속하는지를 평가한다
③ 『눈뜨기로 평가하기 어려운 경우의 평가기준』에서, R, I, A의 어떤 상태인지를 평가한다

① 자극해도 각성하지 않는 상태 … Ⅲ
② 통증자극에 대해 뿌리치는 듯한 동작을 한다 100
③ 실금하고 있다 .... Ⅰ

상기 의식장애의 평가는 Ⅲ-100-Ⅰ 이다.

> **주의!**
> ● 경도의 의식장애(1자릿수)를 인지증이나 실어증과 착각하지 않도록 주의한다.

JCS평가의 요령

「통증자극」을 가하는 방법

- 흉골부를 손을 올린 상태에서 압박하는 방법이 있다.
- 통증자극을 가할 때의 포인트는 「통증자극을 가하며 이름을 반복해서 부른다」「마비측은 피한다」「감각장애의 유무가 불명확한 경우는 여러 부위(좌우 모두)에 통증자극을 가한다」는 3점이다.
- 자극을 하나씩 단계를 올려 가는 것(무자극→평소처럼 이름 부르기→큰 소리로 이름 부르기→몸을 흔든다→통증자극)이 기본이지만, 통증자극은 그 전 단계(몸을 흔든다)에서 반응이 없는 환자에 대해 적응하는 것이기 때문에 어느 정도 이상의 강도가 요구된다.
- 지주막하출혈에서는 통증자극에 의해 재파열을 일으킬 위험성이 있으므로 주의한다.

「수면」과 「의식장애」의 구분방법

- 자극을 멈추면 잠에 빠져드는(눈뜨기를 유지하지 못한다) 경우에는 의식장애가 의심된다.
- 무자극으로 15초 이상 각성이 유지되면 「각성해 있다」고 판단하는 하나의 지표가 된다.

■ GCS(Glasgow Coma Scale)

- 눈뜨기반응(E : eye opening), 언어반응(V : best verbal response), 운동반응(M : best motor response)의 세 개의 요소를 각각 독립해서 평가하고, 그 합으로 종합적으로 평가한다.
- GCS의 특징은 반드시 비슷한 정도로 나타난다고는 할 수 없는 복잡한 측면을 가진 각성상황과 인지반응의 장애를, 관찰하기 쉬운 눈뜨기반응·언어반응·운동반응의 세 가지 개별 척도로서 표현하고, 보다 구체적으로 알기 쉽게 표현하려고 한다는 점이다.
- 실제로는 의식상태가 가장 나쁜 3점에서 가장 좋은 15점까지의 13단계의 점수로 표현한다.

GCS

E : 눈뜨기반응 (Eye Opening)	V : 언어반응 (Best Verbal Response)	M : 운동반응 (Best Motor Response)
점수 4 자발적으로 (spontaneous)	점수 5 지남력 양호 (orientated)	점수 6 명령에 따른다 (obey commands)
점수 3 음성에 의해 (to sound)	점수 4 대화혼란 (confused conversation)	점수 5 통증부위 인식가능 (localize pain)
점수 2 통증자극에 의해 (to pain)	점수 3 언어혼란 (inappropriate words)	점수 4 사지굴곡반응 : 도피 (flexion) (withdrawal)
점수 1 눈을 뜨지 않는다 (never)	점수 2 이해불명의 소리 (incomprehensible sounds)	점수 3 사지굴곡반응 : 이상 (flexion) (abnomal)
	점수 1 아무런 소리를 내지 않는다 (none)	점수 2 사지신전반응 (extension)
		점수 1 전혀 움직이지 않는다 (none)

주의!
- 평가 시에는 「E1·V2·M3·합계 6점」 등으로 표현한다.

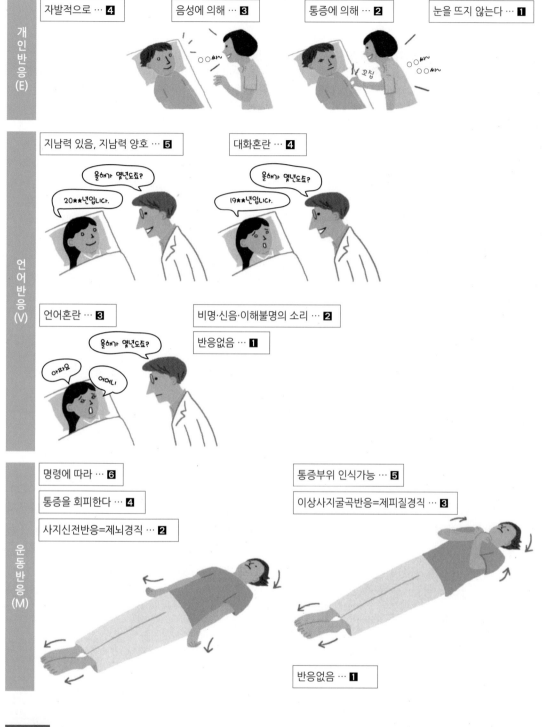

개인반응(E)

자발적으로 … 4 음성에 의해 … 3 통증에 의해 … 2 눈을 뜨지 않는다 … 1

언어반응(V)

지남력 있음, 지남력 양호 … 5 대화혼란 … 4

언어혼란 … 3

비명·신음·이해불명의 소리 … 2

반응없음 … 1

운동반응(M)

명령에 따라 … 6 통증부위 인식가능 … 5

통증을 회피한다 … 4 이상사지굴곡반응=제피질경직 … 3

사지신전반응=제뇌경직 … 2

반응없음 … 1

주의!

● 기관삽관을 한 경우에는 언어반응을 판정할 수 없기 때문에 v=T로 표기한다.

GCS 평가의 요령

손을 잡아당김과 강제파악의 구분법은?(M6판단의 포인트)

● 강제파악은「의사와는 관계없이 손에 닿는 물건(침대 손잡이나 시트 등)을 쥐고 놓는 것이 불가능」한 상태이다. 촉각성 자극에 의해 파악반사가 유발되고, 손바닥에 있는 것을 손가락으로 세게 쥐거나 놓으려는 의도가 있어도 쉽지 않다. 전두엽장애가 있는 경우에 발생하기 쉽다.

● M6은「명령에 따르는」상태이니 우선 환자의 손을 잡고「주먹을 쥐어 보세요」라고 말한다. 실제로 지시대로 환자가 주먹을 쥔 경우라도 파악반사에 의한 강제파악일 가능성이 있으므로, 지시에 따르는지 아닌지를 판단하는 의미도 포함하여 계속하여「쥔 손을 놓아 보세요」라고 말을 한다.「주먹을 쥐었다→풀었다」하는 지시동작이 가능하면 이해도 가능한 것으로 판단한다.

● 명령 준수에 대한 평가는 NIHSS(National Institute of Health Stroke Scale : 뇌졸중중증도평가척도)에 준한 2단계 명령(예 : 쥐었다→놓았다)이나, 약간 복잡한 동작을 시키는 것(예 : 손가락을 2개 내놓기) 등으로 판단한다.

도피굴곡(M4)과 이상굴곡(M3)의 구분방법은?

● 도피굴곡은 비식별성 회피반응이다. 반사에 준한 재빠른 동작(예 : 손을 잽싸게 당긴다, 몸을 순간 구부린다)이 보이면 도피굴곡이라고 판단할 수 있다.

● 이상굴곡인 경우 견관절은 내전(겨드랑이가 닫힌다), 팔꿈치·수관절·수지는 굴곡, 하지는 신전·내전, 발은 저굴이 된다.

대화혼란(V4)과 언어혼란(V3)의 구분방법은?

● 대화혼란(V4)은 대화는 가능하지만 혼란스러워 하는 상태이다. 한편 언어혼란(V3)은 엉터리인 말, 감탄사만 사용하므로 대화가 불가능한 상태를 가리킨다.

● 요컨대「대화가 가능한지 아닌지」가 V3와 V4의 구별이 된다.

■ ECS(Emergency Coma Scale)

● 일본신경구급학회에 의해 병원 ER에서의 사용을 목적으로 개발된 척도이다. 구조(각성도에 따라 3단계로 나뉜다)는 JCS를 계승하고 있지만, 부분류가 Ⅰ~Ⅱ자릿수는 2단계, Ⅲ자릿수는 5단계로 되어 있고, 생명을 위협하는 제뇌경직·제피질경직의 존재도 정확하게 표현할 수 있는 것이 특징이다.

● 자발적인 눈뜨기·언어반응 또는 목적에 맞는 동작 중에서 하나를 관찰할 수 있는지를 평가한다. 그것만으로는 평가가 곤란한 경우에는 보조적으로 눈 깜빡거림의 유무·첩모반사의 유무도 고려한다.

의식수준 평가 스케일의 특징

Ⅰ자릿수	각성해 있다(자발적인 눈뜨기·언어반응 또는 목적에 맞는 동작을 하는지 본다)	지남력이 있다	1
		지남력 또는 언어반응이 없다	2
Ⅱ자릿수	각성이 가능하다(자극에 의한 눈뜨기·언어반응 또는 명령에 따르는지를 본다)	부름에 의해	10
		통증자극에 의해	20
Ⅲ자릿수	각성해 있지 않다(통증자극으로도 눈뜨기·언어반응 및 명령에 따름이 없고 운동반응만이 보인다)	통증의 부위에 손발을 가지고 간다, 뿌리친다	100L*[1]
		(겨드랑이를 열고)움츠린다, 또는 얼굴을 찡그린다	100W*[2]
		(겨드랑이를 닫고)굴곡한다	200F*[3]
		신전한다	200E*[4]
		움직임이 전혀 없다	300

일본신경구급학회 홈페이지.
http://www.jcne.jp/ecs_comittee/ecs/index.html [2012.10.27엑세스].
*1 L(localize : 국소)　*2 W(withdraw : 당긴다)　*3 F(flexion : 굴곡)　*4 E(extension : 신전)

■ 영유아의 의식수준 평가법

● 인지기능·언어기능이 발달하고 있는 소아의 경우, 성인의 척도를 사용하는 것은 어려우므로, 소아의 특징에 맞는 척도를 사용하여 의식수준을 평가한다.

● 다음에 대표적인 척도로서 유아용 JCS, 소아용 GCS, AVPU를 나타낸다.

(阿部光世, 杉山晴美)

문헌

1. 西塔依久美: 의식장해. 임상간호2011; 37(4): 428-429.
2. 渕本雅昭: 의식장해. 일본뇌신경간호연구학회감수, 선배간호사필수 뇌신경외과신인간호사 지도육성 매뉴얼, 브레인널싱 2009; 25 (2009년춘계증간): 125-131.
3. 松井英俊: 의식레벨. 石山光枝 감수, 묻기 어려운 뇌신경외과간호의 의문 Q&A, メディカ出版, 오사카, 2011: 14-21.
4. 梶原浩司: 의식레벨. 小笠原邦昭 감수, 병태생리로 생각하는 뇌신경질환간호포인트 Q&A 200, メディカ出版, 오사카, 2011: 16-21.
5. 일본신경구급학회 홈페이지.
   http://www.jcne.jp/ecs_comittee/ecs/index.html [2012.10.27엑세스].
6. 坂本吉正: 소아신경진단학. 金原출판, 도쿄, 1978: 36.

소아용 Glasgow coma scale

눈뜨기 반응 (eye opening)	자발적으로	4
	부르는 것으로	3
	통증으로	2
	눈을 뜨지 않음	1
언어반응 (best verbal response)	이유 있는 울음, 웅얼거림~, 수다, 지남력 있음	5
	울음~혼란스러운 대화	4
	혼란스러운 울음~언어	3
	신음소리~발성만	2
	음성반응 없음	1
운동반응 (best motor response)	명령에 따름(>1세)	6
	뿌리침	5
	도피	4
	상지의 이상굴곡	3
	사지의 이상신전	2
	움직이지 않음	1

유아용 Japan coma scale

I. 자극 없이 각성(1자릿수)
 0. 정상
 1. 어르면 웃는다, 소리는 내지 않는다
 2. 어르면 시선을 마주친다
 3. 엄마와 시선을 마주치지 않는다

II. 자극으로 각성(2자릿수)
 10. 젖병을 보이면 먹고 싶어한다
 20. 부르면 눈을 떠서 그쪽을 향한다
 30. 반복해서 부르면 간신히 눈을 뜬다

III. 통증자극을 가해도 각성하지 않는다(3자릿수)
 100. 통증자극을 뿌리친다
 200. 약간 사지를 움직이고 얼굴을 찡그린다
 300. 반응이 없다

AVPU

A (alert)	: 명료
V (responsive to voice)	: 부름에 빈응
P (responsive to pain)	: 통증에 반응
U (unresponsive)	: 반응 없음

kirkham FJ.Non-traumatic coma in children Arch Dis Child 2001:85:303-312
American Heart Association: PALS 프로바이더메뉴얼 일본어판. 시너지, 도쿄2008: 22.
坂本吉正: 소아신경진단학. 金原출판, 도쿄, 1978: 36.

■ 의식이란?

자신이 지금 있는 상태나 주위의 상황 등을 정확하게 인식할 수 있는 상태가 「의식명료(=의식장애 없음)」이다.

의식은 각성(명료도)과 인지(질적·내용)로 나뉜다.

각성기능의 중심은 상행성망상체활성계(연수, 뇌교, 중뇌, 시상하부, 시상에 걸친 신경핵, 신경축삭이 혼재해 있는 부분)가 담당한다. 단지 수면·각성의 리듬에 관련된 역할은 시상하부부활계가 담당한다.

한편, 인지기능으로는 대뇌피질이 관여한다고 알려져 있다.

상행성망양체부활계·시상하부·대뇌피질에는 많은 신경연락이 있다. 기본적으로 의식장애가 있는 경우에는 이들 중 어느 하나(또는 여러 부위)에 장애가 있다고 생각할 수 있다.

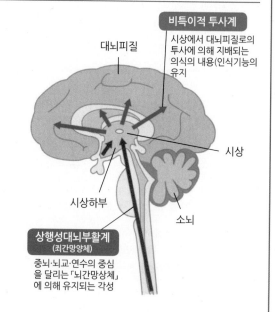

비특이적 투사계
시상에서 대뇌피질로의 투사에 의해 지배되는 의식의 내용(인식기능의 유지)

대뇌피질

시상

시상하부

소뇌

상행성대뇌부활계
(최간망양체)
중뇌·뇌교·연수의 중심을 달리는 「뇌간망상체」에 의해 유지되는 각성

■의식장애란?

사물을 바르게 이해하는 것이나 주위의 자극에 대한 적절한 반응이 손상된 상태를 의식장애라고 한다. 요컨대 의식장애는 「자신의 주위에 관한 인식에 이상을 일으킨 상태」이고 '자기자신의 이름이나 나이를 정확히 말하지 못한다', '주위의 장소나 시간을 정확하게 말하지 못한다'고 하는 증상을 나타낸다. 중증화되면 각성하지 못하는 경우도 있다.

의식장애의 원인은 1차성 뇌장애(병변이 두개내 그 자체에 있는 것)와 2차성 뇌장애(두개외에 병변이 있는 것)로 나뉜다.

● 1차성 뇌장애 : 급성뇌졸중(뇌경색, 지주막하출혈 등), 두부외상(급성경막외혈종, 뇌좌상 등), 뇌염, 뇌종양 등
● 2차성 뇌장애 : 부정맥(아담스스토크스증후군)에 의한 실신이나 출혈성쇼크 등의 순환장애, 급성중독, 전해질이상 등

■의식수준의 관찰은 왜 필요한가?

의식장애 환자를 사정할 때는 우선 원인·병태생리를 이해해야 한다. 의식장애의 정도는 경도~중등도까지 폭이 넓다. 또 응급성이 높은 것(급성뇌졸중, 심혈관장애, 부정맥 등)과, 응급성이 낮은 것(히스테리로 대표되는 심인성의식장애 등)이 있으니 감별이 아주 중요하다.

의식장애는 생명이 위험함을 알리는 중요한 징후이다. 특히 지속적으로 관찰하는 경우 의식수준의 정도나 변화가 시간에 따라 어떤 상태로 연결되는가 하는 것으로 증상을 판단할 수 있다는 것을 알아둘 필요가 있다.

동공·안구증상의 관찰과 평가

동공은 두개내 환경의 변화를 민감하게 나타내기 때문에 이로부터 얻는 정보는 아주 중요합니다. 특히 의식장애가 심한 경우에는 두개내 환경의 변화를 나타내는 다른 증상을 얻기 힘들기 때문에 동공관찰의 필요성이 커집니다.

동공·안구증상의 관찰방법

순서 1 필요한 물품 준비

Penlight

동공스케일

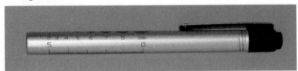

순서 2 안검·안구

● 우선 눈을 떴는지 아닌지를 관찰한다.
● 이상을 발견했을 때 의사에게 보고한다.

안검하수

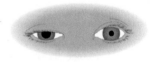

안구결막의 관찰

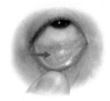

> **Check** 안검·안구의 이상으로 생각할 수 있는 질환
>
> ● 안검하수 : 동안신경마비, 중증 근무력증
> ● 검열확대 : 안면신경마비
> ● 안구돌출 : 갑상선기능항진증, 경동맥해면정맥동루, 부비강종양
> ● 안구부종·충혈 : 녹내장, 경동맥해면정맥동루
> ● 안구결막의 색조 변화 : 빈혈, 황달

순서 3 | 안구의 위치·움직임

- 수동적으로 눈을 뜨게 해서 확인한다.
- 공동편시는 양쪽 안구가 불수의적으로 같은 방향을 주시하는 안구의 위치를 말한다.

> **주의!**
> - 안구의 위치·안구운동의 이상으로 질병의 정도, 병변부위를 예측할 수 있다.

안구 위치의 이상

시상출혈	좌피각출혈
내하방편시	좌공동편시

움직임(안구운동)의 이상

소뇌·뇌간의 장애	하위뇌간의 장애
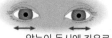	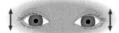
양눈이 동시에 좌우로 간헐적으로 움직인다	양눈이 동시에 1~3mm, 상하로 간헐적으로 움직인다

순서 4 | 동공의 크기·좌우차이

- 동공스케일을 이용하여 측정한다.
- 어두워서 관찰하기 어려운 경우에는 간접조명이나 독서등 등을 이용하여 조도를 조절한다.
- 부종 등에 의해 관찰하기 어려운 경우에는 2명(눈뜨기를 유지하는 사람, 측정하는 사람)이 측정한다.

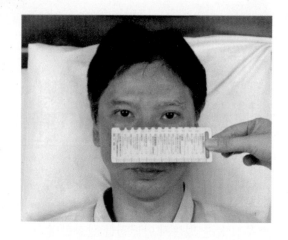

임상현장에서는 간단한 동공스케일을 사용한다(사진은 의식수준표가 붙은 동공계자)

동공의 상태

정상	동공 2.5~4.0mm	
축동 (miosis)	2.0mm 이하	양쪽의 축동은 교감신경의 장애로 대뇌피질, 시상, 시상 하부, 뇌간, 연수의 장애를 의미한다. pin point라면 뇌교출혈을 나타낸다
산동 (mydriasis)	5.0mm 이상	양쪽 상동인 경우는 예후가 불량하다. 경련발작 시에도 발생할 수 있다
동공부동 (anisocorcia)	좌우차 0.5mm 이상	동안신경장애나 시상하부, 뇌간의 장애로, 진행되고 있을 때는 뇌탈출의 위험이 있다

대광반사의 유무와 속도

● Penlight의 빛을 눈에 비추고 동공의 축소시간·정도, 끝나는 시간을 관찰한다.
● 관찰이 어려운 경우에는 방을 약간 어둡게 하면 쉽게 관찰할 수 있다.

직접대광반사

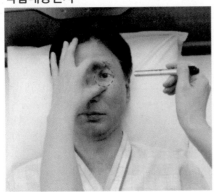

Penlight를 비춘 쪽의 동공수축을 본다

간접대광반사

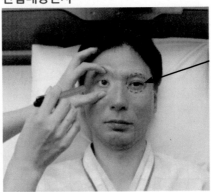

Penlight를 비춘 반대쪽의 동공수축을 본다

간호포인트

● 이상이 없으면 빛을 비춘 쪽의 동공이나 빛을 비추지 않은 쪽의 동공이 모두 빠르게 축소한다.
● 동공에 갑자기 빛을 비추지 않도록 외측에서 내측으로 조금씩 빛을 이동시킨다.

주요 증상과 질환·병태생리와의 관련

		동안신경(Ⅲ)마비	활차신경(Ⅳ)마비	외전신경(Ⅵ)마비
전형적인 증상				✕ 환측 눈
눈 증상	안구의 위치	환측 안구는 외측 또는 외측 하의 편위	환측 안구는 외선하고 외상 방에 편위	환측 안구는 내측에 편위
	안검	병측의 안검하수	정상	정상
	동공	병측의 산동	정상	정상
	안구의 운동	외측 이외 모든 방향의 운동 장애	내하방으로의 운동장애	외측으로의 운동장애
	그 외	● 병측의 대광반사(-) ● 병측의 조절·폭주반사(-)	● 대상성두위 (건측으로 머 리를 기울인다) ● Bielschowsky 두부경사시험	—
비고 (원인, 특징 등)		● 뇌동맥류　● 뇌혈관장애 ● 뇌탈출　● 당뇨병	● 단독손상은 드물다	● 두개내압항진 ● 종양　● 외상 등

		피각출혈	시상출혈	뇌교출혈	소뇌출혈
전형적인 증상					
눈 증상	안구의 위치	병측으로의 공동편시	내하방으로의 편위	정중위에서 고정	건측으로의 공동편시
	안검	정상	정상	정상	정상
	동공	정상	양측의 축동 (가끔 좌우부동)	양측의 심한 축동 (pinpoint pupil)	양측의 축동 (가끔 좌우부동)
	그 외	● 대측 동명반맹	● 대광반사감소 또는 (-)	● 대광반사 있음 ● 눈찌운동 (ocular bobbing)	● 대광반사 있음
전신증상, 특징		● 대측의 편마비 ● 대측의 감각장애 등	● 대측의 편마비 ● 대측의 감각장애 ● 시상증후군	● 사지마비 ● 강한 의식장애	● 동측의 운동실조 ● 현기증 ● 심한 두통　● 구토

(河合拓也, 杉山晴美)

column 익혀둘 만한! 기초지식

■ 왜 동공을 관찰하는가?

동공의 크기는 동공괄약근과 동공산대근의 작용에 의해 정해진다. 두 근육을 지배하는 신경은 부교감신경과 교감신경이다.

일반적으로 동공은 부교감신경이 자극을 받으면 축소하고, 교감신경이 자극을 받으면 산대한다. 부교감신경 우위로 장애가 생기면 산동이, 교감신경에 보다 강하게 장애가 생기면 축동이 된다. 따라서 동공의 관찰로 두개 내 환경의 변화라는 아주 중요한 정보를 얻을 수 있다. 특히 의식장애가 심할 경우에는 두개 내 환경의 변화를 나타내는 증상을 얻기 힘든 경우도 있으므로 동공관찰의 필요성이 높아진다.

■대광반사란?

동공에 빛을 주었을 때 수축하는 반응이 대광반사이다. 정상이라면 빛을 눈에 비추면 순간적으로 동공이 수축한다. 또 대광반사로는 직접대광반사(직접 빛을 비춘 쪽의 동공이 수축하는 반사)와 간접대광반사(빛을 비추지 않은 반대측의 동공이 수축하는 반사)가 있고, 정상에서는 양쪽 모두 볼 수 있다.

직접대광반사·간접대광반사를 관찰하여 반사경로의 장애부위를 측정할 수 있다.

■안구의 위치와 운동

안구의 위치나 안구운동이 장애부위를 나타낼 수 있다(단, 진단확정을 위해서는 영상소견과 일치하는지의 관찰이 필요하다). 정상에서는 정중위에서 공동편시가 없고 안구운동에도 제한이 없다.

정상적인 동공소견

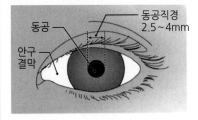

- 동공직경 2.5~4mm
- 동공
- 안구결막

대광반사의 시각전도로

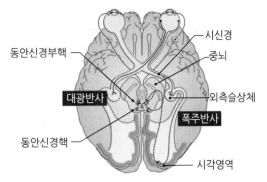

- 시신경
- 중뇌
- 동안신경부핵
- 대광반사
- 외측슬상체
- 폭주반사
- 동안신경핵
- 시각영역

두통의 종류와 평가

두통의 원인은 여러 가지입니다. 편두통과 같이 응급상황이 아닌 것도 있지만, 그 중에는 뇌졸중과 같이 생명을 위협할 수 있을 정도의 위험성이 있는 것도 있습니다. 신속한 대응을 위해서는 「위험한 두통」을 재빠르게 가려내는 것이 중요합니다.

「위험한 두통」의 파악과 대응

● 두통은 증후성 두통(두개내의 기질적 병변·두개외 질환에 의한 것)과, 기능성두통(두개내에 기질적 병변이 없는 것)으로 나뉜다.
● 증후성 두통 중에는 응급성이 높아 대응이 늦으면 생명과 기능적인 예후에 영향을 미칠 가능성이 있는 병태(지주막하출혈, 뇌출혈, 수막염 등)가 포함되어 있다.
● 문진이나 신경학적 소견으로부터 응급성·중증도를 정확하게 밝혀내는 것이 중요하다.

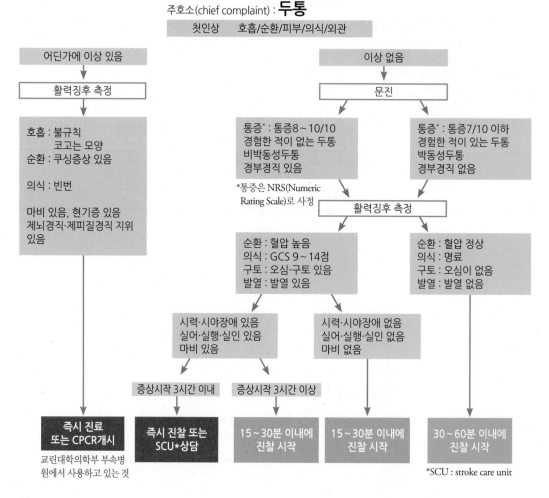

주호소(chief complaint) : **두통**

첫인상　　호흡/순환/피부/의식/외관

어딘가에 이상 있음

활력징후 측정

호흡 : 불규칙
　　코고는 모양
순환 : 쿠싱증상 있음

의식 : 빈번

마비 있음, 현기증 있음
제뇌경직·제피질경직 지위 있음

이상 없음

문진

통증* : 통증8 ~ 10/10
경험한 적이 없는 두통
비박동성두통
경부경직 있음

*통증은 NRS(Numeric Rating Scale)로 사정

통증* : 통증7/10 이하
경험한 적이 있는 두통
박동성두통
경부경직 없음

활력징후 측정

순환 : 혈압 높음
의식 : GCS 9 ~ 14점
구토 : 오심·구토 있음
발열 : 발열 있음

순환 : 혈압 정상
의식 : 명료
구토 : 오심이 없음
발열 : 발열 없음

시력·시야장애 있음
실어·실행·실인 있음
마비 있음

시력·시야장애 없음
실어·실행·실인 없음
마비 없음

증상시작 3시간 이내　　증상시작 3시간 이상

**즉시 진료
또는 CPCR개시**

교린대학의학부 부속병원에서 사용하고 있는 것

**즉시 진찰 또는
SCU*상담**

**15 ~ 30분 이내에
진찰 시작**

**15 ~ 30분 이내에
진찰 시작**

**30 ~ 60분 이내에
진찰 시작**

*SCU : stroke care unit

문진·활력징후의 확인

① 문진
● 두통의 정도·종류 등의 정보를 통해 응급성이 높은 질환의 예측이 가능해 진다.
② 활력징후의 확인
● 호흡, 혈압, 맥박, SpO$_2$, 체온을 확인한다.
● 일반적인 두통에서는 대체적으로 활력징후의 변화가 없다.
● 뇌졸중이나 두개내병변을 동반하는 경우에는 혈압변화(혈압상승)를 확인할 수 있다.

신경학적 소견·전신소견의 관찰

① GCS나 JCS에 의한 의식수준의 관찰을 한다.
② 외상(타박흔, 종창, 변형, 개방창)의 유무를 관찰한다.
③ 안구증상(동공부동, 대광반사, 안구이상 등)의 유무를 관찰한다.
④ 신경손상증상(마비, 감각장애, 실어 등)의 유무를 관찰한다.
⑤ 수막자극증상(경부경직, Kernig's sign 등)의 유무를 관찰한다.
⑥ 이상자세(제뇌경직, 제피질경직)의 유무를 관찰한다.

경부경직의 유무 관찰

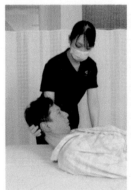
정상

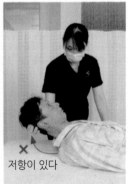
이상
저항이 있다

경부경직 : 후두부에 손을 넣어 천천히 경부를 전굴시킨다. 저항이 있고 굴곡되지 않는 경우는 양성(이상)으로 판단한다.

Kernig's sign의 관찰

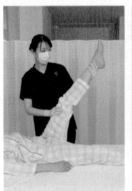
정상

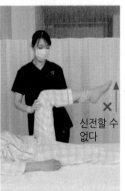
이상
신전할 수 없다

Kernig's sign : 고관절·슬관절을 90도로 구부린 상태에서 무릎을 신전시켜 간다. 신전 시 저항과 통증이 유발되면 양성(이상)으로 판단한다.

이상자세의 관찰

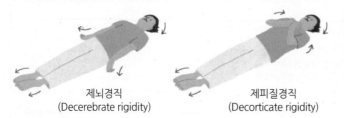

제뇌경직
(Decerebrate rigidity)

제피질경직
(Decorticate rigidity)

간호포인트　두통의 종류에 따라 간호 포인트도 달라지지만 주로 다음과 같이 대응한다.

- 혈압조절
- 안정유지
- 검사, 처치의 설명
- 뇌혈관조영의 검사준비
- 호흡관리
- 체위관리
- 환자, 가족에 대한 정신적 지지
- 통증완화
- 환경의 조정
- 응급수술의 준비

(阿部光世, 杉山晴美)

문헌

1. 佐藤憲明: 두통. 임상간호 2011; 503: 415-419.
2. 鷲尾和: 두통으로 내원한 환자의 대응에 관해서 가르쳐주세요. 川原千香子 편, 사례로 배우는 긴급 시의 초기대응·Q&A,종합의학사, 도쿄, 2010: 88-90.
3. 일본두통학회 편: 만성두통의 진료가이드라인. 의학서원, 도쿄, 2006.

column　익혀둘 만한! 기초지식

■ 두통이란 ?

　두통은 두부의 일부 또는 전체에 발생하는 통증의 총칭이다. 뇌실질에는 통증을 느끼는 조직은 없고 두개내 및 두개외의 통각감수성조직에서 감각신경을 거쳐 두통으로 인식된다.

　두통의 원인은 국제두통분류에 따라 두개내에 기질적병변의 존재가 없이 일어나는「기능성두통」과 두개내의 기질적병변이나 두개외의 질환에 의해 일어나는「증후성두통」으로 나눈다.

■두통의 분류(국제두통분류 제2판 일본어판 : ICHD-Ⅱ)

1차성두통(기능성 두통)	1. 편두통 2. 긴장형두통 3. 군발성두통(cluster headache) 및 그 외의 삼차신경·자율신경성두통 4. 그 외의 1차성두통
2차성두통(증후성 두통)	5. 두경부 외상에 의한 두통(예 : 외상 후 두개내 혈종에 의한 두통) 6. 두경부 혈관장애에 의한 두통(예 : 지주막하출혈) 7. 비혈관성 두개내질환에 의한 두통(예 : 뇌종양) 8. 물질 또는 그 남용에 의한 두통(예 : 약물남용두통) 9. 감염증에 의한 두통(예 : 수막염) 10. 항상성장애에 의한 두통(예 : 고혈압) 11. 두개골, 목, 눈, 귀, 코, 부비강, 이, 입 혹은 그 밖의 안면·두개의 구성조직 장애로 인한 두통 또는 안면통 12. 정신질환에 의한 두통
두부신경통, 중추성·1차성안면통 및 그 밖의 두통	13. 두부신경통 및 중추성안면통(예 : 삼차신경통) 14. 그 밖의 두통, 두부신경통, 중추성 또는 원발성안면통

■두통으로 생각할 수 있는 주요 질환과 관찰 포인트

분류		주요 질환
2차성두통 (증후성두통)	급성두통	오심·구토, 편마비, 의식장애 머리를 방망이로 얻어맞은 듯한 심한 통증이 확실하게 「언제 일어났는지」알 수 있을 만큼 갑자기 발생하고, 오심이나 심한 구토를 동반한다 ⇒ 지주막하출혈(→p.136)
		오심·구토, 편마비, 의식장애 두통이나 오심을 동반하여 손·발이 저리고 감각이 둔해지며 마비가 생기고, 사물이 이중으로 보인다 ⇒ 뇌출혈(→p.149)
		오심·구토, 편마비, 의식장애, 현저한 혈압상승 ⇒ 고혈압성뇌증
		발열(38~39℃), 경련, 의식장애, 경부경직 특히 후두부가 심하게 아프고 경부가 경직되고 몸을 움직이면 통증이 심해진다 ⇒ 수막염(→p.216), 뇌염
		극심한 안통, 충혈, 눈이 흐림, 오심, 구토 ⇒ 급성폐쇄우각녹내장
	아급성진행성두통	두부외상 후 1~2개월 후의 의식장애, 편마비, 요실금 ⇒ 만성경막하혈종(→p.156)
		오심, 구토, 시력저하, 의식장애, 간질, 마비, 성격의 변화 오심이 없는데 갑자기 구토한다 ⇒ 뇌종양(→p.168~179)
		경련, 구토, 의식장애, 운동마비, 감각장애 ⇒ 뇌종양(→p.168~179)
		측두부에 박동성이 있는 통증, 저작근의 통증, 시력장애 ⇒ 측두동맥염
1차성두통 (기능성두통)	만성두통	주로 머리 한쪽에 맥이 뛰는 듯한 통증, 오심·구토가 발생하고, 빛이나 소리에 과민하게 반응한다. 전구증상, 30%에 전조가 있고, 두통발작이 발생한다 ● 일상생활에 지장을 가져온다 ⇒ 편두통
		주로 후두부에 압박받는 듯한 무거운 통증, 목덜미의 긴장, 어깨결림. 하루 종일 통증이 지속된다 ● 일상생활에 큰 지장은 없다 ⇒ 긴장형두통
		한쪽의 눈이나 측두부에 심한 통증, 결막충혈, 눈물, 콧물. 정해진 시간대(대부분 야간 수면일 때)에 갑자기 발생한다 ● 통증 때문에 괴로워서 뒹군다 ⇒ 군발성두통
		오심, 구토, 간질, 편마비, 언어·감각·시야장애 ⇒ 뇌동정맥기형
		발한과다, 심계항진, 입마름, 변비, 흉통, 시력장애 ⇒ 갈색세포종
		불안, 긴장, 초조, 어깨 결림, 심계항진, 현기증, 빈뇨, 설사, 불면 ⇒ 전반성 불안장애
기타		삼차신경통, 고혈압, 저혈압, 우울증, 안피로, 수면무호흡증후군, 두경부근육·인대의 장애, 빈혈, 눈이나 코의 염증, 스트레스, 수면부족, 약물 등 ● 삼차신경통과 긴장형두통의 혼합형

인지기능 평가

뇌나 신체의 질환이 원인이 되어 기억·판단력 등에 장애가 생기고, 사회생활에 부조화가 생긴 상태를 인지증이라 합니다. 다른 증상과 구분하기 어려운 경우가 있거나 원인·인지증 증상의 정도에 따라 그 후의 대응이 달라지므로, 적절한 평가를 하는 것이 중요합니다.

「인지증」과 다른 증상과의 구분

● 인지증의 증상은 중핵증상(인지증 환자에게 반드시 보이는 증상)과 주변증상(2차적으로 출현하는 증상)으로 나눌 수 있다.
● 주변증상은 인지증이 된 환자의 신체상황이나 환경에 따라 더해지는 증상이고, 모든 인지증 환자에게 나타나는 것은 아니다.
● 인지증과 착각하기 쉬운 병태로서 건망증, 우울상태, 섬망 등이 알려져 있다.

■ 인지증의 증상

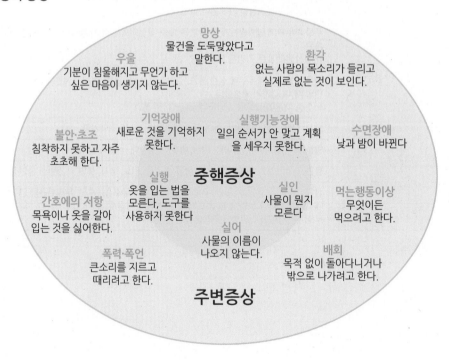

망상
물건을 도둑맞았다고
말한다.

우울
기분이 침울해지고 무언가 하고
싶은 마음이 생기지 않는다.

환각
없는 사람의 목소리가 들리고
실제로 없는 것이 보인다.

기억장애
새로운 것을 기억하지
못한다.

실행기능장애
일의 순서가 안 맞고 계획
을 세우지 못한다.

수면장애
낮과 밤이 바뀐다

불안·초조
침착하지 못하고 자주
초조해 한다.

중핵증상

실행
옷을 입는 법을
모른다, 도구를
사용하지 못한다

실인
사물이 뭔지
모른다

먹는행동이상
무엇이든
먹으려고 한다.

간호에의 저항
목욕이나 옷을 갈아
입는 것을 싫어한다.

실어
사물의 이름이
나오지 않는다.

폭력·폭언
큰소리를 지르고
때리려고 한다.

배회
목적 없이 돌아다니거나
밖으로 나가려고 한다.

주변증상

■ 인지증과 착각하기 쉬운 다른 증상과의 구분

증 상	주요 특징	인지증과의 차이
노화에 따른 건망증	● 때로 사람의 이름이 생각나지 않는다 ● 깜빡 잊어버린다 ● 어떤 체험의 일부를 잊는다(예 : 그저께 만든 된장국 재료를 잊거나, 지난 밤 텔레비전 프로그램의 배우의 이름을 깜빡 잊어버리는 등)	● 잊어버리는 것은 「어떤 체험의 일부」만 그렇다(인지증에서는 식사를 한 것 자체를 잊는 등 「어떤 체험 전부」를 잊어버린다) ● 건망증은 있어도 일상생활에 지장은 없다 ● 시간이나 장소 등을 잊거나 하지는 않는다 ● 극히 천천히 진행된다
우울상태	● 우울한 기분이 든다(기분이 가라앉는다, 즐겁지 않다, 기력이 솟지 않는다) ● 의욕이 저하된다(아무것도 하고 싶지 않다) ● 불안한 기분이나 초조감이 강하다 ● 불면이나 권태감이 있다	● 우울한 기분이 계속된다 ● 대화를 통한 커뮤니케이션에는 지장이 없다 ● 기억은 정상적이다 ● 자살충동을 동반하는 경우가 있다(인지증과 우울상태가 병발하는 일도 있으므로 주의해야 한다)
섬망	● 환시가 있다(벽에 벌레가 보인다, 신체에 곤충이 붙어 있는 듯이 보인다) ● 불안이나 초조감이 있고 침착하지 못하다 ● 가벼운 의식장애가 있고 멍하니 있거나 대답에 시간이 걸리곤 한다	● 증상, 상태가 시작된 시기를 특정할 수 있다(몇 월 며칠의 밤부터 등) ● 대부분 야간에 악화된다(저녁부터 밤에 걸쳐 증상이 심해진다) ● 기억장애가 심하지는 않지만 일상생활에 지장이 있다

▌ 용어해설 ▌ (p.22 에서)

· β아밀로이드

유전성인 알츠하이머 환자의 가계에서 β아밀로이드가 쌓여 노인반이 쉽게 만들어진다는 사실이 알려지면서 β아밀로이드를 원인으로 추정하는 가설이 제창되었다. β아밀로이드는 알츠하이머병 환자의 뇌에 응집 덩어리를 만들어 축적되는 것으로 알려져 있다. 응집한 β아밀로이드가 신경세포에 해를 주는 것인지, 응집하는 동안에 신경세포에 손상을 주는 것인지 그 원리는 아직 밝혀지지 않았다. β아밀로이드의 생산을 억제하면 알츠하이머병의 신경장애도 억제할 수 있을 것으로 보고 신약 개발도 추진되고 있다.

· 레비소체(Lewy body)

신경세포 내부에 보이는 비정상적인 원형 모양의 구조물로서 신경학자 프레드릭 레비(Frederic H. Lewy)에 의해서 처음 발견되었다. 신경세포의 소포체 내 또는 돌기 내에 확인된다. 뉴로필라멘트보다도 굵은 필라멘트가 집합하고 뇌간형 레비소체의 헤일로에 해당하는 연변부에서는 방사상으로, 코어에 해당하는 중앙부에서는 불규칙하고 조밀한 배열을 나타낸다고 알려져 있다.

· α-시누클레인

α-시누클레인은 140개의 아미노산으로 이루어지는 가용성 단백질로, 전기가오리 및 실험쥐의 시냅스에 존재하는 단백질로서 동정된 것이다. 대표적인 천연 변성 단백질로 되어 있다.

인지증의 검사방법

■ 개정 하세가와식 간이지능평가 스케일(HDS-R)
지남력, 기억, 계산, 언어능력의 평가

- 성 마리안나 의과대학 명예교수인 하세가와 카즈오씨가 1974년에 고안한 지능평가테스트의 개정판이다.
- 주로 기억력을 중심으로 하는 「인지기능장애」의 유무를 파악하는 것(인지증 스크리닝)을 목적으로 하는 검사로 임상에서 널리 사용되고 있다.
- 최고득점은 30점(만점). 「20점 이하 : 인지증 의심」 「21점 이상 : 정상」으로 판정한다.

개정 하세가와식 간이지능평가 스케일(HDS-R : Revised-Hasegawa dementia scale)

No	질문내용		배점	내용
1	나이는 몇 살입니까? (2년까지의 오차는 정답)		0 1	지남력
2	오늘은 몇 년 몇 월 며칠입니까? (년, 월, 일, 요일이 정답이고 각각 1점씩)	년	0 1	
		월	0 1	
		일	0 1	
		요일	0 1	
3	우리가 지금 있는 곳은 어디입니까? (자발적으로 나오면 2점, 5초 있다가 집입니까? 병원입니까? 시설입니까? 중에서 올바른 선택을 하면 1점)		0 1 2	
4	지금부터 말하는 세 낱말을 말해 보십시오. 뒤에 다시 묻겠습니다. 잘 외워 두시기 바랍니다. (다음의 하나를 선택하여 동그라미를 쳐둔다. 1: a) 벚꽃 b) 고양이 c)전차 2: a) 매실 b) 개 c) 자동차)		0 1 0 1 0 1	언어의 기명(부호화)
5	100에서 7을 계속하여 빼주세요. (100-7은? 그리고 또 7을 빼면? 이라고 질문하고 최초의 답이 틀리면 중단한다.)	(93)	0 1	계산
		(86)	0 1	
6	내가 지금부터 말하는 숫자를 역으로 말해 주세요. (6-8-2, 3-5-2-9를 역으로 말하게 한다. 실패하면 중단한다.)	2-8-6	0 1	역으로 말하기
		9-2-5-3	0 1	
7	조금 전에 외워두었던 낱말을 한 번 더 말해 보세요(스스로 4번 항목에서 제시한 것을 응답하면 각 2점, 만약 응답이 없는 경우 다음의 힌트를 주어서 답하면 1점) a) 식물 b) 동물 c) 탈것		a : 0 1 2 b : 0 1 2 c : 0 1 2	언어의 지연재생
8	이제부터 다섯 개의 물건을 보여주겠습니다. 그것을 감출 테니 무엇이 있었는지 말해 보세요. (시계, 열쇠, 담배, 펜, 동전 등 반드시 서로 관계없는 것)		0 1 2 3 4 5	물품재생
9	알고 있는 야채 이름을 가능한 한 많이 말해 보세요. (대답한 야채의 이름을 기입한다. 도중에 막히고 약 10초 간 기다려도 대답하지 못할 때는 중단한다) 0~5=0점, 6=1점, 7=2점, 8=3점, 9=4점, 10=5점			언어의 유창성
	합계		/30점	

간호포인트

- 피험자의 이해(협조)가 없으면 실시하는 데 의미가 없다.
- 인지증이라는 것을 인정하고 싶지 않은 피험자 중에는 제대로 둘러대서 병이 아닌 것을 가장하는 사람도 있기 때문에, 실시할 때에는 객관적으로 관찰하는 기술이나 통찰력 등이 필요하다.

■ 간이정신상태검사(MMSE)
지남력, 기억, 계산, 주의력, 언어기능, 구성능력의 평가

● 미국의 폴스타인 부부가 1975년에 고안한 세계에서 가장 유명한 지능검사이다. 알츠하이머형인지증 등으로 의심되는 피험자를 위해 만들어진 간편한 검사방법으로 임상에서 널리 이용되고 있다.

● 최고득점은 30점(만점). 「27~30점 : 정상」 「22~26점 : 경도 인지증의 가능성도 있다」 「21점 이하 : 인지증의 의심이 강하다」로 판정한다.

간이정신상태검사(MMSE : mini mental state examination)

No.	질문내용	배점	내용
1(5점)	올해는 몇 년입니까?	0 1	지남력(시간)
	지금의 계절은 무엇입니까?	0 1	
	오늘은 무슨 요일입니까?	0 1	
	오늘은 몇 월입니까?	0 1	
	오늘은 며칠입니까?	0 1	
2(5점)	여기는 무슨 도입니까?	0 1	지남력(장소)
	여기는 무슨 시입니까?	0 1	
	여기는 무슨 병원입니까?	0 1	
	여기는 몇 층입니까?	0 1	
	여기는 무슨 지방입니까?	0 1	
3(3점)	물건이름 3개(서로 관계 없는 것) 검사자는 물건의 이름을 1초 간격으로 하나씩 말한다. 그 후에 피험자에게 반복하게 한다. 정답 1개에 1점을 준다. 3개 모두 말할 때까지 반복한다(6회까지) 몇 번 반복했는지 기록한다	0 1 2 3	언어의 기명(부호화)
4(4점)	100에서 차례대로 7을 뺀다(5회까지) 또는 「애국가제창」을 역순으로 읽어보게 한다(「창제가국애」 등)	0 1 2 3 4 5	계산
5(3점)	3에서 제시한 물건이름을 다시 복창하게 한다	0 1 2 3	언어의 지연재생
6(2점)	(시계를 보여주면서)이것은 무엇입니까? (연필을 보여주면서)이것은 무엇입니까?	0 1 2	사물호칭
7(1점)	다음의 문장을 반복시킨다 「모두 힘을 합쳐 밧줄을 당깁니다」	0 1	즉시기억
8(3점)	(3단계의 명령) 「오른 손에 이 종이를 들어 주세요」 「그것을 반으로 접어 주세요」 「책상 위에 올려놔 주세요」	0 1 2 3	구두지시
9(1점)	(다음의 문장을 읽고 그 지시에 따라 주세요) 「눈을 감아 주세요」	0 1	독해·글자지시
10(1점)	(아무거나 문장을 써주세요)	0 1	구성·자발적 글씨
11(1점)	(다음의 도형을 그려 주세요)	0 1	시공간인지 도형묘사
	합계	/30	

간호포인트

● 어른에 대한 질문이라고 하기 어려운 항목이 대부분이므로, 자신을 인지증 환자로 의심하고 있다는 사실을 받아들일 수 없는(받아들이고 싶지 않은) 피험자가, 바보취급을 당한 듯한 느낌에 흥분하거나 진지하게 대답하지 않는 경우도 있다.

● 피험자가 그 주변의 이해를 얻을 수 있는지가 검사를 한 후에 중요한 포인트가 된다.

(阿部光世, 杉山晴美)

■ 인지증이란?

뇌나 신체의 질환이 원인이 되어 기억·판단력 등에 장애가 생기면서 보통의 사회생활을 할 수 없게 된 상태이다.
원인으로 생각할 수 있는 것은 변성성질환, 혈관장애성, 정상압수두증, 감염성 질환, 대사성 질환, 뇌종양, 만성경
막하혈종, 약물이다.
임상에서 많이 볼 수 있는 것은 알츠하이머형 인지증(변성성 질환에 의한 인지증)과 뇌혈관성 인지증(다발뇌경색
에 의한 혈관장애성인지증), 레비소체형 인지증인데, 이들을 3대 인지증이라고 한다.

● 알츠하이머형 인지증 : β아밀로이드의 축적에 의해 신경세포가 변화하거나 탈락하고 뇌전체(특히 측두엽이나
  두정엽)가 위축되어 가기 때문에 발생한다고 알려져 있다. 성인의 뇌의 무게는 보통 1,400g 전후인데 발생 10년
  후에는 800-900g 이하로 감소한다.
● 뇌혈관성 인지증 : 뇌혈관장애(70-80%는 뇌경색의 다발)에 의해 뇌의 혈류량이나 대사량이 감소하는 것이다.
  인지증의 정도와 뇌혈관장애의 정도·범위에는 관련이 있다.
● 레비소체형 인지증 : 세포내에 α-시누클레인이 축적하여 발생한다. 발생 후에 신경세포가 서서히 사멸하면서 인
  지증으로 진행된다. 특징적인 증상으로 환시가 있다.

알츠하이머형 특징

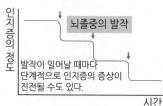

제1기 : 기억장애
제2기 : 지남력장애
제3기 : 판단력저하

그림 80세 여성 알츠하이머형인지증
양측해마의 위축과 대뇌피질의 위축을 볼 수 있다.

뇌혈관성 특징

발작이 일어날 때마다
단계적으로 인지증의 증상이
진전될 수도 있다.

편마비, 의욕·자발성저하, 빈뇨·
요실금, 보행장애, 구음·연하장애

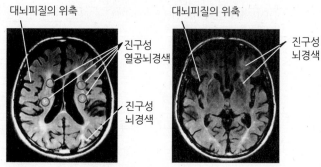

그림 83세 남성 뇌혈관형인지증
다발하는 진구성 뇌장애를 볼 수 있다.

3대 인지증의 분류와 특징

	알츠하이머형	뇌혈관성	레비소체형
발생	20대에서 발생되기도 한다 여성에게 많다	50세 이상에서 생긴다 남성에게 많다	70세 전후에 생긴다 남성에게 많다
주요원인	원인불명인 뇌의 변성에 의해 뇌가 위축된다	뇌의 혈액순환이 악화하는 것으로 발생한다	신경세포에 생긴 레비소체가 세포를 사멸시킨다
주요증상	자각하지 못하는 건망증, 시간이나 장소를 기억하지 못한다 등	화를 자주 낸다, 눈물을 자주 보인다, 사지의 감각장애 등	환시, 망상, 파킨슨증상 등

연하기능 평가

섭식(섭취)에서 연하(삼킴)까지의 일련의 프로세스 중 어딘가에 문제가 생긴 상태를 「섭식·연하장애」(Dysphagia)라고 합니다. 섭식·연하장애에 의해서 음식 등이 성문을 넘어 기도로 침입하는 것을 「흡인」이라고 합니다. 연하기능을 바르게 평가하기 위해서는 정상적인 섭식·연하의 프로세스를 이해하는 것이 필요합니다.

연하기능의 평가방법

- 식사의 시작이나 음식물을 이용한 훈련의 시작은 질식이나 흡인의 위험이 높기 때문에 「시작해도 좋은지 아닌지」를 판단하는 연하의 평가가 필요하다.
- 대표적인 스크리닝 테스트에는 RSST(반복침삼키기검사), MWST(개정 물마시기검사), FT(음식물검사)가 있다. 이 검사들을 통해 흡인의 가능성 유무나 전문적인 검사의 필요 여부를 판단하는 것이다.
- 전문적인 검사로서 VF(비디오투시연하검사)나 VE(연하내시경검사) 등이 있다.

■ 반복침삼키기검사(RSST : repetitive saliva swallowing test)

- 검지로 설골을, 중지로 갑상연골을 만진 상태에서 연하를 시킨다(「가능한 한 여러 번 꿀꺽 침을 삼켜 주세요」라고 지시한다).
- 30초 동안에 몇 번 삼키는지 관찰한다(갑상연골이 손가락을 충분히 타고 넘어간 경우에만 카운트한다).

설골
후두융기

평가기준
- 30초에 2회 이하 : 이상

Check
- 수의적인 연하의 반복과 후두를 거상하는 근육의 움직임을 파악하기 위해 실시되는 검사이다.
- 연하장애가 있는 환자의 경우 손가락을 타 넘지 못한 채(후두융기·설골이 충분히 거상하지 않은 채) 하강한다.
- 구강이 건조하면 실시가 곤란하니 구강간호 후에 실시하는 게 좋다.
- 인지기능이 저하된 환자나 경부곽청술(radical neck dissection)을 받은 환자에게 실시하는 것은 곤란하다.

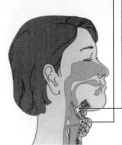

■ 개정 물마시기검사(MWST : modified water swallow test)

● 냉수 3mL를 구강 내(혀의 안쪽)에 넣고 「연하반사의 유무」 「사레들림」 「호흡의 변화」를 관찰한다.
● 평가가 4점 이상인 경우는 최대 2회 시행을 반복한다.
● 최저점을 평가점으로 한다.

평가기준

1. 연하 없음, 사레들림 and/or 호흡절박
2. 연하 있음, 호흡절박
3. 연하 있음, 호흡양호, 사레들림 and/or 가래끼고 쉰목소리
4. 연하 있음, 호흡양호, 사레들리지 않음
5. 위의 ④에 더하여 가짜 연하가 30초 이내에 2회 가능

Check

● 냉수를 삼키는 것으로 연하운동과 그 평가기준으로 인두기의 장애를 평가하는 방법이다.
● 구강간호를 실시하여 구강 내를 청결히 하고 나서 실시한다(흡인으로 인해 구강 내로 세균이 유입되는 것을 피한다).

평가의 실제

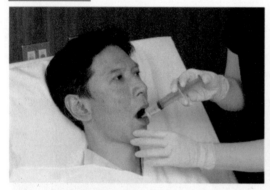
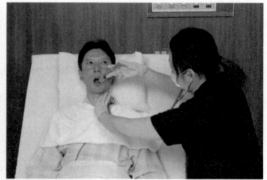

■ 음식물검사(FT : food test)

● 젤리를 보여주고 티스푼 하나(약 4g)를 혓바닥에 올리고 입술을 닫도록 유도한다. 스푼을 빼고 삼키게 한다.

평가의 실제

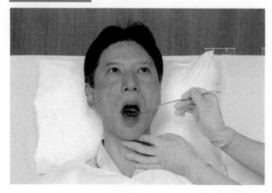

적절한 「한입의 양」은

● 사용하는 스푼에 따라 한입의 양은 크게 달라진다. 너무 큰 스푼은 사용하지 말 것.

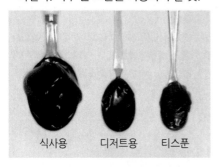

식사용　　디저트용　　티스푼

● 평가가 4점 이상인 경우는 최대 2회 시행을 반복한다. 최저점을 평가점으로 한다.

평가기준

1. 연하 없음, 사레들림 and/or 호흡절박
2. 연하 있음, 호흡절박
3. 연하 있음, 호흡양호, 사레들림 and/or 가래 끼고 쉰목소리, 구강 내 잔류 있음
4. 연하 있음, 호흡양호, 사레들리지 않음, 구강 내 잔류 없음
5. 위의 4.에 더하여 가짜 연하가 30초 이내에 2회 가능

Check

● 구강에서 음식물 덩어리를 형성하거나 인두로 보내는 능력을 평가하는 검사이다.
● 구강 내에서 젤리를 내보내는 경우나 무반응인 경우는 판정불능으로 평가한다.

■ 비디오투시 연하검사(VF : videofluoroscopic examination of swallowing)

● X선을 비추면서 바륨이 들어간 임의의 음식물을 실제로 입으로 먹게 하는 연하 관련기관 (혀, 인두, 후두 등)의 운동을 관찰하는 검사이다.
● VF시행 중에 자세를 바꾸게 하고 안전하게 연하할 수 있는 자세 등을 고려할 수도 있다.

■ 연하내시경검사(VE : videoendoscopic examination of swallowing)

● 코로 직경 약 3mm 정도의 내시경을 삽입하고 음식물을 어떻게 저작하고 있는지, 음식물 덩어리를 어떻게 삼키는지를 실제로 관찰하는 검사이다.
● 검사 시에는 여러 형태의 식품을 사용하여 평가한다.
● VE를 실시하면 입에서 목에 걸쳐서도 관찰이 가능하다.

(本山みゆき, 藤原みのり)

문헌

1. 馬場瞖, 才藤栄一 감수: 핸디 매뉴얼 섭식·연하장해의 간호. メディカ出版, 오사카; 2010: 12,22.
2. 小山珠美 감수: 조기경구섭취실현과 QOL을 위한 섭식·연하 리하비리테이션 급성기치료에서 「먹고 싶다」를 지원하기 위해. メディカルレビュー社, 오사카; 2010.

■ 「섭식·연하」란?

섭식이란 「먹는 것」, 요컨대 음식물을 섭취하는 행동에 관한 것이고, 연하란 「구강 내의 음식물 덩어리를 위(胃)로 내려 보내는」 일련의 수송 기전이다. 여러 신경과 근육을 사용하여 일련의 동작을 한다. 구강·인두는 음식물이 통과하는 통로임과 동시에 공기의 통로이기도 하다. 양자가 교차하기 때문에 연하와 호흡 기전 간에는 고도의 협조가 필요하다. 이들 과정 중 어딘가에 문제가 생긴 것을 「섭식·연하장애」라 하고, 음식물 등이 성문을 넘어 기도에 침입하는 것을 「흡인」이라고 한다. 「섭식·연하장애」나 「흡인」을 바르게 판단하기 위해서는 우선 정상 연하에 대한 이해가 필요하다.

■ 「섭식·연하의 프로세스(5기모델)」란 ?

① 선행기 : 음식물의 모양·양·질·냄새 등을 인식하고 먹는 법을 판단하거나, 타액의 분비를 촉진하는 단계 (입으로 들어가기까지가 포함된다)이다.

② 준비기(구강준비기) : 입으로 넣은 음식물을 저작하고 타액과 섞어 삼키기 쉽게 덩어리를 만드는 단계 (음식물 덩어리형성)이다.

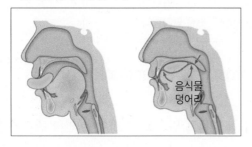

③ 구강기(구강으로 넘기는 시기) : 음식물 덩어리를 입에서 인두로 이송시키는 단계이다.

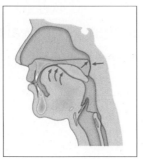

④ 인두기 : 연속된 반사운동으로 인두에서 식도로 음식물 덩어리를 보내는 단계이다.

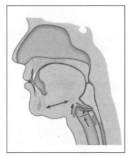

⑤ 식도기 : 연동운동·운동중력에 의해 식도에서 위로 음식물 덩어리를 보내는 단계이다.

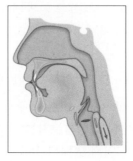

문헌

1. 馬場尊, 才藤栄一 감수: 핸디 매뉴얼 섭식·연하장해의 간호. メディカ出版, 오사카; 2010: 12.

■ 흡인과 무증상흡인(silent aspiration)

흡인이란 음식물이나 타액 등이 성문을 넘어 기도에 침입한 것을 가리킨다. 성문을 넘지 않고 후두 내에 침입한 경우를 「후두침입」이라 한다.

보통 흡인하면 기침을 하거나 사레가 들리지만, 섭식·연하장애 환자나 고령자에게서는 이 반응이 저하되어 있을 때가 있다. 흡인해도 기침을 하지 않거나 사레가 들리지 않는다든지, 아니면 늦는 경우를 무증상흡인이라고 한다. 이 경우 식사를 해도 기침이나 사레가 들리지 않기 때문에 매일 전신상태의 관찰이 중요하다.

〈식사 시에 볼 수 있는 증상〉	〈식사 외에서도 볼 수 있는 증상〉
· 먹고 있는 동안에 호흡이 괴로운 듯하다. · 목소리(voice quality)의 변화(목소리를 내기 어려워하고, 쉰 목소리, 컬컬한 목소리 등) · 경부의 청진을 할 때에 인두에서 가래소리를 들을 수 있다. · SpO_2수치의 저하(90% 이하, 초기수치보다 3% 이상 저하)	· 임상상태일 때나 자고 있을 때 가래가 늘어난다. · 발열(호흡기 관련 이외의 원인이 아닌 경우)

■ 섭식·연하장애의 원인」

① 기능적 장애 : 해부학적 구조에 문제가 없고 감각이나 움직임에 이상이 있는 경우를 말한다. 신경근계의 이상에 의한 장애이다(예 : 뇌혈관장애, 파킨슨병·근위축성측삭경화증 등의 변성질환).
② 기질적 장애 : 해부학적으로 문제가 있다. 요컨대 음식물의 이동로에 장애가 초래된 경우이다(예 : 구강·인두의 종양 등).
③ 심리적 원인 : 섭식의 이상이나 연하곤란을 호소하는 환자 중 의학적 소견으로 명확한 이상이 인정되지 않는 경우를 가리킨다(예 : 우울증, 거식증, 이식증 등).
④병인성 : 기관삽관 후, 경관영양튜브, 약제의 부작용 등 치료에 의한 경우를 가리킨다.

■ 「섭식·연하장애의 종류」

뇌혈관 장애를 가진 경우의 섭식·연하장애의 발생빈도는 「급성기에는 30-50%의 환자에게 연하장애가 있고, 만성기까지 지연되는 것은 10% 이하이다」라는 보고가 있다.

뇌혈관 장애에서는 손상되는 부위에 따라 고차뇌기능장애, 감각장애, 마비 등 여러 가지 상태가 나타난다. 거기에 노화, 기초질환이 더해지므로 다양한 섭식·연하장애가 생긴다.
① 일측성 병변
좌우 한쪽의 상위운동 뉴런에 장애가 생긴 경우에 일어난다. 일측성 지배의 안면신경이나 설하신경 등은 병변과 반대쪽에 마비가 나타난다.
양측지배인 설인신경이나 미주신경에서는 일측에 장애가 생겨도 다른 일측에 의해 대체되므로 인두의 마비는 잘 나타나지 않는다. 그러나 급성기에 있어서는 의식장애를 초래할 수도 있고, 이 경우에는 기침반사 등의 방어기능이 저하된다. 그래서 흡인성 폐렴 등의 전신상태에 주의하면서 폐용(disuse)을 초래하지 않도록 신경 쓸 필요가 있다.
연하장애는 대부분 준비기, 구강기에 나타난다.
②구(球)마비=연수병변
연수에는 연하중추가 있어서 장애가 생기면 연하기능에 큰 지장이 초래된다. 구마비의 증상으로는 주로 연하장애와 구음장애이고, 연하반사는 없거나 극히 미약하다. 이 병태를 가져오는 것으로써 발렌베르크증후군이 유명하다.
연하장애는 대부분 인두기에 장애가 나타난다.

③가성구마비=양측성 상위운동뉴런병변

연수보다 상위의 좌우양측이 손상을 입으면 발생하는 연하장애와 구음장애로, 구마비와 증상이 비슷하다. 연하 반사는 유지되거나 약해져 있는 것이 대부분이다. 이 상태에서 주의할 것은 한 번에 양측의 대뇌가 손상되는 것은 아니고, 일측성(좌우 어느 한쪽의 대뇌)에 장애가 생긴 후 곧 다른 한쪽의 대뇌에도 장애가 생긴다는 점이다. 장애의 정도는 여러 가지이지만 가성구마비라는 병태는 고차뇌기능장애, 사지의 마비, 감정장애, 강박울음·강박웃음, 파킨슨증상 등 다양하다. 그래서 연하장애로는 대부분 선행기~인두기까지의 증상을 나타낸다.

뇌의 손상 위에 상관없이 의식장애 환자의 섭취·연하기능은 전반적으로 저하되고, 고차뇌기능장애에서는 실어증·실행·반측공간 무시·주의장애·기억장애·수행기능장애 등 다방면에 걸쳐 증상이 나타난다. 증상에 맞는 훈련방법의 검토·실시가 필요하다.

문헌

1. 馬場尊, 才藤栄一 감수: 핸디 매뉴얼 섭식·연하장해의 간호. メディカ出版, 오사카; 2010: 12

▌용어해설 ▌

·발렌베르크증후군(Wallenberg's Syndrome)

「연수외측증후군」이라고도 하는데, 뇌간의 추골동맥이나 후하소뇌동맥의 경색에 의해 일어나는 신경학적 상태를 말한다. 고령자 병동에서는 꽤 높은 빈도로 볼 수 있다. 증상으로는 연하장애, 쉰 목소리, 현기증, 오심·구토, 갑자기 발생하는 불수의적 안구운동(안진) 등이 있다. 또 균형이 무너지기 쉬워 보행조정의 곤란 등도 일어난다. 발렌베르크증후군 환자의 치료는 곧잘 대증적이므로, 연하가 곤란한 경우에는 섭식·연하훈련을 하거나 발성훈련을 한다. 보행이 곤란한 경우에는 보행훈련을 한다. 꽤 중증의 환자로 보일 때도 있지만, 약간 나아지는 예도 있다.

운동기능검사

운동마비는 대뇌피질운동영역에서 나온 명령이 근섬유에 이르기까지의 경로 중 어딘가에 장애가 생기면서 수의적인 운동을 할 수 없게 된 상태입니다. 마비의 성질에 따라 평가방법이 다르고 말초신경마비의 평가로는 MMT(도수근력검사)가, 중추신경마비의 평가로는 BRS(브룬스트롬스테이지)가 사용됩니다. 뇌졸중의 진행·재발을 조기에 발견하고 대처하기 위해 마비의 판정은 매우 중요합니다.

말초신경마비의 평가방법

■ 도수근력검사(MMT : manual muscle testing)

- 맨손으로 주요 근육의 근력을 측정하는 검사법. 마비가 확실한 경우에 실시한다.
- 0~5의 6단계로 평가하지만, 처음에 「3 이상인지 3 미만인지(중력에 역행해서 움직이게 하는지)」를 판단하는 것이 포인트이다. 자립운동이 가능하면 3 이상이다.
- 중력이 더해진 상태에서 평가할 때는 장요근·대퇴사두근·전경골근은 좌위에서, 하퇴삼두근은 서있는 자세에서 실시한다.

평가기준

기능단계	표시법	등급
근수축은 없다 근수축은 볼 수 없다	Zero (0)	0
약간의 근수축이 있다 근수축은 볼 수 있지만, 주관절 또는 슬관절의 움직임을 볼 수 없다. 상·하지에는 근수축만 있다	Trace (T)	1
중력을 없애면 전가동역으로 움직인다 중력을 제외하면 가동역에서 움직일 수 있다. 상·하지는 들 수 없지만, 침대 위에서 수평운동은 할 수 있다	Poor (P)	2
중력을 극복하고 완전히 움직인다 중력에 길항하여 주관절 또는 슬관절의 운동을 할 수 있다. 상지는 겨우 들어올릴 수 있지만 유지는 곤란하다. 하지는 무릎을 세울 수 있지만 다리를 들어올리는 것은 곤란하다.	Fair (F)	3
약간 저항을 가해도 여전히 중력을 극복하여 완전히 움직인다 중력 이상의 저항을 가해도 주관절 또는 슬관절의 운동이 가능하다. 하지는 무릎을 세울 수 있고 다리를 들어올릴 수 있다	Good (G)	4
강한 저항을 가해도 여전히 중력을 극복하여 완전히 움직인다 강한 저항을 가해도 완전히 운동할 수 있다. 상·하지를 들어올릴 수 있다	Normal (N)	5

검사법(예)

상지의 경우

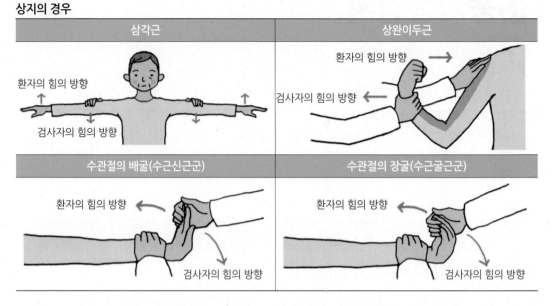

삼각근	상완이두근
환자의 힘의 방향 / 검사자의 힘의 방향	환자의 힘의 방향 / 검사자의 힘의 방향

수관절의 배굴(수근신근군)	수관절의 장굴(수근굴근군)
환자의 힘의 방향 / 검사자의 힘의 방향	환자의 힘의 방향 / 검사자의 힘의 방향

하지의 경우

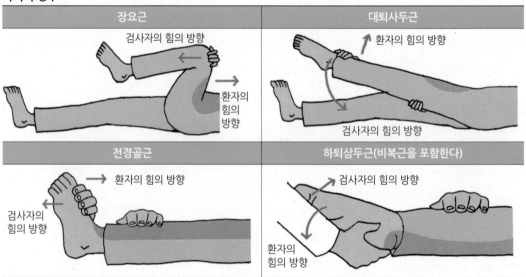

장요근	대퇴사두근
검사자의 힘의 방향 / 환자의 힘의 방향	환자의 힘의 방향 / 검사자의 힘의 방향

전경골근	하퇴삼두근(비복근을 포함한다)
환자의 힘의 방향 / 검사자의 힘의 방향	검사자의 힘의 방향 / 환자의 힘의 방향

간호포인트

- 저항을 줄 때는 항상 같은 손(주로 쓰는 손)으로 하여 저항이 같아지도록 신경쓴다.
- 체중을 싣지 않고 저항을 주는 것이 중요하다.

주의!

- MMT는 어디까지나 6단계의 순위를 매기는 평가에 지나지 않는다.
- MMT는 그 근육에서의 근력을 상대적으로 평가하는 것이기 때문에 각각의 근육으로 비교해도 의미는 없다.
- MMT측정을 할 때는 「이 동작을 해 주세요」라는 지시가 환자에게 정확하게 전달된다는 것을 전제로 한다.

마비의 간이테스트

■ Barré's sign

● 중력에 저항할 수 없는 근력저하(3/5 정도의 마비)를 보는 방법이다.
● 눈을 감게 하고 상지의 경우 손바닥을 위로 향하게 양팔을 들고 20초 정도 그 상태를 유지
하게 한다.

평가기준

● 마비측은 회내(pronation)하고 서서히 떨어진다.
● 마비가 경도인 경우에는 떨어지지는 않고 회내만 볼 수 있으며, 움푹 패인 손이 된다.

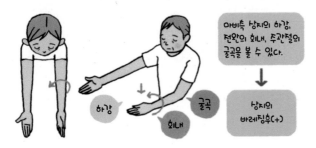

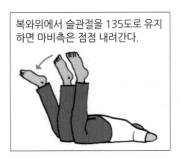

■ Mingazzini sign

● 앙와위에서 양 하지를 들고 그 위치를 유
지한다.
● 양 하지를 들 수 없을 때는 한 쪽씩 실시한다.

평가기준

● 마비측에서는 흔들림을 볼 수 있고, 서서
히 하강한다.

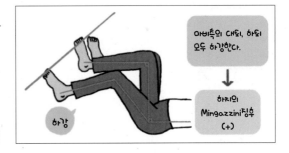

■ Hoover's sign(leg paresis)

● 앙와위에서 뒷꿈치 아래에 손을 넣고, 한
쪽 무릎을 신전시킨 채 하지를 올린다.

평가기준

● 마비측 하지를 들어올렸을 때 건측의 손에
강한 힘이 들어간다.

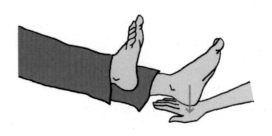

■ Dropping test

● 상지 : 상지가 수직이 되도록 끌어올리고 나서 손을 놓는다(그림).
● 하지의 경우 : 하지의 무릎을 세운다.

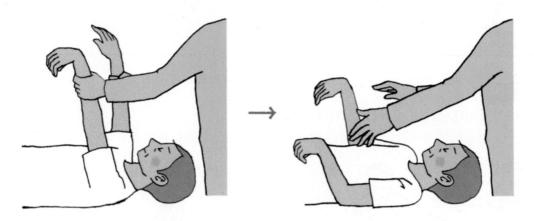

평가기준

● 상지 : 마비측은 건측보다 빠르게 떨어진다.
● 하지 : 마비측은 외측으로 쓰러지고, 외전·외선위가 된다.

간호포인트

● 환자의 부담을 최소한으로 하기 위해 같은 체위로 가능한 것은 세트로 묶어서 실시한다.
● 환자의 전신상태에 주의하면서 실시한다.
● 검사의 목적과 방법, 대체적인 소요시간을 설명하고, 검사 실시에 대한 동의와 협조를 얻는다.

중추신경마비의 평가방법

■ 브룬스트롬스테이지(BRS : brunnstrom recovery stage)

- 중추신경마비에서 나타나는 특이한 운동패턴의 변화를 경시적으로 볼 수 있는 마비에 관한 평가척도이다.
- MMT와 구별하기 위해 BRS는 로마숫자 Ⅰ~Ⅳ를 사용하여 표기한다.
- BRS가 Ⅴ 이상이면 MMT에서의 평가도 가능하다.

■ 브룬스트롬스테이지

스테이지	내용	상지	수지	하지
Ⅰ	완전이완	이완성, 수의반응 없음		
Ⅱ	경성·연합반응을 볼 수 있음	대흉근의 연합반응, 견갑골주위, 견관절, 주관절에 공동운동 있음	손가락의 굴곡운동이 약간 나타남	내전이나 중전근의 연합 반응이 있고, 공동운동이 약간 나타남
Ⅲ	공동운동이 나타남	수의적인 굴곡, 신전 공동운동	손가락을 모두 쥐는 것이 가능함. 집단신전은 거의 불가능함	수의적인 굴곡·신전공동운동 있음
Ⅳ	분리운동이 일부 출현	주관절신전위에서의 상지거상이 가능함	엄지손가락의 측면파악(leteral pinch) 가능함, 손가락의 집중 신전이 가능함	의자에 걸터앉은 좌우로 슬관절의 90도 이상 굴곡이 가능함
Ⅴ	분리운동이 전반적으로 출현	주관절 신전위로 상지거상이 두 상까지 가능	손바닥 쥐기, 원통 쥐기, 공 쥐기가 가능	입위에서 고관절을 움직이지 않고 슬관절 굴곡이 가능함
Ⅵ	모든 운동이 분리됨	협조운동이 정상에 가까워짐		

(根元香織, 稲村亜紀)

문헌

1. 奈良勳·內山靖: 도해이학요법검사·측정가이드. 文光堂, 도쿄; 2009: 350-363.
2. 長澤弘: 뇌졸중·편마비이학요법메뉴얼. 文光堂, 도쿄: 2009: 92-97.
3. 일본이상연구회: 뇌신경간호와 조기이상 포켓메뉴얼. 丸善プラネット, 도쿄; 2009: 33-34.
4. 의료정보과학연구소 편: 병이 보인다 vol.7 뇌·신경. メディックメディア, 도쿄, 2011: 172.
5. 松田健司, 松田英俊: 마비. BRAIN NURSING 2011; 춘계증간: 35-36.

■「운동마비」(motor paralysis)란?

운동은 대뇌피질운동영역의 명령이 내포, 뇌간, 척수, 말초신경, 신경근접합부를 지나 근섬유까지 전달되면서 실행된다. 이 경로의 어떤 부위에 장애가 있어서 수의적인 운동을 할 수 없는 상태를 운동마비라고 한다.

운동마비는 정도에 따라 완전마비(수의운동이 전혀 불가능한 상태)와 불완전마비(어느 정도의 운동은 가능하지만 근력이 저하되어 있는 상태)로 나눈다.

또 운동마비는 성질에 따라 상위운동 뉴런의 장애(중추성마비)와 하위운동 뉴런의 장애(말초성마비)로 분류된다. 중추성이냐 말초성이냐에 따라 마비의 측정방법은 달라진다.

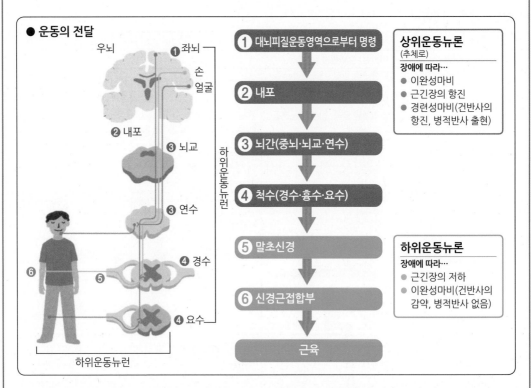

● 운동의 전달

명칭	상태	장애부위	명칭	상태	장애부위
① 단마비	좌우 상·하지 중 하나만 마비된 경우	● 국한된 대뇌피질의 장애로 일어난다 ● 척수전각·전근의 장애로 일어난다	④ 대마비	양측의 하지가 마비된 상태	● 흉수 이하의 양쪽의 장애로 일어난다
② 편마비	좌우 어느 쪽이든 한편의 상·하지다 마비된 상태	● 경수이상(대뇌 피질·내포·뇌간·경수)의 한쪽 추체로의 장애로 일어난다	⑤ 사지마비	사지 전부가 마비된 상태	● 양쪽 대뇌·뇌간·경수의 장애로 일어난다
③ 교차성 마비	한쪽의 상지의 마비와 대측의 하지가 마비된 상태	● 연수추체교차부의 미세한 장애로 일어난다	⑥ 말초신경 마비	수근하수	● 요골신경마비로 일어난다
				원수(원숭이손)	● 정중신경마비로 일어난다
				취조수(독수리손)	● 척골신경마비로 일어난다
				족하수	● 비골신경마비로 일어난다

■ 「편마비의 회복과정」이란?

편마비의 회복과정의 일례를 보여주는 것이 「브룬스트롬스테이지(BRS)」이다. BRS는 다음의 생각에 기초하여 구성되었다.

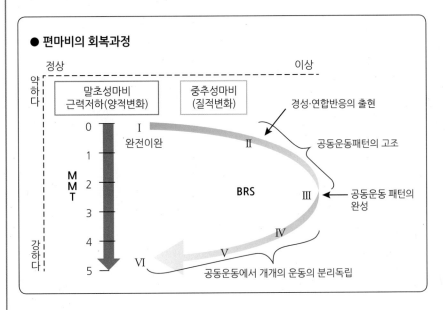

● 편마비의 회복과정

정상 .... 이상

약하다

| 말초성마비 근력저하(양적변화) | 중추성마비 (질적변화) |

경성·연합반응의 출현

MMT

0 I 완전이완
1 II
2 BRS
3 III 공동운동패턴의 고조
4 IV 공동운동 패턴의 완성
5 VI V

강하다

공동운동에서 개개의 운동의 분리독립

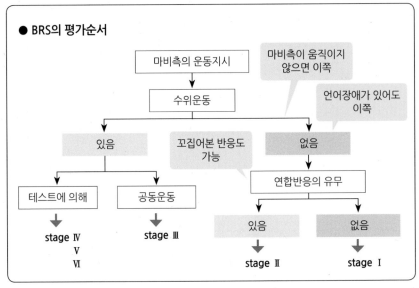

● BRS의 평가순서

마비측의 운동지시

마비측이 움직이지 않으면 이쪽

수위운동

언어장애가 있어도 이쪽

있음 / 꼬집어본 반응도 가능 / 없음

테스트에 의해 / 공동운동

연합반응의 유무

stage IV V VI / stage III

있음 / 없음

stage II / stage I

*연합반응: 마비측은 수의적으로 움직일 수 없지만 비마비측을 강하게 움직임에 따라 마비측의 근수축을 일으키는 현상을 가리킨다. 상지에서는 대흉근과 승모근 상부, 하지에서는 고관절내전근군에 최초로 출현한다. 하품이나 흡인 시에 마비의 움직임을 주의해서 보자.

*공동운동: 상위중추로부터 억제가 약화되면서 출현하는 이상 운동패턴이다. 하나의 근육만을 선택적으로 움직이는 것은 불가능하고, 근 전체가 움직인다. 상하지 각각에 굴곡패턴과 신전패턴이 있다.

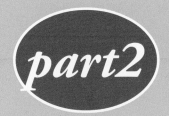

간호사가 담당하는 처치와 간호

배액관 관리

두개내강은 매우 감염에 약하기 때문에 배액관은 전부 폐쇄식입니다. 따라서 회로 등을 개방할 때는 무균술을 시행해야 합니다. 또 뇌척수액 배출을 목적으로 배액 시에는 과잉배액(over drainage)이나 뇌척수액 역류를 방지하기 위해 압력의 설정·관리를 엄격하게 하는 것이 중요합니다.

Point | **배액의 목적**

치료적 배액	뇌척수액·혈액·침출액 등의 배출, 두개내압의 조절, 약제 투여 등의 치료를 목적으로 하는 것
예방적 배액	출혈 등의 저류가 예측되는 경우에 미리 배액관을 유치하고 두개내압 항진을 예방하는 것
진단적 배액	출혈의 유무·침출액의 유무 등, 배액관이 유치된 부위의 정보를 파악 하여 문제를 조기에 발견하는 것

■ 배액관의 종류

분류	종류	목적	
뇌척수액 배액	뇌실배액	① 뇌압측정, ② 급성수두증에 대한 뇌척수액 배액, ③ 뇌종양·뇌출혈·지주막하출혈 수술 후의 수두증 예방, 뇌압 조절, ④ 약물·수액의 주입	뇌조 배액관 경막외 배액관 뇌실 배액관 경막하 배액관 혈종강 배액관
	뇌조배액	지주막하강에 퍼진 혈액을 뇌척수액과 함께 체외로 배액하고, 그 후에 일어나는 혈관연축을 예방하고 경감한다	
	요추배액	요추지주막하강까지 삽입하여 뇌척수액을 배액하는 것을 목표로 한다. 뇌실로부터 요추지주막하강까지의 뇌척수액 흐름에 방해가 없는 것이 대전제이다	
기타	경막하·외배액 피하배액	두개골과 경막의 사이, 경막과 지주막의 사이, 피하의 근육, 피하조직 등에 새어나오는 출혈이 고여 뇌를 압박하는 것을 막는다	피하 배액관
	혈종강배액	혈종의 성상이나 생긴 모습, 압박된 뇌의 원상 복귀된 상태에 따라, 수술 중 조작만으로는 혈종 내용물의 유출이 불충분하기 때문에, 잔존혈종내용의 유출을 돕고, 압박된 뇌가 원상복귀 되게 하기 위해 유치한다	

배액관 관리의 포인트

■ 배액관 삽입부의 관리 : 관찰·거즈 교환

순서 1 준비

① 필요물품을 준비한다.
- 거즈
- Y거즈
- 테이프
- 장갑
- 소독 세트(핀셋, 소독액, 소독솜)

② 환자를 준비 시킨다.
- 환자에게 배액관의 관찰·처치에 대해 설명한다.
- 편안한 상태에서 앙와위를 유지하도록 도와준다.

순서 2 배액관 삽입부·배액의 관찰

- 환자에게 삽입되어 있는 배액관 삽입부위·종류·목적을 확인한다.

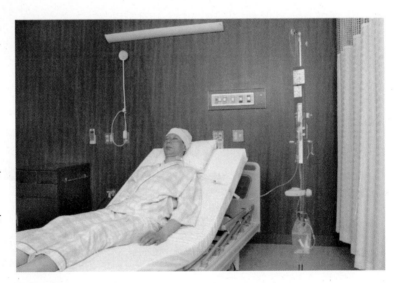

〈관찰항목〉
- 배액관의 고정
- 거즈의 오염 유무
- 삽입부위에서의 누출의 유무
- 배액의 양상(눈에 띄는 양의 변화, 성상, 냄새)

관찰	구체적인 포인트	목적
폐색의 유무	액면의 박동(oscillation) 유무 배액량	수두증의 악화 두개내압의 상승방지와 조기발견
배액량·성상	갑자기 증가하지 않았는지 갑자기 혈성이 짙어지지 않았는지	두개내압의 상승방지 재출혈의 조기 발견
접합부, 삽입부의 오염	거즈의 오염, 접합부가 느슨해짐	감염방지

- 핀셋으로 소독액에 적신 소독솜을 집고, 배액
  관 삽입부 주변의 피부를 소독한다.
- 소독 시에는 바깥쪽으로 원을 그리듯이 넓게
  소독을 한다. 소독솜은 1회만 사용한다.
- 배액관 삽입 중에는 매일, 상처부위의 관찰·상
  처 주위 피부의 소독을 실시한다.
- 소독은 오염 발견 시에도 적절하게 시행한다.

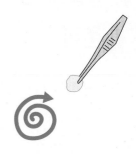

순서 **4** 삽입부의 고정

- 배액관 삽입부에 Y거즈를 대고 느슨해지지 않
  도록 한다. 그리고 거즈를 대고 테이프로 피부
  에 단단히 고정시킨다.
- 고정 테이프는 피부에 자극이 약하고 접착력
  이 강한 것으로 선택한다.
- 환자의 체위 등을 고려하면서 단단히 고정시
  킨다.

고정 요령

- 폐쇄식 배액 등으로 튜브가 있는 경우, 관절부위는
  피하고, 되도록 움직임이 적은 부위에 두 군데 이
  상 단단히 피부에 고정한다.
- 고정부위에 우선 한 장의 테이프를 붙이고, 그 위
  에 배액관 튜브를 놓고 위에서 테이프로 고정한다.

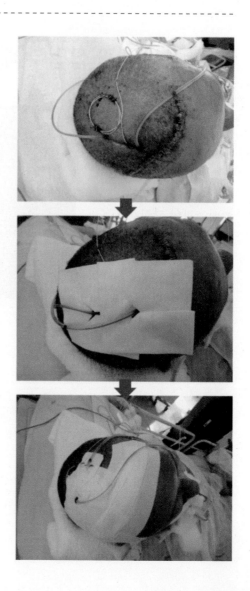

■ 배액회로의 관리 : 배액백의 교환(사이폰식인 경우)

순서 1 준비

① 필요물품을 준비한다.
● 배액백
● 장갑
● 소독 세트(핀셋, 소독액, 소독솜)
② 환자에게 준비를 시킨다.
● 환자에게 배액관의 관찰·처치에 대해 설명한다.
● 환자에게 삽입되어 있는 배액관의 삽입부위·종류·목적을 확인한다.
● 배액관 삽입부위·고정상태, 거즈 오염·누출의 유무, 배액양상, 배액관의 굴곡·폐색·꺾임의 유무를 관찰한다.

순서 2 클램프의 폐쇄

● 클램프할 때는 「환자에게 가까운 부위부터」 닫아 간다.
● 모든 클램프를 폐쇄한다.

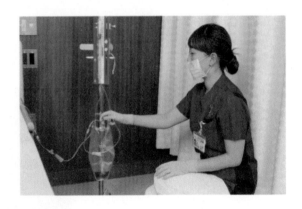

순서 3 접속부 소독

● 접속부를 소독할 때는 한 방향으로 움직인다.

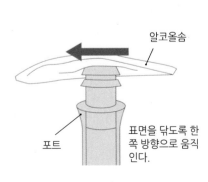

알코올솜

포트

표면을 닦도록 한 쪽 방향으로 움직인다.

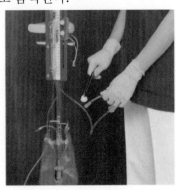

배액백 교환

● 새로운 배액백을 연결하면 클램프를 해제한다.

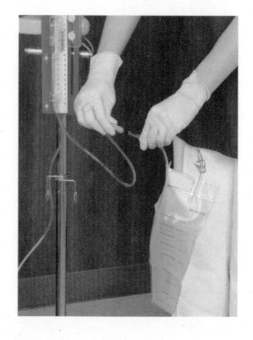

간호포인트

● 클램프를 해제할 때는「환자에게서 먼 부위부터」해제한다.
● 클램프 해제 후에는 접속부가 벗겨지거나 느슨해지지 않
　있는지 확인한다.

회로와 배액백의 위치 확인

● 역행성 감염을 예방하기 위해
　배액백은 삽입 위치보다 낮게
　둔다.

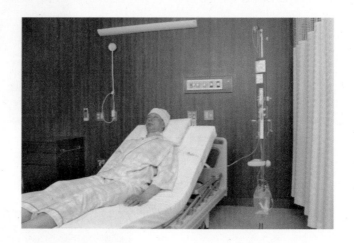

신경외과 영역의 배액관 관리

■ 뇌실외 배액관

- 목적 : 두개내압의 조절, 뇌척수액·혈액의 배액
- 관리 : 설정압은 의사의 지시에 따른다. 배액의 목표량은 의사에게 확인한다.
- 위험의 징후 : ① 혈액배액의 증가-출혈 의심

  ② 액면의 oscillation의 정지, 배액 없음 → 폐색의 가능성이 있다. → 두개내압 항진을 일으킬 가능성이 있다(다만, 폐색의 원인으로 클램프의 개방을 잊었거나 배액관이 굴곡되었을 가능성도 있기 때문에 확인이 필요하다).

- 통상의 경과 : 7-10일 정도에 제거한다.

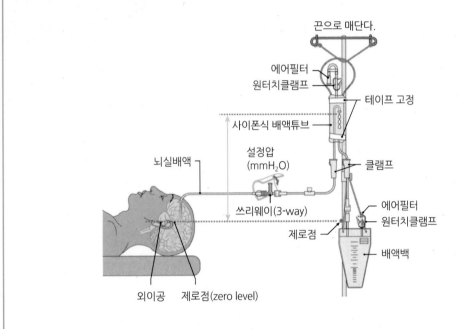

끈으로 매단다.
에어필터
원터치클램프
테이프 고정
사이폰식 배액튜브
뇌실배액
설정압
(mmH₂O)
클램프
쓰리웨이(3-way)
에어필터
원터치클램프
제로점
배액백
외이공   제로점(zero level)

2 간호사가 담당하는 처치와 간호

압력설정은 정확하게 한다

● 뇌실배액은 사이폰챔버를 이
용하는 방법(높이로 배액압을
설정하고 배액관 삽입부를 대
기압에 의해 양압으로 하여 뇌
척수액을 배출하는 방법)으로
실시한다.

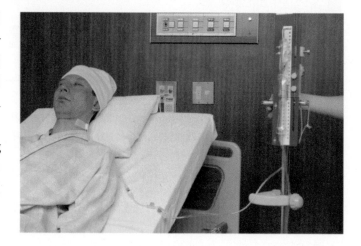

● 두개내압은 보통 5~10mmHg
(100-180mmH$_2$O)이다. 뇌척
수액을 배액하기 위해서는 설
정압을 조절해야 한다. 이때 기
준치는 외이공(측뇌실의 위치
에 해당)을 0cm로 할 때가 많
다. 압력설정은 의사의 지시에
따른다.

0점 조정의 실제
① 클램프를 폐쇄한다.
② 의사의 지시에 따라 환자의 머리의 위치를 조정한다(보통 두부 거상 30°정도).
③ 포인터로 0점과 외이공의 높이가 일치하는지 확인한다.
④ 사이폰챔버 선단의 높이가 압의 설정치가 되도록 선단의 위치를 조정한다.
⑤ 클램프를 해제한다.

왜하는가? 0점 조정

● 설정압이 너무 낮으면 뇌척수액이 과잉 배출되고(=과배액), 과배액증상(오심, 구토, 두통 등)이 생기며 출혈을 조
장할 위험성이 있다.
● 설정압이 너무 높으면 뇌척수액이 배출되지 않고 두개내압 항진증상(두통, 구토 등)이나 수두증을 일으킬 가능성
이 있다.
● 특히 클램프 개방 시에 순서를 착각하면 사이폰의 원리[1]에 의해 과잉배액이 생길 위험성이 있으므로 주의한다.

---

[1] 사이폰의 원리 : 액체로 빈틈없이 꽉 찬 관을 통해 액체가 한 번 높은 곳으로 상승했다가 낮은 곳으로 이동하는 장치

Point 2 관찰의 포인트는 「뇌척수액의 배액」과 「수액면의 oscillation」의 유무이다

- 일정한 속도로 사이폰챔버에서 뇌척수액이 떨어지고, 심박의 리듬에 따라 수액면이 oscillation하는지를 확인한다.
- 수액면의 높이는 두개내압을 나타내고 있다(예 : 액면의 높이가 13cm인 경우=두개내압은 $13cmH_2O$).
- Oscillation이 없는 경우는 배액관이 빠졌거나 클램프 폐쇄, 환자의 상태 변화(뇌척수액의 유출이 너무 많거나, 뇌종양에 의해 뇌실이 압박 받으므로 배액관 선단이 폐색되는 경우 등)가 의심되므로 신속하게 의사에게 보고한다.

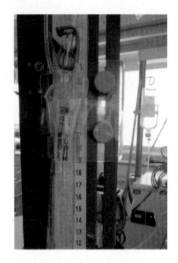

주의!
- 배액관의 선단이 뇌실질이나 경막·지주막에 밀접한 위험성이 있기 때문에 밀킹(milking)은 함부로 실시하지 않아야 한다.

Point 3 간호는 클램프 한 후에 실시한다

- 체위변경·이송·구강간호, 배설간호·흡인 등, 설정압의 변동이나 심한 기침 등이 일어날 가능성이 있는 간호를 실시할 경우에는, 급격하게 뇌척수액이 배출될 가능성을 예방하기 위해 반드시 회로를 환자에게 가까운 쪽부터 클램프한다.
- 간호 행위 후에는, 잊지 말고 환자에게서 먼 곳부터 클램프를 해제하고 다시 0점을 조정한다.

Point 4 사이폰챔버의 필터를 젖게 하지 않는다

- 사이폰 챔버의 필터가 젖으면 대기압에 개방되지 않은 상태(=과잉배액)가 되어, 사이폰의 원리에 의해 급격하게 뇌척수액이 배출되기 때문에 주의해야 한다.
- 챔버(chamber) 내벽이 뇌척수액으로 오염되어 있는 경우에는 회로를 교환할 필요가 있으므로 의사에게 보고한다.

Point 5 배액회로의 고정

- 뇌실배액은 사이폰챔버를 이용하여 배액을 하기 때문에 높이(= 설정압)의 관리가 아주 중요하다.
- 배액회로의 위치 변경은 설정압의 저하에 의한 급격한 뇌척수액배출을 일으키기 때문에 아래로 내려가지 않도록 고정을 할 필요가 있다.
- 고정방법은 시설에 따라 다르지만, 배액백은 두 군데에서 매달고 확실하게 로프를 묶어 벗겨지지 않도록 하는 등 연구가 필요하다.

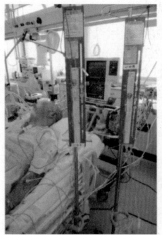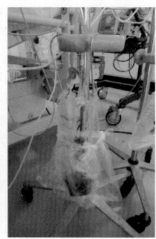

Point 6 배액회로의 폐색을 예방한다

- 배액회로의 폐색은 두개내압 항진을 초래할 위험성이 있다.
- 간호·처치 시에는 폐색의 유무를 주의 깊게 관찰한다.

■ 뇌조배액관

Check 사이폰챔버를 이용한 배액
- 목적 : 지주막하강에 저류한 혈액의 배출, 뇌혈관 연축의 예방, 두개내압의 조절 - 관리 : 뇌실배액과 같이 의사의 지시에 따름 - 통상의 배액 : 지주막하출혈 후, 양상은 담혈성색(와인색)→노란색(xanthochromia). 배출량은 10mL/hour가 목표이다. - 위험의 징후 : 배액량의 증가, 암혈성에서 선혈성으로 변화 (=출혈 의심) - 통상의 경과 : 7-10일 정도로 배액관을 제거하는 것이 일반적이다. 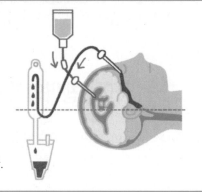

Point 1 기본적인 주의점은 「뇌실배액관」과 동일하다

- 뇌조배액관도 사이폰챔버를 이용하는 방법(높이로 유출압을 설정하고 배액관 삽입부를 대기압보다 양압으로 하여 뇌척수액을 배출하는 방법)으로 실시된다.
- 높이(설정압)의 관리, 관찰의 포인트 등은 뇌실배액관을 참조할 것.

■ 요추배액관

2 간호사가 담당하는 처치와 간호

Check 사이폰챔버를 이용한 배액

- 목적 : 뇌척수액의 배출, 두개내압의 조절, 배액양상을 확인
- 관리 : 뇌실배액 참조
- 통상의 배액 : 무색투명
- 위험의 징후 : 배액의 탁함·부유물(=감염)
- 통상의 경과 : 10~14일 정도 지나서 배액관을 제거

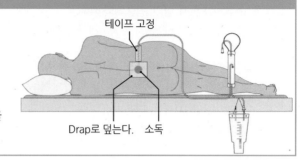

테이프 고정
Drap로 덮는다.   소독

 Point 1 기본적인 주의점은 「뇌실배액관」과 동일하다

- 요추배액관도 사이폰챔버를 이용하는 방법(높이로 유출압을 설정하고, 배액관 삽입부를 대기압보다 양압으로 하여 뇌척수액을 배출하는 방법)으로 실시한다.
- 높이(설정압)의 관리, 관찰의 포인트 등은 뇌실배액관을 참조할 것.

Point 2 요추배액관은 「폐색되기 쉽다」는 것을 알고 관리한다

- 요추배액관에 사용하는 튜브는 가늘기 때문에 혈종 등으로 폐색되기 쉽다. 그래서 oscillation이나 배액량을 주의 깊게 확인하는 것이 중요하다.
- 막히더라도 밀킹(milking)은 실시하지 않는다(배액관 튜브가 가늘기 때문이다).

■ 경막하배액관

Check 폐쇄백을 사용한 배액

- 목적 : 저류하는 혈액, 공기, 침출액의 배출
- 관리 : 정수압식(a)는 외이공과 동일하게 또는 10cm 정도 낮은 위치에 배액백을 고정. 음압식(b)는 침대 위에 배액백을 고정
- 통상의 배액 : 성상은 혈성(적색)→수액성(노란색)으로 변화. 배출량도 서서히 감소
- 위험의 징후 : 혈액이 섞인 배액량의 갑작스런 증가(=수술 후 출혈의 가능성)
- 통상의 경과 : 수술 후 다음 날(늦어도 수술 후 2일)에 제거

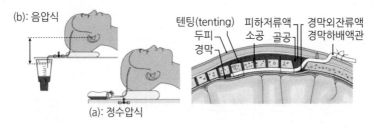

Point 1 배액백의 고정 위치에 주의한다

- 정수압식 (a)는 백을 외이공(=배액관의 선단)의 높이보다 낮게 함으로써 압력차를 만들어 배액을 촉진하는 방법이다. 배액의 정도는 배액백의 높이에 따라 조절된다.
- 음압식 (b)의 경우에는 침대 위에 배액백을 고정한다. 가볍게 음압을 거는 경우와 음압을 걸지 않고 대기압으로 관리하는 경우가 있다.

Point 2 수술 후 출혈의 징후를 확인한다

- 보통 배액의 양상은 혈성에서 맑은혈성으로 변화한다.
- 일단 맑은혈성으로 된 배액의 색이 붉게 변화되거나 증가한 경우에는 수술 후 출혈이 의심된다. 수술 후 출혈은 수술 후 6시간 이내에 일어나기 쉬우므로 주의 깊은 관찰이 중요하다.
- 수술 후 출혈이 의심되는 경우 활력징후, 의식수준, 동공부동의 유무 등을 관찰하고 바로 의사에게 보고한다.

Point 3 배액량 저하 시에는 우선 「폐색의 유무」를 확인한다

- 배액량은 시간이 경과함에 따라 감소해 간다. 그래서 배액량이 줄어들면 단순하게 배액량이 감소한 것인지, 아니면 배액관 폐색된 것인지를 확인할 필요가 있다.
- 배액량의 감소와 함께 의식장애 등 증상이 악화되는 경우에는, 배액관 폐색에 따른 두개내압 항진증상이 나타났을 우려가 있으므로, 폐색의 유무를 확인하고 바로 의사에게 보고한다.
- 배액량이 줄어들었지만 의식수준 저하·증상변화가 보이지 않는 경우에는 배액관 제거·거즈의 혈액오염·배액관 삽입부의 종창이나 압통 등의 유무를 확인한다.
- 폐색이 일어난 경우 의사의 지시에 따라 밀킹을 실시할 수도 있다.

■ 경막외배액관·피하배액관

Check 폐쇄백을 이용한 배액

- 목적 : 혈액, 저류하는 침출액의 배출
- 관리 : 배액백 고정 위치는 경막하배액관과 마찬가지이다.
- 보통의 배액 : 성상은 혈성(붉은 색)→맑은혈성(노란색)으로 변화하는 경우도 있다
- 위험의 징후 : 혈성 배액이 계속된다(=수술 후 경막외혈종의 가능성), 배액량의 급격한 감소(=응혈괴에 의한 배액관 폐색의 가능성)
- 보통의 경과 : 수술 다음 날에 제거한다.

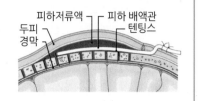

Point **1**
수술 후 경막외혈종의 징후를 확인한다

- 배액관에서 배액을 볼 수 없는 경우에는 응혈괴에 의한 배액관의 폐색이나 수술 후 경막외혈종이 일어났을 가능성이 있다.
- 수술 후 경막외혈종이 의심되는 경우는 활력징후나 신경증상을 주의 깊게 확인하고 의사에게 보고한다.

● 뇌신경간호에서 알아둘 약어 ① ●

AD	Alzheimer disease	알츠하이머병
ALS	amyotrophic lateral sclerosis	근위축성측색경화증
Apo	apoplexia cerebri	뇌졸중
AST	astrocytoma	별아교세포종
AVF	arteriovenous fistula	동정맥루
AVM	arteriovenous malformation	동정맥기형
BT	brain tumor	뇌종양
CI	cerebral infarction	뇌경색
CRP	craniopharyngioma	두개인두종
CSH	chronic subdural hematoma	만성경막하혈종
CVA	cerebro-vascular accident	뇌혈관장애
CVD	cerebro-vascular disease	뇌혈관질환
DIND	delayed ischemic neurological deficit	지발성뇌허혈발작
EP	ependymoma	상의종
GBMF	glioblastoma multiforme	다형성신경교모세포종
HI	head injury	두부외상
ICH	intracerebral hematoma	뇌내혈종
ICPC	internal carotid posterior communicatung aneurysm	내경동맥후교통동맥류
IVH	intraventricular hemorrhage	뇌실내출혈
M	meningioma	수막종
MB	medulloblastoma	수아종

■ 혈종강내배액관

Check 폐쇄백을 이용한 배액

● 목적 : 혈액의 배출
● 관리 : 배액백 고정위치는 경막하배액과 같다.
● 보통의 배액 : 성상은 암적색→맑은혈성
● 위험 징후 : 과잉배액(=뇌척수액누출의 가능성), 선혈 상태의 배액
　(=재출혈 가능성)
● 보통의 경과 : 며칠 후에 제거한다.

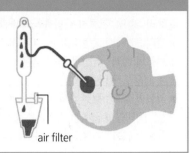

air filter

Point **1** # 약제 투여 경로로서 사용할 수도 있다

● 항균제나 혈전용해제(유로키나제)의 투여 경로로서 사용할 때에는 무균조작을 철저하게 한다.

Point **2** # 기본적인 주의점은 경막외배액과 같다

● 급격한 배액량의 증가를 보이는 경우에는 의사에게 보고한다. 필요시에는 배액관을 클램프할 수도 있다.

(星惠理子)

문헌

1. 高橋ひとみ: 배액관 관리. 중증집중간호2010; 9(2): 72-74.

■ 뇌척수액(CSF, cerobro spinal fiuld)이란?

뇌와 척수를 지키기 위해 지주막하강에 흐르는 100-150mL 정도의 액체가 뇌척수액이다.

뇌척수액은 측뇌실에서 1일 당 450-500mL 생산되고, 몬로공→제3뇌실→중뇌수도→마장디공 (정중)이나 루시카 공(양측)을 통해 지주막하공에 이르며, 역할이 끝나면 상시상정맥동으로 흡수된다.

뇌척수액의 정상소견

성상	● 투명
뇌척수압	● 와위 : 100~150mmH$_2$O ● 좌위 : 150~200mmH$_2$O
세포수	● 0~3/mm^3
단백질	● 10~40mg/dL
클로라이드	● 120~150mEq/L
당	● 혈당치의 1/2~1/3

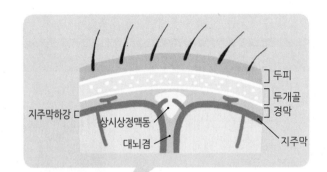

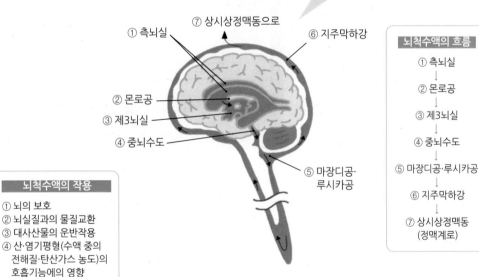

뇌척수액의 작용
① 뇌의 보호
② 뇌실질과의 물질교환
③ 대사산물의 운반작용
④ 산·염기평형(수액 중의 전해질·탄산가스 농도)의 호흡기능에의 영향

뇌척수액의 흐름
① 측뇌실
↓
② 몬로공
↓
③ 제3뇌실
↓
④ 중뇌수도
↓
⑤ 마장디공·루시카공
↓
⑥ 지주막하강
↓
⑦ 상시상정맥동 (정맥계로)

■ 배액관이란?

배액관은 「혈액이나 침출액 등을 체외로 유도하는 관」, 배액은 「배액관을 이용하여 체외로 혈액이나 침출액 등을 배출하는 것」을 가리킨다.

배액은 ① 중력, ② 모세관 현상(가느다란 관을 액체에 넣으면 관내로 액체가 흡입되는 현상), ③ 음압을 이용한 흡인, 이 세 가지의 원리를 조합하여 이루어진다.

배액관의 방식으로는 「개방식」과 「폐쇄식」이 있지만, 뇌신경외과 영역에서는 모두 폐쇄식 배액관을 실시한다. 두 개내가 감염에 약하고 압력을 조절하기 쉽기 때문이다.

高橋伸明: 쉽게 배우는 뇌신경외과. 照林社, 도쿄; 2011: 16의 그림을 참고로 작성

체위의 관리

신경외과 영역에서는 뇌관류압을 유지하기 위하여 체위관리로 「두부의 30도 거상」을 유지할 필요가 있습니다. 장기적인 침상안정에 따른 합병증(욕창, 호흡기 합병증 등)을 예방하기 위해 체위변경(원칙적으로 2시간마다)을 실시합니다.

급성기의 체위

■ 기본체위는 「두부의 30도 거상」이다.

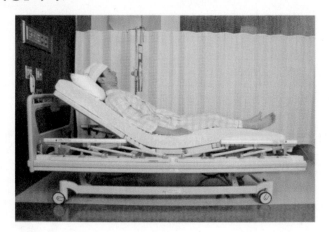

- 경부만을 굴곡(전굴)시키는 것이 아니고, 상체를 올리는 것이 포인트이다.
- 체위가 흐트러지면 신속하게 바로 잡는다.
- 급성기의 환자에게는 인공호흡기나 뇌척수액·배액관 등이 있기 때문에, 체위변경 시에는 두 사람 이상이 주의 깊게 실시한다.
- 배액을 실시하고 있는 환자의 경우 체위변경을 실시하기 전에 반드시 배액관을 클램프한다.

■ 체위변경의 실시

 순서 **1** **준비**

- 환자에게 체위변경을 하겠다는 설명을 한다.
- 전신상태를 관찰한다(활력징후, 배액관 배액의 상황 등).
- 머리의 위치 변동이 예측되기 때문에, 사이폰챔버를 이용한 배액(뇌실배액 등)을 실시하고 있는 경우에는 신체를 움직이기 전에 반드시 배액관을 클램프하여 과잉배액을 방지한다.

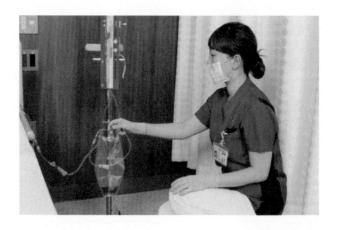

순서 2 적절한 체위변경

- 급성기라도 가능한 적절한 체위를 유지한다.
- 경부의 굴곡은 정맥환류를 방해할 가능성이 있으므로 피한다.
- 족저부는 배저굴 20-30°가 기본이다.
- 안정성을 높이기 위해 틈을 메우도록 베개나 쿠션을 이용한다.
- 사이폰챔버를 이용하여 배액을 실시하고 있는 환자의 경우, 체위변경이 끝나면 클램프를 해제하고 0점 조정을 실시한다.

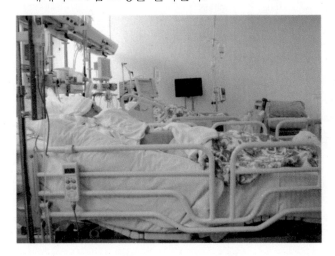

급성기 이후의 체위

■ 바른 앙와위를 취하는 방법

- 두부 : 적절한 높이의 베개를 사용하여 두부에서 경부까지 단단히 받친다.
- 상지 : 몸통에서 약간 떨어뜨리고 말초가 조금 높게 위치하도록 한다.
- 하지 : 필요시에는 쿠션을 사용하여 하지의 외전을 막는다.

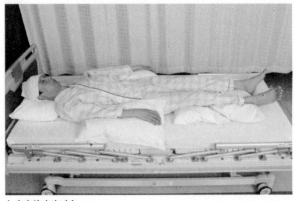

우마비 환자의 경우

주의!

- 두부가 베개에서 미끄러져서 턱이 젖혀지지 않도록 한다.

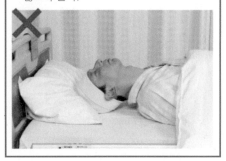

■ 바른 측와위를 취하는 방법① : 마비측을 밑으로 한 측와위

● 두부 : 어깨가 뒤로 끌려들어가 몸이 젖혀지지 않도록 베개로 고정한다.

● 등부위 : 체간을 안정시키기 위해 베개로 지탱한다.

● 상지 : 마비측 어깨는 앞으로 나오게 한다.

● 하지 : 체간이 꼬이는 것을 막고 안정된 자세를 유지하기 위해 하지에 베개를 끼운다.

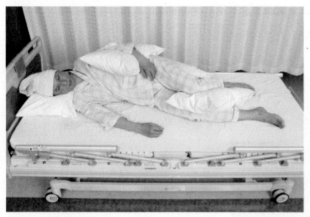

우마비 환자의 경우

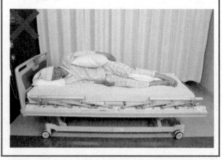

주의!

● 마비측의 상지가 몸통 밑에 깔리지 않도록 주의한다.

Check

● 의식장애가 있는 환자에게 적절한 체위를 유지하는 것은 각성을 촉진시키는 방법 중의 하나이다.

● 베개나 타월 등을 잘 활용하여 철저하게 좋은 체위를 유지하는 것이 중요하다.

■ 바른 측와위를 취하는 방법② : 마비측을 위로 한 측와위

● 두부 : 어깨가 뒤로 끌려들어가 몸이 젖혀지지 않도록 베개로 고정한다.

● 등부위 : 체간을 안정시키기 위해 커다란 베개를 사용하여 어깨까지 단단히 고정한다.

● 하지 : 족부 전체를 쿠션으로 지탱하여 체간이 뒤로 젖혀지는 것을 방지한다.

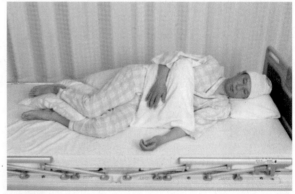

우마비 환자의 경우

■ 바른 반좌위를 취하는 방법

- 기본적인 포인트는 급성기의 「두부 30도 거상」과 동일.
- 상지 전체를 베개로 지탱하여 몸통이 미끄러지는 것을 방지하는 것이 포인트이다.

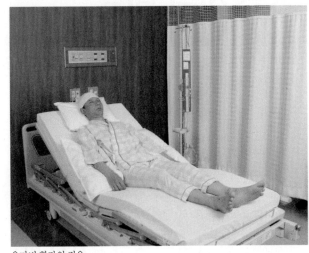

우마비 환자의 경우

(星惠理子, 根元香織, 稲村亜紀)

> **요령!**
>
> 체위변경 시의 요령
> - 침대를 조작할 때는 등을 고르게 정리(조작 후에 등을 일단 침대에서 떼고 환자복 등을 고르게 정리)해주면 좋다.
> - 등을 고르게 정리하여 욕창을 예방한다.

문헌

1. 橋本信夫 감수: 개정3판 너스를 위한 뇌신경외과. メディカ出版, 오사카, 2010.
2. 鈴木倫保, 森松光紀 편집: 베스트널싱 뇌·신경질환 베스트널싱. 学研メディカル秀潤社, 도쿄, 2009.
3. 片山容一 감수: 뇌신경외과간호의 포인트 260. メディカ出版, 오사카, 2008.

column 익혀둘 만한! 기초 지식

■ 「적절한 체위」란?

　적절한 체위는 관절을 움직일 수 없게 되었을 때 가장 일상생활동작에 부담이 적은 체위이며, 관절의 강직에 의한 기능장애가 최소한이 되도록 한 것이 특징이다.

　현재 적절한 체위의 유지에 그치지 않고, 적극적으로 관절가동역을 확대해야 한다는 생각이 주류이다.

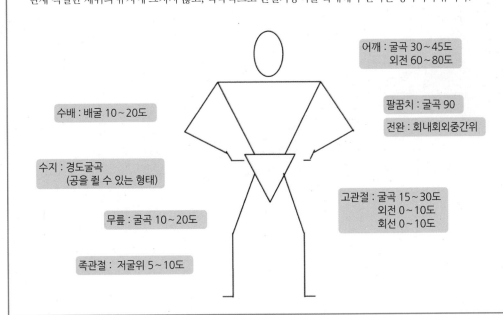

어깨 : 굴곡 30~45도
외전 60~80도

팔꿈치 : 굴곡 90

전완 : 회내회외중간위

수배 : 배굴 10~20도

수지 : 경도굴곡
(공을 쥘 수 있는 형태)

고관절 : 굴곡 15~30도
외전 0~10도
회선 0~10도

무릎 : 굴곡 10~20도

족관절 : 저굴위 5~10도

경련 시의 대응

「경련」은 발작적으로 일어나는 불수의한 골격근의 수축입니다. 경련이 발생하면 초기대응이 중요합니다. 신경·신경외과 병동에는 특히 경련발작을 일으키는 환자가 많기 때문에 신속한 대응이 가능하도록 평소에 준비해둘 필요가 있습니다.

경련발작 시의 대응

■ 초기대응의 흐름

 1 **환경조정(2차손상의 방지)**

- 침대에서의 낙상이나 외상을 예방할 수 있도록 안전한 환경을 갖춘다.
- 낙상할 위험이 있는 경우에는 침대손잡이를 올린다. 다만, 정맥로를 확보할 때는 침대난간을 내려놓는 게 좋다.
- 처치하기 쉽게 공간을 확보한다.

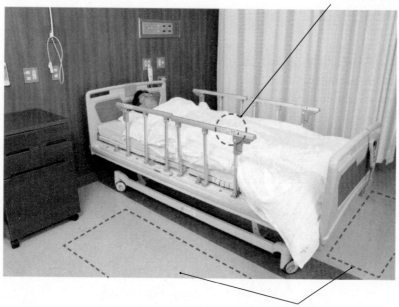

침대난간을 올린다.

공간을 확보한다.

주의!

- 사지를 무리하게 억제하지 않는다(사지손상의 우려가 있기 때문이다).
- 혀를 깨무는 것을 예방하기 위하여 입 안에 타월 등을 넣지 않는다(구토나 호흡상태 악화를 초래할 우려가 있기 때문이다).

순서 ② 지원요청과 보고

● 발견자는 그곳에서 떠나지 말고 신속하게 지원을 요청한다.
● 지원요청을 받은 간호사는 의사에게 보고하고, 필요물품(응급 카트)을 가지고 곧바로 병실로 향한다.

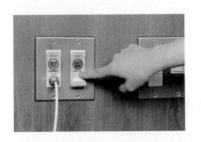

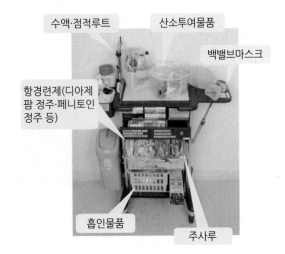

수액·점적루트   산소투여물품

백밸브마스크

항경련제(디아제팜 정주·페니토인 정주 등)

흡인물품   주사루

간호포인트

● 긴급 시에 대비하여 필요한 물품을 넣어둔 카트를 미리 준비해 두면 좋다.
● 카트는 부족한 물품이 없도록 1일 1회 내용을 점검하고, 사용물품을 보충해 놓는다.

순서 ③ 치료·간호의 실시

A : 기도 확보

● 호흡상태가 나쁜 경우에는 두부후굴하악거상법 또는 하악거상법에 의해 기도를 확보한다.
● 구토물에 의한 질식의 위험이 있는 경우에는 얼굴을 옆으로 돌린다.

두부후굴하악거상법(Head tilt-chin lift maneuver)   **하악거상법(Chin lift maneuver)**

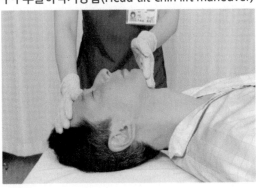

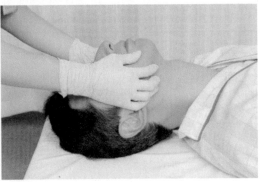

주의!

● 두부후굴하악거상법은 설근부를 목의 후벽에서 떨어지게 하여 확실한 기도확보가 가능하다.
● 하악거상법은 소생 중에 경추를 자연스런 위치로 유지할 수 있다. 경추손상의 의심, 호흡장애 등이 있는 경우에는 하악거상법을 행한다.

B : 산소투여

● 호흡억제나 발작에 의한 산소요구가 있기 때문에 원칙적으로 산소를 투여한다.
● 다만, 약제를 투여하기 위해 정맥로 확보가 최우선이 된다.

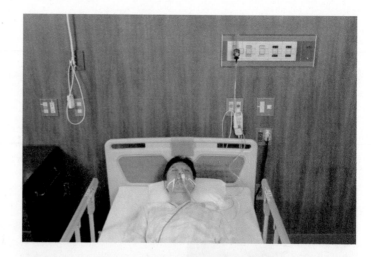

C : 정맥로 확보

● 필요시에는 항경련제를 투여한다.
● 정맥주사가 필요한 경우에는 의사의 지시에 따라 정맥로를 확보한다.

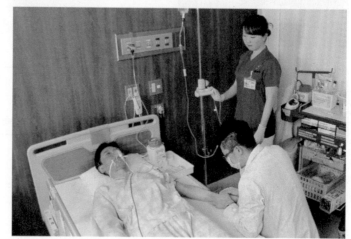

간호포인트

● 지원요청을 한 후엔 원칙적으로 여러 명이서 대응한다.
● 구체적으로는 기도확보, 정맥주사로 확보, 산소투여, 환자상태의 관찰, 모니터링(심전도, SpO_2모니터)이 이루어지지만, 급변할 때와 마찬가지로 동시진행으로 신속하게 실시하는 것이 포인트이다.

D : 항경련제 투여

● 항경련제를 투여한다.
● 항경련제 투여 후에는 발작의 소실이나 지속을 주의 깊게 확인한다.

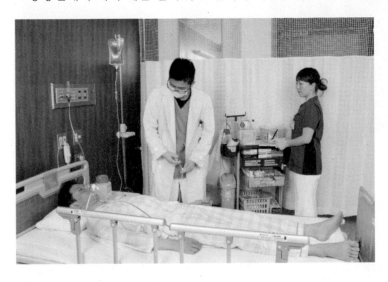

> **주의!**
> ● 약제를 투여했을 때는 「무엇을·어느 정도의 양으로·언제」 투여했는지 기록한다.

주요 약제

약제명	디아제팜(Diazepam)	페니토인(Pheytoin)	페노바비탈(Phenobarbital)
투여법	● 천천히 정주	● 천천히 점적 정주	● 근주(정주 가능한 것도 있다)
투여량	● 성인 :1회5mg, 합계 20mg까지 ● 소아 :1회2.5mg, 합계 0.3mg/kg까지	● 5mg/kg	● 성인 :1회 100mg, 합계 200mg까지 ● 소아 :1회 5mg/kg, 합계 100mg까지
주의점	호흡억제	● 혈관외 누출에 의한 조직괴사 ● 동성서맥이나 AV블록을 합병할 때는 금기이다 ● 생리식염수만 희석이 가능. 생리식염수 주입로에만 투여 가능	● 호흡억제 ● 진정효과 ● 연용으로 약물 의존

馬場好一: 외과치료주술기의 간호와 치료. 브레인널싱2009; 25: 864-871.에서 개변인용

E : 모니터 장착

● 모니터심전도, SpO_2모니터를 장착한다.

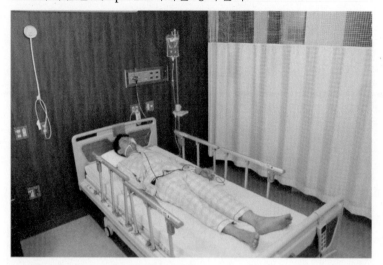

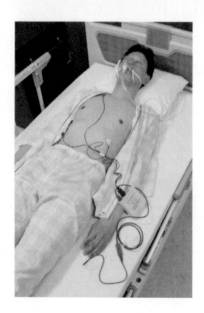

Check	경련발작 시의 관찰항목

● 발작의 종류·부위·파급방식과
  지속시간
● 활력징후
● 호흡상태(호흡횟수·패턴·
  청색증의 유무·SpO_2)
● 신경학적 소견
● 실금의 유무

● 외상·tongue bite의 유무
● 의식장애·동공소견
● 안구의 위치
● 오심·구토의 유무
● 전구증상의 유무

■ 경련발작 후의 대응

● 의사의 지시에 따라 검사에 필요한 간호를 한다.

● 일과성 운동마비(Todd's paralysis)를 보일 수도 있다.

● 광범위한 발작인 경우 실금을 보일 수도 있다.

● 약제를 투여하면 몽롱한 상태가 되는 경우도 있으니, 낙상 위험이나 정맥주사를 뽑지 않도록 주의한다.

● 발작 후의 회복상황을 관찰하고 필요시에는 ADL을 지원한다.

● 재발의 가능성, 지연성호흡 억제가 나타나는지 주의한다.

(蛯沢志織, 戸井田真弓)

문헌

1. 西村直子, 藤井ひろみ: 증상별간호. 뇌신경 너스를 위한 SCU·NCU간호력UP메뉴얼, 峰松一夫, 宮本享, 德永尙美·국립순환기병센터 간호부 편저, メディカ出版, 오사카, 2009: 234.
2. 林裕子: 증상·병태별 간호를 알기 쉽게 가르치기. 뇌신경외과신인너스 지도육성 매뉴얼, 石山光枝, メディカ出版, 오사카, 2009: 144.
3. 馬場好一: 외과치료주술기의 간호와 치료. 브레인널싱2009; 25: 864-871.
4. 加藤竹雄: 간질, 경련발작의 원인질환과 그 병태. 브레인널싱 2009; 5: 25-32.

column 경련 발생 시의 대응

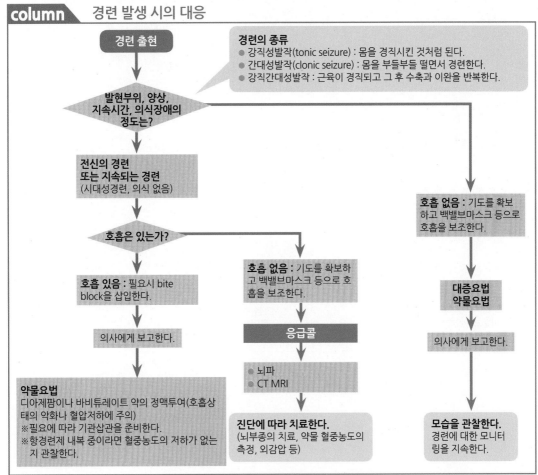

道又元裕, 長谷川隆一, 濱本美也, 외 편집: 크리티컬 간호 실천의 근거. 照林社, 도쿄, 2012: 150.에서 인용

	발견자	콜대응자
초기대응		**경련발작** ↑↓ 응급콜
		환자의 옆에서 떠나지 말고 지원을 요청한다 환자명과 장소를 전달한다
	발견자	**콜대응자**
	환자의 안전확보 침대에서의 낙상 방지 구강 내의 이물확인(토사물·의치 등)	응급카트 지시실시표·간호기록·PHS를 지참하고 병실로 향한다
		의사에게 보고
		경련의 종류(전신 or 국소), 의식장애와 호흡상태를 전달하고 응급성을 명확히 한다

	관찰	간호	
발작시의 대응	**〈경련발작의 종류〉** 발작이 시작된 부위, 퍼져가는 방향 →전신 or 국소 지속시간 **〈호흡상태〉** 호흡횟수, 패턴, 청색증 유무 SpO₂ · 의식수준·동공소견 · 마비의 유무·정도 · 언어장애의 유무·정도 · 안구의 위치·머리의 위치 이상유무 · 오심·구토의 유무 · 활력징후 · 실금의 유무	· 침대주위의 공간확보 · 응급카트에서 물품 준비 · 기도확보·산소투여의 준비 · 정맥주사로 확보 · 흡인기의 준비 · 항경련제의 투여준비 · SpO₂, ECG모니터링 · 기록 · 환자의 프라이버시 보호 · 타환자에의 배려	※발작이 5분 이상 지속되는 경우 … 중첩발작(status epilepticus)을 진행 할 수 있으므로 준비가 필요함 **〈공간확보〉** **〈응급카트의 준비〉** ◆ **필요시 백밸브마스크 환기** ◆ **기관삽관 준비**

●●●●●●●●●●●●●●●●●●●● 의사의 도착 ●●●●●●●●●●●●●●●●●●●●

	발작 종료까지 계속 관찰한다	상태보고 약제투여 검사보조(채혈, CT 등)

발작후의 대응	활력징후 의식수준 공동소견 마비, 언어장애의 유무·정도 ADL저하의 유무 지연성호흡억제의 유무	검사결과 확인 항경련제의 증량, 변경 등이 있으면 지시를 시행 필요하면 방 이동을 검토한다 필요하면 ADL을 지지한다 낙상위험 사정(약제 사용 시 등)

■ 「경련」(seizure)과 「간질」(epilepsy)의 차이

경련(증후)과 간질(질환)은 동의어가 아니다.

경련은 발작적으로 일어나는 불수의한 골격근의 수축이다. 뇌의 기질적 병변이 원인이 아닌 것(약제성이나 전해질이상 등)도 포함된다.

간질은 만성 뇌질환으로서 대뇌피질뉴런의 과잉 흥분으로 인하여 반복적으로 발병한다. 반드시 경련을 동반한다고는 할 수 없다.

■경련발작의 종류란?

분류	특징
국소성	● 간질의 부분발작, 쥐나는 것 등이 포함된다. ● 한쪽의 상지·하지·손가락·발가락에 국한적으로 경련이 일어난다.
전신성	● 전간의 강직간대발작이나 전해질이상, 저혈당 등으로 일어나는 경련발작이다. 전신성이면서 대칭성으로 경련이 일어난다. ● 지속적으로 수족을 강직시키는 것을 강직성경련, 수족의 굴곡과 신전을 반복하는 것을 간대성경련이라고 한다.

■경련발작의 원인은?

일차성뇌내병변	1) 지속성(진성)간질 2) 증후성간질 · 뇌종양 · 뇌혈관장애 · 두부외상 · 감염증(뇌농양, 뇌염, 뇌낭충증 등) · 선천성질환(다발성경화증) · 탈수성질환(다발성경화증) · 변성질환(알츠하이머병, 피크병)
이차성뇌장애	· 수분전해질이상(수분중독, 고·저나트륨혈증, 저칼슘혈증 등) · 저혈당증 · 비케톤성 당뇨병성 혼수 · 저산소증 · 신부전, 간부전 · 알코올의존증 · 약물중독 · 열성경련 · 일사병
기타	· 과환기증후군, 히스테리발작 · 편측안면경련

林裕子: 증상·병태별 간호를 알기쉽게 가르치기. 뇌신경외과신인너스 지도육성 매뉴얼, 石山光枝, メディカ出版, 오사카, 2009: 144. 에서 인용

섭식·연하훈련

섭식·연하훈련은 간접훈련(운동이나 자극을 가하는 것으로 기능의 개선이나 동작의 획득을 목표로 하는 훈련)과 직접훈련(실제로 음식을 이용하는 훈련)으로 크게 나눌 수 있습니다. 직접훈련은 음식을 이용해서 실시하기 때문에 흡인이나 질식의 위험이 높다는 것을 충분히 인식하고 간호에 임하는 것이 중요합니다.

직접훈련을 하기 위한 준비단계로서 간접훈련을 실시하면, 타액의 분비가 촉진되고 연하도 유발되기 때문에, 훈련 전에 구강간호 등을 통해 구강위생을 시행하거나 안정된 자세를 유지할 필요도 있습니다. 각성상태가 좋지 못한 경우는 훈련에 돌입할 수 있도록 각성을 촉진하는 것이 훈련의 첫걸음입니다.

「먹을 수 있는 입」만들기

■ 구강간호의 실제

순서 1 필요한 물품 준비

● 사진에 나와 있는 물품을 준비한다.

요령!

물품선택의 요령

● 입을 잘 벌리지 못하는 환자의 경우 개구기를 이용할 수도 있다.
● 개구량이 적은 경우 : 작은 칫솔을 사용하면 닦기 쉽다.
● 타액량이 많은 경우 : 흡인기를 사용한다.
● 보습제에는 쓴맛이나 단맛이 있는 것도 있다. 개구량이 적은 환자에게는 스프레이 타입의 보습제를 사용할 수도 있다.

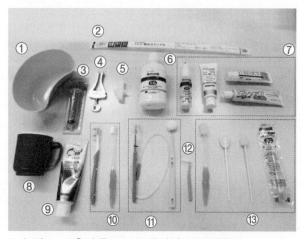

① 농반　② 흡인 튜브　③ 주사기　④ 개구기
⑤ 바이트블록(bite block)　⑥ 세구액　⑦ 보습제
⑧ 컵　⑨ 치약　⑩ 칫솔　⑪ 점막용 브러시
⑫ 치간 칫솔　⑬ 점막용 스폰지

순서 2 체위의 조정

- 가능하다면 좌위를 취하고, 불가능하면 30도 침대를 거상하여 앙와위, 경부전굴위를 취한다.
- 경부전굴도 불가능한 경우에는 마비가 없는 쪽을 아래로 하여 측와위를 취한다.

■ 안락한 체위

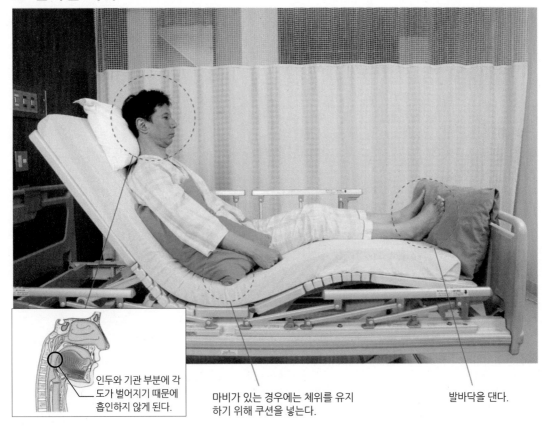

인두와 기관 부분에 각 도가 벌어지기 때문에 흡인하지 않게 된다.

마비가 있는 경우에는 체위를 유지하기 위해 쿠션을 넣는다.

발바닥을 댄다.

순서 3 구강 내의 관찰

- 개구의 정도, 오염(플라그·치석·설태 등)의 유무와 정도, 궤양·치은염·충치의 유무와 정도를 관찰한다.
- 구강 내의 상태에 따라 구강간호의 방법도 바꿀 필요가 있다.

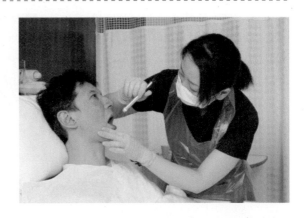

「입을 벌리지 않는」 환자의 대응

● 환자가 입을 벌리지 않는 배경에는 반사의 이상, 입을 벌리고 싶지 않은 특정 이유 등이 있다. 무리하지 않는 범위
  에서 개구기 등을 사용하여 간호한다.
  · 가성구마비 : K포인트 자극도 유효하다.
  · 촉각과민 : 탈감작이 효과적인 경우도 많다.
  · 건조·통증 등 : 보습제를 구강간호 전후에 사용하고 부드러운 칫솔을 사용한다.

순서 4 보습·타액선 마사지

● 건조한 상태로 그대로 간호를 시행하면 오염을 제거하기 어려울 뿐만 아니라 점막에 손상
  을 입히게 된다.
● 구순·구강 내에 보습제를 도포하고 타액선을 마사지하여, 구강 내를 부드럽게 하고 나서 구
  강간호를 한다.
● 필요에 따라 구강간호 실시 후에도 보습제를 도포한다.

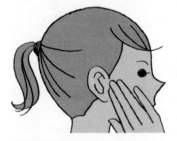

이하선 마사지
이하선부터 뺨에 걸쳐 원을 그리듯이
마사지를 한다.

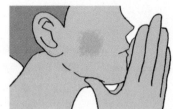

악하선 마사지
손가락을 턱뼈 내측의 부드러운 부분에
대고, 귀 밑에서 턱밑에 걸쳐 누른다.

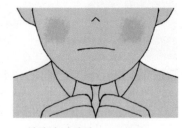

설하선 마사지
양손의 엄지손가락을 가지런히 턱 밑
에 대고 천천히 밀어 올리며 누른다.

순서 5 점막간호

● 뺨의 안쪽, 이와 입술 사이 등에 있는
  오염물질은 촉촉한 거즈나 칫솔을
  사용하여 점막을 마사지 하듯이 닦
  아낸다.
● 혀나 구강 내의 오염물질도 똑같이 닦
  아낸다.

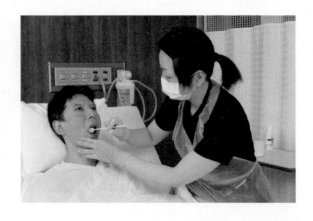

순서 **6** 칫솔질

- 치아를 브러싱하고 오염물질을 닦아낸다.
- 의치는 빼서 닦는다.

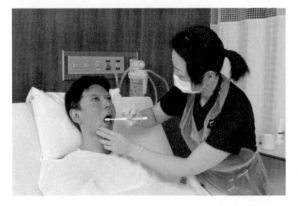

Check

- 저작 등을 하지 않거나 체중감소에 의해 맞지 않게 된 의치는 조기에 조정이 필요하다.
- 의치를 착용하는 것만으로도 얼굴 전체의 균형이 좋아지고, 교합이 맞으며 저작력이나 연하력이 향상된다.

순서 **7** 양치질

- 물이나 가글제를 사용하여 양치한다.
- 양치를 할 때는 흡인의 위험성을 생각하고 경부가 전굴위로 되어 있는지 확인해야 한다.
- 연하장애 환자에게는 양치 자체가 어려운 경우가 있다. 양치질 여부를 판단하기가 어려운 경우에는, 흡인기를 준비해 두고 소량의 물로 하는 것이 바람직하다.

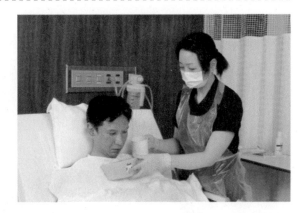

간호포인트

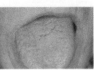

- 식후만이 아니고 식전에도 구강간호를 하는 것이 중요하다. 입 안이 끈적끈적하고 꺼칠꺼칠한 상태에서는 맛있게 먹을 수 없다.
- 식전의 구강간호는 ① 세균·음식찌꺼기를 제거함으로써 흡인성폐렴을 예방하고, ② 타액 분비도 촉진하며, ③ 구강 주위 근육을 움직이게 하는 등의 역할도 맡는다.
- 연하장애가 있는 사람의 경우, 구강 내에 음식물찌꺼기가 남아 있거나, 장기간의 비경구 섭취에 의해 타액 분비의 감소·구강내 건조가 나타나 있는 경우가 많다. 이로 인해 구강의 자정효과가 감소되고 구강내 상재균이 증식되기 때문에, 충치·플라그·치석의 부착·치은염·구내염·설태(박리점막상피와 흡인성폐렴의 기염균이 되는 세균으로 이루어진다) 등이 유발되는 경우가 많다.

간접훈련(기초훈련)

Check

- 간접훈련은 매일 계속하면 효과가 나타난다.
- 지남력 장애가 있는 환자는 지시를 따르기 어려울 수도 있다.
- 훈련의 적응도, 환자의 성격, 피로도, 하루의 스케줄 등을 확인하면서 물리치료사, 작업치료사, 언어치료사와 협동하여 환자에게 맞는 간접훈련을 실시한다.

■ 경부·어깨의 운동

- 두부가 안정되면 구강기관·후두를 움직이는 게 쉬워져서 흡인할 때 객담배출이 용이하다.
- 뇌신경질환의 환자인 경우 마비로 인해 자세가 불안정해지기 쉽고, 이 때문에 안정적인 자세를 얻기 위해 경부주위의 근육이 과긴장 상태가 된다. 경부·어깨의 운동은 과긴장 상태를 완화하므로 유용하다.
- 경부·어깨의 운동은 구강간호나 식사 전, 취침 전에 실시하는 것이 좋다.

「타동운동」의 경우

순서 1   굴곡·신전

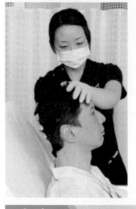

- 한 쪽 손으로 전액부를 고정한다.
- 반대 손으로 두부를 후방에서 지탱하고 경부를 굴곡·신전시킨다.

순서 2   측굴

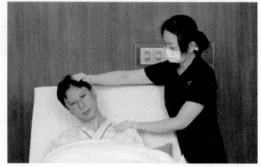

- 한손으로 어깨를 고정한다.
- 반대 손으로 하악을 지탱하고 천천히 경부를 좌우로 회선시킨다.

순서 3   회선

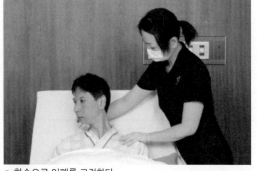

- 한손으로 어깨를 고정한다.
- 반대 손으로 두부를 측방에서 지탱하고 천천히 경부를 좌우로 측굴시킨다.

「자동운동」의 경우

순서 1	전후굴

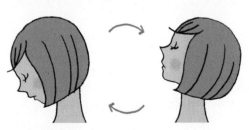

● 경부를 전후로 천천히 흔든다.

순서 2	측굴

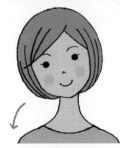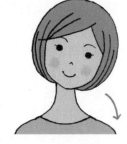

● 경부를 좌우로 천천히 꺾는다.

순서 3	경부를 좌우로 천천히 돌린다

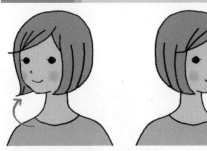

● 경부를 좌우로 천천히 돌린다.

순서 4	어깨를 올렸다 내렸다 하기

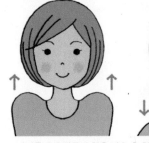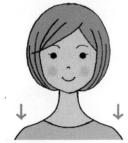

● 어깨를 움츠리듯이 힘을 넣은 후 힘을 뺀다.

순서 5	어깨 돌리기

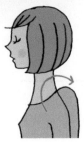

● 앞에서 뒤로 어깨를 돌린다.

순서 6	견갑골의 운동

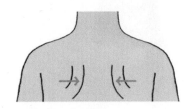

● 견갑골을 내측·후방으로 모은다.

간호포인트

- 긴장을 풀기 위해 천천히 한다.
- 긴장이 심할 때는 열요법을 시행 후 실시하면 좋다.
- 통증이 발생하면 중지한다.
- 경부의 운동제한, 혈압변화, 두통이 있는 경우에는 무리하지 않는다.

■ 탈감작(Desensitization)

- 탈감작은 촉각과민이 있는 환자에게 행한다. 촉각과민은 누군가 신체를 만졌을 때 전신에 힘이 들어가고 만진 피부의 표면이 굳어지는 등의 증상을 가리킨다. 신체의 중심에 가까울수록 강하게 나타난다.
- 원칙적으로 신체의 중심선(정중앙)에서 가장 먼 곳부터 만져서 서서히 익숙해지도록 한다 (상지→어깨→구강주위→구강내).
- 싫어하더라도 힘을 빼지 말고 손바닥 전체를 빈틈없이 댄다. 쓰다듬지 않는다.
- 촉각이상이나 뇌신경질환은 중추신경마비에 의한 이상반사의 출현, 고차뇌기능장애에 의한 공포감 등을 일으킨다.
- 촉각과민이 있으면 구강간호나 간접훈련(기초훈련)이 불쾌하게 느껴지기 때문에 제대로 진행하기가 어려워진다. 따라서 이러한 간호 전에 탈감작을 행하면 촉각과민이 경감되어 간호하기가 용이해진다.

탈감작의 순서

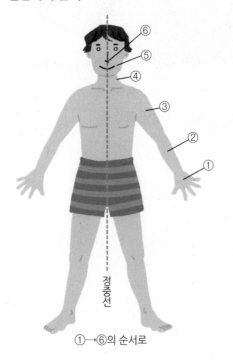

정중선

①→⑥의 순서로

뺨부위의 탈감작

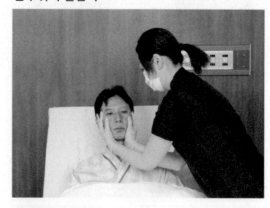

간호포인트

- 구강 내의 탈감작은 손가락의 지문 부분을 사용하여 아래 어금니→위 어금니→아래 앞니→위 앞니의 순으로 잇몸에 일정한 압력을 가하는 것으로 행해진다.

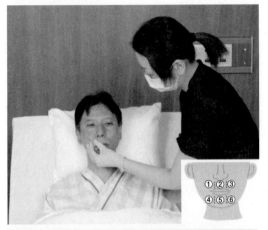

■ 구순운동

● 구순운동은 입과 입술을 닫는 근력의 강화를 목적으로 하는 훈련이며, 구순운동이 저하된 환자에게 적응한다.

● 구순의 폐쇄기능이 높아지면 음식물을 구강 내에 머무르게 하거나 인두로 넘기는 것이 부드러워 진다.

● 「구순운동」은 구강 밖으로 음식물의 유출 상황, 구순음(「파」등) 발음의 명료도로 평가한다.

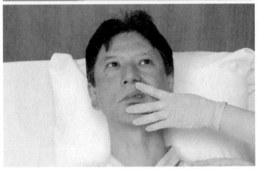

「타동운동」의 경우

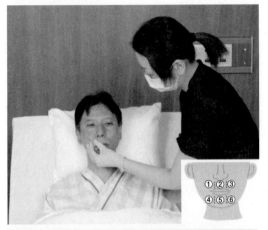

순서 1 입술을 벌리고 조이기

● 구륜근의 주행에 따라 윗입술·아랫입술 모두 3군데씩 실시한다.

순서 2 밀어올리기·밀어내리기

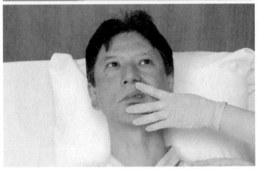

● 검지로 윗입술을 밀어 올리면서 중지로 아랫입술을 밀어 내린다.

순서 3 입술근육의 마사지

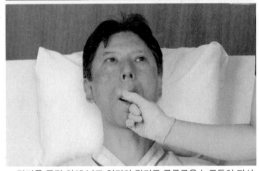

● 검지를 구강 안에 넣고 엄지와 검지로 구륜근을 누르듯이 마사지한다.
● 윗입술은 상→하, 아랫입술은 하→상으로 마사지한다.

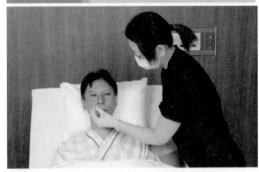

「자동운동」의 경우

순서 1	입을 벌리고 다물기

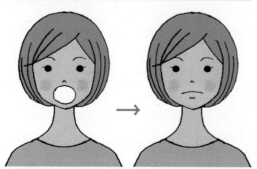

● 「파파파」하고 크게 입을 벌리고 닫는다.

순서 2	입술의 밀어내기·옆으로 당기기

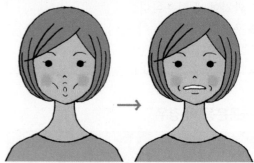

● 입술을 「우-」하고 밀어낸 후, 「이-」하 옆으로 당긴다.
● 옆으로 당긴 형태를 10초간 유지한다.

■ 혀운동

● 혀운동은 혀의 근력을 강화시켜 움직임을 개선시키는 것을 목적으로 하며, 혀 움직임이 문제가 있는 환자에게 시행한다. 입술에 벌꿀 등을 도포하여 핥는 것으로도 대체할 수 있다.
● 혀운동이 양호해지면 음식물을 구강 내에 머무르게 하거나 인두로 넘기는 것이 부드러워진다.
● 「혀의 운동」효과는 운동(돌출·후퇴·상하·좌우)의 정도, 구강 내의 음식물찌꺼기의 유무·정도, 설첨음(「타」등)과 오설음(「가」등)의 명료도로 평가한다.

혀 전체운동의 경우

순서 1	혀를 전후로 움직이기

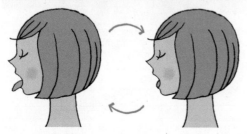

● 혀를 내밀거나 끌어당기며 반복한다.

순서 2	혀를 상하로 움직이기

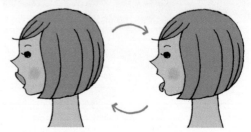

● 윗입술과 아랫입술에 교대로 혀끝을 붙인다.

순서 3	혀를 좌우로 움직이기

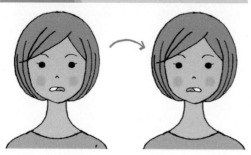

● 좌우의 입술 끝에 교대로 혀끝을 붙인다.

혀끝의 자동운동의 경우

순서 1	혀로 뺨 밀기

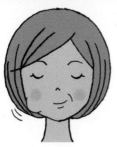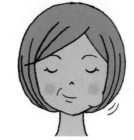

- 좌우 뺨의 내측을 혀로 민다.
- 가능한 한 입을 다물고 한다.

순서 2	구강 내에서 혀끝 들어올리기

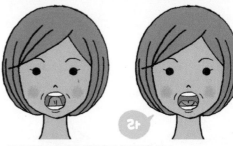

- 구강 내에서 혀끝을 들어올려 윗잇몸을 민다.
- 그대로 상악 안쪽을 혀끝으로 훑어간다.
- 가능한 한 깊은 곳까지 혀끝으로 훑고 나서 「라」라고 말하면서 혀끝을 앞으로 가져 온다.

■ 뺨운동

- 뺨은 음식물을 씹을 때 혀와 협동하여 치열에서 음식물이 떨어지지 않도록 하고, 구순과 함께 구강내압을 유지하며, 혀와 협동하여 내압을 변화시키는 작용을 한다. 뺨운동은 뺨의 마비나 사용하지 않아서 저하된 작용을 개선하기 위해 실시한다.
- 뇌신경 질환이 있는 환자는 지시를 제대로 알아듣지 못할 때도 많다. 그런 경우에는 놀이의 요소(피리불기, 종이풍선 불기 등)를 이용하여 운동을 실시하는 것도 가능하다.
- 「뺨운동」효과는 뺨이 부풀거나 들어간 좌우차, 음식물찌꺼기의 정도로 평가한다.

「타동운동」의 경우

순서 1	바깥쪽에서의 마사지

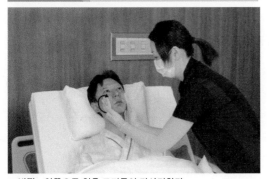

- 바깥→안쪽으로 원을 그리듯이 마사지한다.

순서 2	손가락 사이에 뺨을 끼워 하는 마사지

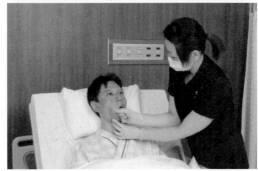

- 검지를 구강 내에 넣는다.
- 뺨을 엄지와 검지 사이에 끼고 안→바깥으로 늘리듯이 마사지한다.

> **주의!**
> - 입술을 다무는 능력, 연구개운동이라는 기관의 운동도 관련되기 때문에 뺨 이외의 평가도 필요하다.

「자동운동」의 경우

순서 1   뺨에 공기 불어넣고 오므리기

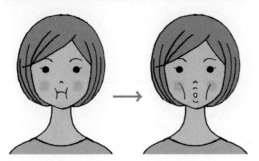

● 반복하여 뺨을 부풀리거나 움푹 들어가게 한다.

column   흡인을 예방하는 연하방법

「삼키는」 종류와 방법	적응·대상
● **고개를 끄덕하고 삼키기** : 목을 숙이고(고개를 끄덕인다) 음식을 삼킨다. ● **위를 향했다가 고개를 끄덕이고 삼키기** : 목을 신전하여 구강 내의 음식물을 인후로 보낸 후, 재빠르게 밑을 향하여(고개를 끄덕인다)삼킨다. 이를 악문 상태에서 연하하는 순간에 고개를 끄덕이는 것이 포인트이다.	가성구마비·구마비, 연하반사지연, 연하근력저하, 인두·후두개곡에의 음식물 덩어리 잔류, 식도입구부 개대장애
● **옆을 향하고 삼키기** : 턱을 당기고 마비측으로 목을 돌린 채 삼킨다. 돌린방향의 인두강이 좁아지고 반대쪽은 넓어져서 음식물 덩어리가 쉽게 통과하게 된다. 또 회전한 방향의 이상와(priform sinus)가 좁아져 여기에 잔류한 음식물 덩어리가 밀려난다. ※목을 돌리지 않고 마비측 경부를 손으로 압박해도 같은 효과를 얻을 수 있다.	가성구마비·구마비, 윤상인두연하장애, 마비측의 이상와에 음식물 덩어리 잔류, 후두폐쇄부전, 반회신경마비
● **경부를 기울여 삼키기** : 경부를 마비측으로 기울여 삼킨다. 마비측으로 기울이면 중력에 의해 움직임이 좋은 비마비측에 음식물 덩어리가 떨어지고, 이로써 연하가 부드럽게 이루어진다.	일측성의 구강·인두·후두의 근력저하, 구강·인두의 같은 쪽에 음식찌꺼기의 저류
● **일측 삼키기** : 마비측을 위로 한 측와위에서 경부를 마비측으로 회선시킨다(체간은 30~60도 침상을 올린다).	구마비, 윤상인두연하장애
● **숨을 멈추고 삼키기** : 크게 숨을 들이마셨다가 숨을 멈추고 삼킨다. 그 후 헛기침을 하거나 크게 숨을 토해낸다.	연하근력저하, 인두·후두개곡에의 음식물 덩어리 잔류
● **코를 쥐고 삼키기** : 연하 시에 코를 쥐어서 연하 시의 인두의 압력이 비강으로 빠져나가는 것을 막는다.	비인두폐쇄부전
● **두 번 삼키기** : 삼킨 후에 다시 한 번 삼키는 운동을 한다.	구강·인두의 잔류물이 많다.

渡辺眞理子: 식사는 맛있게 먹고싶다-먹을 때의 원조-. 신판 실천리하비리테이션간호-뇌졸중을 중심으로-, 照林社, 도쿄, 2010: 125. 표9 인용

직접훈련(섭식훈련)

Check

- 직접훈련에서는 음식물을 이용하기 때문에 흡인의 위험성이 있다. 실시 전의 구강간호와 전신상태의 확인이 중요하다.
- 곧바로 3식에 훈련을 도입하는 것이 아니고,「1일 1회, 먹기 쉬운 식사부터」시작한다. 간호사의 수가 많고 타 직종으로부터 쉽게 협력을 얻을 수 있는 중식부터 실시하여, 서서히 식사횟수를 늘려가는 배려가 필요하다.
- 1일 3회의 식사의 섭취량이 70% 이상이 되면 난이도가 높은 식사로 이행시킨다.
- 식사시간은 환자의 연하상황이나 전신상태도 감안해야 하지만, 피로나 집중력을 고려하여 30분 이내가 바람직하다.
- 직접훈련의 종류는 여러 가지이나 여기에서는 병동에서 주로 실천하고 있는 내용에 관해서 서술하겠다.

직접훈련의 시작 기준

1. 의식이 명료하거나 각성(JCS에서 0-1자릿수)해 있다. 얕은 잠을 자는 경향이 있어도 식사하는 것을 의식하고 지시에 따른다.
2. 전신상태가 안정되어 있다. 중증의 심질환, 소화기합병증, 가래 걸림 등이 없다. 호흡기감염이 아니라면 발작 시에도 식욕이 있으면 시험해 봐도 좋다.
3. 뇌혈관장애의 진행이 없다. 특히 급성기의 며칠간에는 관찰이 필요하다.
4. 개정 물마시기 검사에서 연하반사를 인지한다.
5. 충분한 기침이 가능하다(수의성 또는 반사성).
6. 두드러진 혀운동과, 후두운동의 저하가 없다.

순서 1 환경준비

- 안전하게 먹기 위해서는 식사에 집중할 수 있는 환경이 중요하다. 특히 뇌신경질환 환자인 경우에는 고차뇌기능장애에 대한 대처가 필요하다. 일반적인 주의점은 다음과 같다.
  ① 텔레비전·라디오는 끈다.
  ② 두리번거리는 환자는 주변에 신경을 쓰기 때문에 식당에서 먹지 않도록 한다. 가능하면 혼자서 먹도록 한다. 커튼으로 주변을 차단하거나 한다.
  ③ 입 안에 음식물이 들어 있을 때 말을 걸지 않는다(흔히 하는 실수입니다!).
  ④ 식사 이외에 흥미를 가질 만한 것은 놓지 않는다.

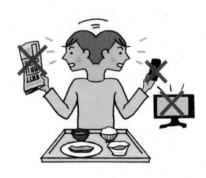

식사에 집중할 수 있는 환경을 준비한다.

순서 2 필요한 물품 준비

● 훈련에 이용할 물품을 준비한다.
● 뇌신경질환 환자는 마비나 구축 등을 일으키는 경우가 많다. 자기섭취를 할 수 있도록 고안된
   도구도 많이 있으니 환자의 상태에 따라 필요시에는 도구의 사용도 검토한다.

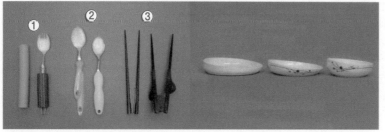

자동기구(잡기 쉬운 스푼, 젓가락)   경사로 되어 있어서 떠먹기 쉬운 식기
① 잡기 쉬운 스푼   ② 손의 형태에
맞춰 사용할 수 있는 스푼   ③ 스프링
이 붙은 잡기 쉬운 젓가락

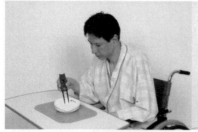

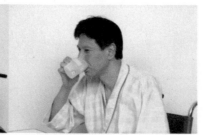

스프링이 붙은 젓가락으로 음식을   코에 닿는 부분이 잘려있기 때문에
집는다 .   고개를 후굴하지 않아도 마실 수 있는 컵

순서 3 간접훈련의 실시(→p.68)

● 갑자기 운동을 시작하면 예기치 못한 부상을 입을 수 있다.
● 연하도 근육을 사용한 운동이다. 따라서 준비체조로 간접훈련(경부·어깨의 운동, 뺨이나 혀의
   운동 등)을 도입함으로써, 연하에 사용되는 모든 근육의 움직임이 부드러워지고 흡인의 위험
   이 낮아지는 효과를 기대할 수 있다.
● 특히 처음 시작 시에는 흡인하기 쉬우므로 주의를 요한다.

순서 4 호흡상태의 관찰

- 연하 시는 후두개가 기도를 막아 흡인을 방지하고 있다. 그래서 연하하는 동안은 호흡을 하지 않는다(연하 시 무호흡).

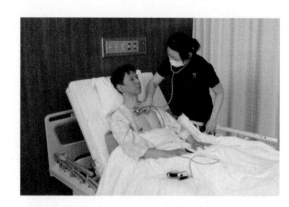

- 호흡상태가 안정되어 있지 않으면 호흡이 흐트러지고 연하를 잘 할 수 없을뿐만 아니라 흡인이 유발된다. 그래서 호흡음을 청취하거나 SpO_2를 확인하여, 평소와 상태가 다를 때는 직접훈련을 미룰 필요가 있다.

- 위의 내용 외에 의식수준에 변화는 없는지, 발열의 유무나 원질환의 상황을 잘 확인하여 안전하게 진행할 필요가 있다.

직접훈련(호흡상태의 청진순서)

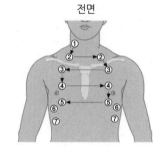
전면

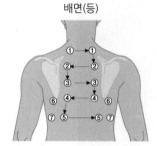
배면(등)

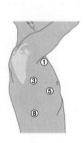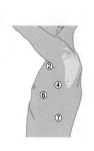
측면

 ## 순서 5 자세의 조정

- 경부전굴(턱을 끌어당긴 자세)을 취한다. 전굴의 기준은「턱 밑에 손가락이 3개 들어간 정도」이다. 이것으로 ① 음식물 덩어리가 통과할 통로가 넓어진다, ② 후두개곡이 넓어져 연하반사가 쉽게 일어난다, ③ 후두폐쇄가 증강되어 쉽게 기도를 확보할 수 있디, ④ 인두수축력이 높아진다 등의 효과를 기대할 수 있다.

- 신체를 안정시키기 위해 발바닥을 댄다. 발이 바닥에 붙어있으면 힘을 주기가 쉬워진다.
  · 침대 위 : 베드 프레임과 발 사이에 쿠션을 놓는다.
  · 휠체어 : 발판보다 바닥에 발바닥을 놓는 쪽이 안정적이다(바닥에 발이 닿지 않는 경우는 발판을 사용한다).

- 테이블은 양쪽 팔을 테이블 위에 올려놓을 수 있는 높이로 한다. 테이블의 높이가 맞지 않으면 자세가 흐트러지는 원인이 되기 때문이다.

- 고관절·슬관절은 90도 정도로 유지한다. 고관절이나 슬관절이 신전해 있으면 섭식·연하 관련 근육군의 긴장이 쉽게 유발되기 때문이다.

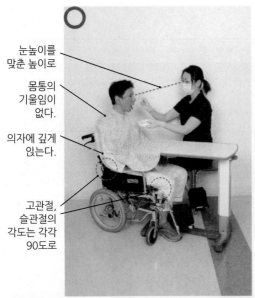

눈높이를
맞춘 높이로

몸통의
기울임이
없다.

의자에 깊게
있는다.

고관절,
슬관절의
각도는 각각
90도로

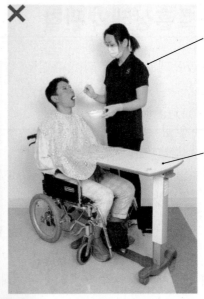

환자와 간호자의
높이차가 크게
난다.

테이블이 너무
높다.

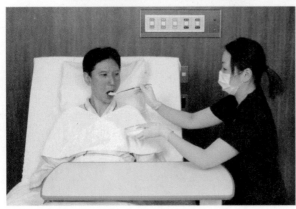

눈높이를 맞춘 상태로
식사를 돕는다.

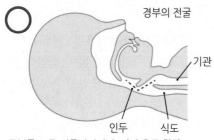

경부의 전굴

기관

인두   식도

두부를 조금 전굴시키거나, 좌나 우로 향하
게 함으로써 흡인의 위험을 감소시킨다.

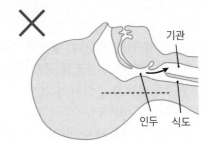

기관

인두   식도

턱을 치켜들어서 경부가 후굴된 상태는 좋지
않다.

요령!

체위조정

● 흡인하기 쉬운 경우에는 침대를 30도로 한 리클라이닝(reclining) 자세를 취한다. 이것은 중력을 이용하
여 음식물 덩어리를 식도로 보내는 데 유효한 자세이다.

● 척추후굴증(圓背) 환자는 등에 쿠션을 대고 안정된 자세를 취하도록 한다.

순서 6 음식물의 연하(흡인 징후에 유의한다)

- 삼켜야 하는 양이 많으면 잔류할 가능성이 늘어나므로, 1회에 삼키는 양은 적게 한다(삼키는 힘이 약하면 삼켰다고 생각해도 목에 남는 경우가 있기 때문이다).
- 잔류의 징후가 있는 경우에는 반복연하나 교호연하 등의 방법을 취한다.
  - 반복연하 : 「다시 한번 꿀꺽 삼켜 보세요」라고 연하를 한 번 더 재촉하여 잔류물을 제거한다.
  - 교호연하 : 연하하기 쉬운 젤리(젤라틴으로 굳힌 것)나 점성이 있는 수분 등을 삼켜서 목에 남은 음식물이 함께 휩쓸려 삼켜지는 방법이다.

간호포인트

- 연하하기 쉬운 식품의 조건은 밀도가 균일한 것, 점막에 달라붙지 않는 것, 적당한 점도가 있는 것, 잘 흩어지지 않는 것, 구강이나 인두를 통과할 때에 변형되기 쉬운 것 등이다.
- 젤라틴은 20-30℃에서 녹기 시작하기 때문에 사용 직전까지 냉장고에서 보관한다. 또 구강 내에 머무르게 되면 녹아서 흡인되기 쉬우므로 주의한다.
- 한천 젤리는 씹게 되면 구강 내에서 뿔뿔이 흩어지므로 피한다.

column

■ 음식물에 의한 질식의 원인

식품에 의한 것 : 잘 씹을 수 없는 것(곤약, 오징어), 목에 달라붙는 것(김, 미역, 떡 등), 바삭바삭한 것(빵, 구이생선, 삶은 계란), 섬유질인 것(우엉, 머위), 딱딱해서 씹으면 구강 내에서 뿔뿔이 흩어지는 것(땅콩 류, 대두 등).

식품 이외의 요인 : 구강 내의 건조, 맞지 않은 의치, 치아의 결손 등. 먹는 법이나 식사를 돕는 방법에 의해서도 질식이 일어나므로 주의가 필요하다.

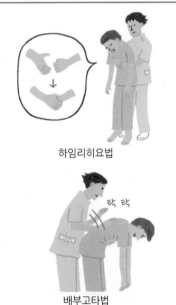

하임리히요법

배부고타법

■ 질식이 발생했을 때의 대처

구강 내에 들어있는 것을 빼내고 흡인, 하임리히요법(Heimlich maneuver), 전굴 자세로 등 두드리기(등에 고타법을 적용한다) 등을 통해 신속하게 제거한다.

(本山みゆき, 藤原みのり)

문헌

1. 市村久美子 편: 리하비리 너스의 섭식·연하장해 간호. メディカ出版, 오사카; 2010: 129.
2. 清水充子: 섭식·연하장해에 대한 훈련법. 섭식·연하 리하비리테이션 제2판, 才藤栄一·向井美恵 감수, 의치약출판, 도쿄, 2010: 184.
3. 市村久美子 편: 리하비리 너스의 섭식·연하장해 간호. メディカ出版, 오사카; 2010: 141.
4. 小山珠美 감수: 조기경구섭취실현과 QOL을 위한 섭식·연하 리하비리테이션. メディカルレビュー社, 도쿄; 2010.
5. 馬場尊, 才藤栄一 감수: 핸디 매뉴얼 섭식·연하장해의 간호. メディカ出版, 오사카; 2010.
6. 才藤栄一, 千野直一: 뇌혈관장해에 의한 연하장해의 리하비리테이션. 종합리하1991; 19(6): 611-615.

■「간접훈련」이란?

음식물을 이용하지 않고 운동이나 자극을 가하여 기능의 개선이나 동작의 획득을 목표로 하는 훈련을 말한다.

음식물을 이용하지 않아 위험도가 낮으므로, 호흡·순환이 안정된 시점에서 도입할 수 있다.

간접훈련(기초훈련)은 매일 계속하면 분명 효과가 있지만, 환자 본인이 효과를 체감하지는 못한다. 또 하나의 특정 증상에 대한 한 가지 훈련이 아니므로 훈련의 내용이 늘어나는 만큼 간호자의 부담도 크다. 따라서 지속기간이 중요한 관건이다.

훈련을 실시할 때는 적은 양으로 자주 하고, 바이오 피드백을 활용하여 (거울을 보고 한다, 연하조영 : VF이나 연하내시경 : VE의 영상을 보면서 효과를 확인하는 등) 긍정적인 피드백을 하면 훈련을 계속하는데 도움이 된다.

한편 뇌혈관장애 환자인 경우 지남력 장애가 있는 환자도 많다. 그런 경우는 지시를 받아들이기 어려워하여, 실시하기 곤란한 경우도 있다. 따라서 훈련의 적응성이나 환자의 성격, 피로도, 하루의 스케줄 등을 확인하면서 환자 한 사람 한 사람에게 맞는 훈련을 실천하는 것이 바람직하다.

■「직접훈련」이란?

직접훈련은 실제로 음식물을 사용하는 훈련으로 섭식훈련이라고도 한다. 음식물을 이용하기 때문에 흡인을 일으킬 가능성이 있다. 따라서 흡인의 가능성을 고려하고 전신상태를 확인하면서 진행할 필요가 있다. 목적은 일련의 섭식동작을 통한 훈련을 진행함으로써, 연하기관의 근력강화나 협조성의 개선을 도모하는 것이다.

■ 연하하기 쉬운 음식물의 형태란?

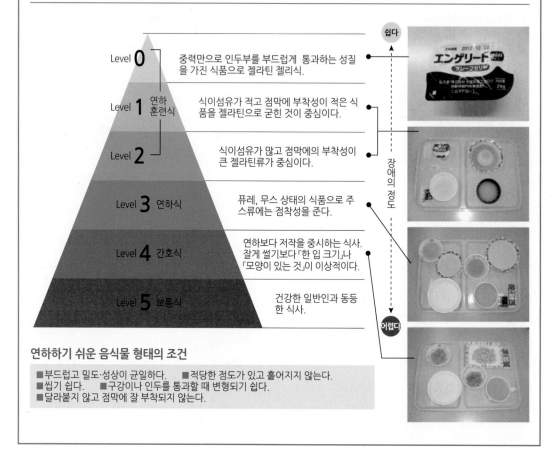

쉽다

Level **0** 중력만으로 인두부를 부드럽게 통과하는 성질을 가진 식품으로 젤라틴 젤리식.

Level **1** 연하훈련식 식이섬유가 적고 점막에 부착성이 적은 식품을 젤라틴으로 굳힌 것이 중심이다.

Level **2** 식이섬유가 많고 점막에의 부착성이 큰 젤라틴류가 중심이다.

Level **3** 연하식 퓨레, 무스 상태의 식품으로 주스류에는 점착성을 준다.

Level **4** 간호식 연하보다 저작을 중시하는 식사. 잘게 썰기보다「한 입 크기」나「모양이 있는 것」이 이상적이다.

Level **5** 보통식 건강한 일반인과 동등한 식사.

장애의 정도

어렵다

연하하기 쉬운 음식물 형태의 조건

- ■ 부드럽고 밀도·성상이 균일하다.
- ■ 적당한 점도가 있고 흩어지지 않는다.
- ■ 씹기 쉽다.
- ■ 구강이나 인두를 통과할 때 변형되기 쉽다.
- ■ 달라붙지 않고 점막에 잘 부착되지 않는다.

■섭식·연하 프로세스상의 문제와 음식형태의 적응

문제	음식 형태
입 안에 넣는 것	얇게 슬라이스한 형태 입술 사이로 흐르지 않도록 반고형물
씹기	혀로 부술 수 있는 부드러운 형태
음식물 덩어리형성	지방분이 많아 합치기 쉬운 것 ※뭉치게 하는 재료를 이용한다(마요네즈, 생크림, 참마, 젤라틴, 증점제)
인두로 넘기기	음식물 덩어리를 형성하기 쉬운 것, 1회에 삼킬 만한 양이나 크기, 합쳐져서 이동이 쉬운 것
연하반사의 타이밍이 늦는다	인두 통과 속도를 떨어뜨리기 위해 끈기를 더해준다 반사를 재촉하기 위해 차고 신맛이 나는 것

문헌

1. 市村久美子 편: 리하비리 너스의 섭식·연하장해 간호. メディカ出版, 오사카; 2010: 129.
2. 清水充子: 섭식·연하장해에 대한 훈련법. 섭식·연하 리하비리테이션 제2판, 才藤栄一·向井美惠 감수, 의치약출판, 도쿄, 2010: 184.

뇌신경간호에서 알아 둘 약어 ②

MG	myasthenia gravis		중증 근무력증
MS	multiple sclerosis		다발성경화증
NN	neurinoma		신경초종
NPH	normal pressure hydrocephalus		정상압수두증
OLG	oligodendroglioma		핍돌기교종
PA	pituitary adenoma		뇌하수체선종
PD	parkinson disease		파킨슨병
PM	polymyositis		다발성근염
PMD	progressive muscular dystrophy		진행성근디스트로피
PML	progressive multifocal leukoencephalopathy		진행성다소성백질뇌증
PP	progressive paralysis		진행마비
PP	periodic paralysis		주기성사지마비
PSMA	progressive spinal muscular atrophy		진행성척수성근위축증
PSP	progressive supranuclear palsy		진행성핵상마비
RIND	reversible ischemic neurological deficit		가역성허혈성신경마비증상
SAH	subarachnoid hemorrhage		지주막하출혈
SCD	spino-cerebellar degeneration		척수소뇌변성증
SDH	subdural hematoma		경막하혈종
SHE	subependymal hemorrhage		상의하출혈
SMON	subacute myelo-optico neuropathy		스몬(아급성척수시신경증)
TIA	transient ischemic attack		일과성뇌허혈발작

운동마비가 있는 환자의 간호

보장구는 마비된 측의 상지·하지 안정성을 높이고 관절의 변형이나 구축을 예방하기 위해
사용합니다. 보조구는 이동을 비롯하여 일상생활 동작을 돕기 위해 사용됩니다.
마비가 있는 환자에게는 낙상의 위험이 높기 때문에, 필요할 때는 예방기구를 사용하는
등의 대처가 필요합니다.

보장구의 사용

순서 1 보장구의 선택과 준비

손에 사용하는 보장구

종류

● **a : 손가락을 밑에서 받쳐주는 타입**
 · 마비가 있는 환자는 이 타입을 많이 사용한다.
● **b : 손가락이 자유로운 타입**

적응증상
 · 수지·수관절의 구축예방

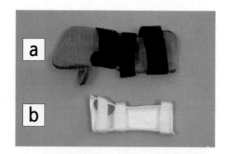

손에 사용하는 보장구

종류와 적응증상

● **A : 플라스틱제 하지보장구**
 · 내반첨족(內反尖足) 환자에게 사용
 한다. 경도인 경우에는 짧은 타입
 (오른쪽)을, 중-고도인 경우는 긴 타입
 (왼쪽)을 선택한다.
● **B : 금속지 부착 단하지보장구**
 · 반장슬(反張膝) 환자에게 사용한다.
● **C : 장하지보장구**
 · 슬절(膝折) 환자에 대해서 사용한다.

낮다 ↑ 높다

중증도 | 가동성

↓ 높다 | 낮다

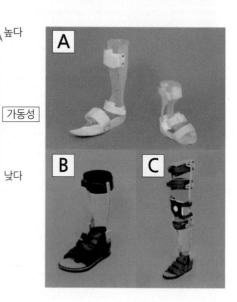

간호포인트

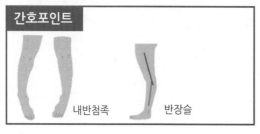

내반첨족   반장슬

순서 2 보장구의 선택과 준비

● 보장구가 닿는 부분의 피부에 발적이나 피부손상이 없는지 확인한다.

순서 3 보장구의 장착과 고정

손에 사용하는 보장구
● 장시간 장착을 피하고 피부장애나 순환장애의 유무를 관찰한다.
● 보장구는 마비된 측에 장착한다. 감각장애가 있는 환자는 이상을 알아차리지 못하는 경우도 있으므로 주의가 필요하다.

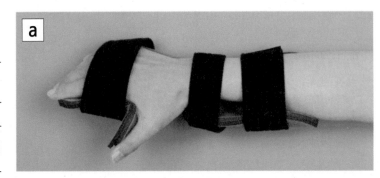

신발을 신은 상태

발에 사용하는 보장구
● 발뒤꿈치가 보장구 안에 정확하게 들어가 있는지 확인한다.
● 적정한 위치에 보장구를 장착하기 위해 족관절부의 밴드를 제일 먼저 고정한다.
● 발과 보장구 사이에 발가락이 말려들어가지 않았는지, 움직였을 때 보장구가 빠지지 않는지를 확인한다.

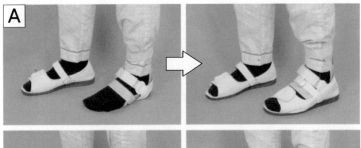

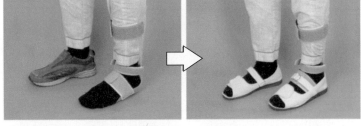

간호포인트
● 피부·뼈돌출부에 과도한 압박의 흔적이 생기지 않는지 관찰한다.
● 장착이 곤란한 것은 아닌지 관찰한다.

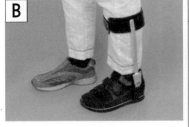

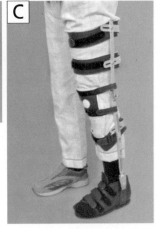

보행보조구의 사용(편마비 환자의 보행구완)

 순서 **1 보행보조구의 선택과 준비**

종류와 적응증상

● **A : T자지팡이**
- 보행장애가 가벼운 환자가 대상이다.
- 지지면을 확대하여 균형을 보조하는 목적으로 사용한다.

● **B : 네발지팡이**
- T자지팡이보다 지지기반면이 넓어 안정성이 뛰어나다.
- 접지면이 수평면상에 있을 필요가 있어서 계단사용에는 적당하지 않다.

● **C : 팔걸이형 보행차**
- 팔걸이에 팔을 올리고 신체를 의지한다. 보행이 불안정한 사람에게 사용한다.
- 마비가 있는 환자에게는 적당하지 않다. 하지의 근력저하나 평형감각의 장애가 있는 환자에게 적합하다.

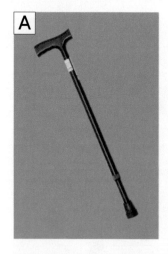
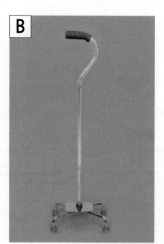
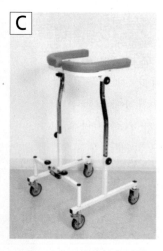

경   보행장애의 정도   중

순서 **2** # 높이의 조정

● 지팡이 : 손잡이는 선 자세에서 대전자(greater trochanter)부의 높이로 조정한다.
● 팔 지지대가 붙은 지팡이의 경우 소매가 주관절의 굴곡을 방해하지 않도록 한다.
● 보행기는 주관절을 90도로 꺾은 상태에서 팔을 보행기에 올릴 수 있는 정도의 높이로 한다.

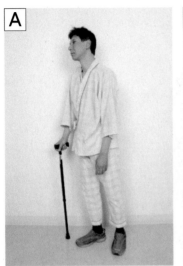

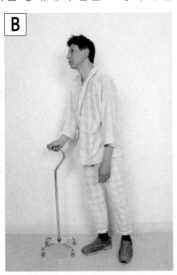

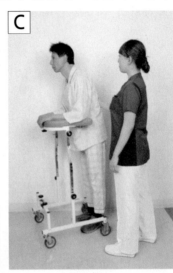

주의!

● 너무 낮으면 앞으로 기울어지는 자세가 되기 때문에 주의한다.
● 신발을 신고 높이를 조정한다.

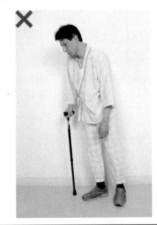

 는 부분 오른쪽 세로 텍스트: 2 간호사가 담당하는 처치와 간호

보행훈련의 개시

● 편마비 환자의 보행을 도울 때는 낙상의 위험성을 고려하여 마비된 측의 뒤쪽에서 돕는다.

● 지팡이 : 건측(비마비측)으로 들고, 지팡이→마비측→건측의 순으로 움직여 보행한다.

● 보행기 : 좌위 시에 좌우 대칭이 되도록 팔걸이에 손을 얹어 일어서고, 팔 전체로 지탱하여 보행한다. 신체와 보행기 사이는 약 20cm 정도의 간격을 둔다.

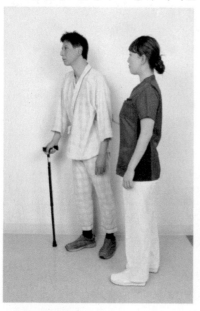 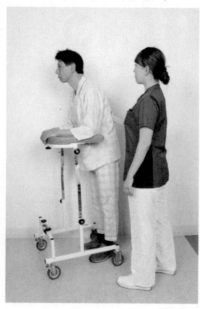

간호포인트

● 보행기의 경우에는 「넘어지기 쉬운 방향」을 지지하는 것이 포인트이다.

● 뒤쪽으로 쓰러지는 환자뿐 아니라 손만 앞으로 내밀고 허리를 뒤로 빼는 환자도 있다.

휠체어의 사용(편마비 환자의 이동)

순서 1 휠체어의 선택과 준비

종류와 적응증상

● **A : 보통형**

· 양손 조작이 가능하여 직접조작이 가능한 환자에게 사용한다.

● **B : 수압형**

· 직접조작이 불가능한 환자에게 사용한다.

· 발판을 접어 놓을 수 있다.

● **C : 편수구동형**

· 한손 조작을 직접 할 수 있는 환자에게 사용한다. 환측의 스토퍼가 길기 때문에 건측에서 조작하기가 쉽다. 발판이 제쳐지고, 팔걸이를 위로 올릴 수 있어서 옮겨서 타기가 쉽다.

● **D : 리클라이닝형**

· 좌위가 불안정한 환자, 경부의 지지가 불안정한 환자에게 사용한다.

· 등받이를 평평하게 할 수 있고 팔걸이를 내릴 수 있기 때문에 누워만 있는 환자가 이동할 때는 슬라이드로 변환 가능하다.

· 이동 상황에 맞춰 리클라이닝 각도를 조정할 수 있다.

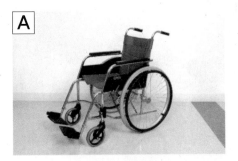

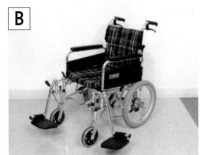

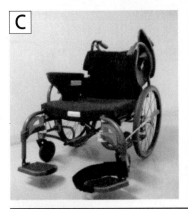

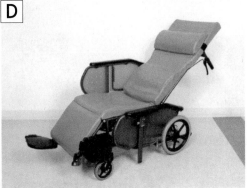

간호포인트

● 환자의 마비상태에 맞는 휠체어를 선택한다. 제품에 따라서 휠체어의 폭이 다르기 때문에 체격에 맞춰 선택해야 한다.

● 적절한 자세를 유지할 수 있는지, 또한 안전하게 이동이 가능한지가 선택의 포인트이다.

순서 2 단좌위로의 체위변경

① 앙와위에서 측와위로

● 마비가 없는 쪽에 서서 환자가 옆을 향하게 한다.

② 측와위에서 단좌위로

● 양발을 침대에서 내리면서 한손으로 마비된 측의 어깨를, 반대 손으로 마비된 측의 무릎을 잡는다.

● 엉덩이(둔부)를 지점으로 하여 돌리면서 일으킨다.

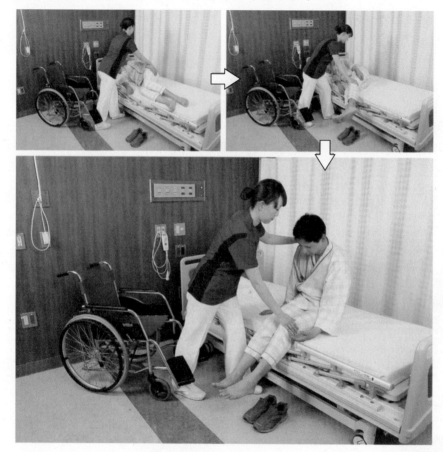

이럴때 어떻게 하지?

체위변경에 문제가 있다면…

● 체구가 큰 환자의 경우에는 침대머리 부분을 올려 좌위를 취해도 된다.
● 마비가 있어서 좌위가 안정적이지 못한 경우에는 환측으로 앉아서 지지해 준다.

순서 3 휠체어로의 이동

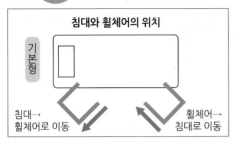

침대와 휠체어의 위치

기본형

침대→
휠체어로 이동

휠체어→
침대로 이동

① 이동의 준비

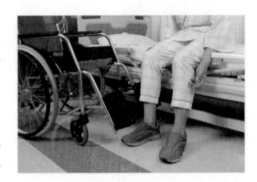

- 휠체어가 건측(비마비측)에 비스듬하게 30도 위치, 양쪽 브레이크가 걸려 있는 것, 발판이 올라가 있는 것을 확인한다.
- 환자를 살짝 침대에 걸쳐 앉게 하고 발을 가지런하게 갖추도록 한다.
- 가능한 한 침대와 휠체어의 좌면의 높이를 맞춘다. 다만, 침대가 전동인 경우에는 좌위면보다 휠체어를 조금 낮추면 이동하기 쉽다.

② 휠체어에 앉힌다

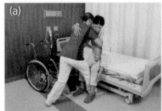
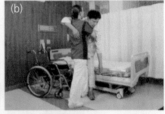
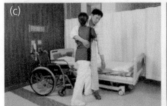
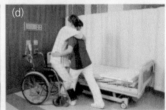

- 환자의 마비측에 서서 건측에서는 액와를, 마비측에서는 골반을 받치고 환자를 똑바로 세워준다(a). 건측의 손을 간호사의 어깨에 두른다(b).
- 환자의 허리를 지지하고 환자의 하지 사이에 양쪽 하지를 끼우듯이 세우고, 비마비측의 하지를 축으로 하여 회전시킨다(c).
- 하지로 환자의 마비측의 하지를 지지하면서 천천히 앉힌다(d).

③ 체위의 조정

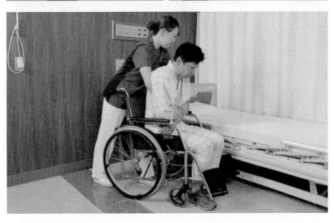

- 휠체어에 앉히고 나서 환자의 등 쪽으로 돌아가 액와 사이에 팔을 끼우고 환자의 팔꿈치를 잡는다. 끌어당기듯이 해서 체위를 조정한다.

● 환자가 긴장하는 경우에는 양쪽 다리를 간호사의 다리로 고정시키고, 환자를 회전시키면 된다.

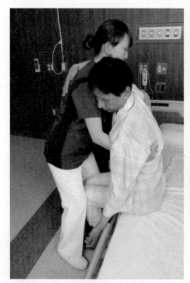
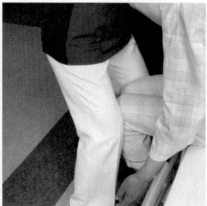

무릎꺾임(膝折)이 있는 경우
● 간호사의 무릎을 이용하여 환자의 무릎을 전외방에서 후내방으로 누르듯이 해서 고정한다.

순서 4 적절한 좌위를 유지한다

- 몸이 뒤로 젖혀지지 않도록 바른 자세를 유지한다.
- 주의력장애나 감각장애가 있는 환자의 경우 마비 측의 상지가 미는 바퀴(push rim)에 끼어있지 않은 지, 마비측의 하지가 발판에 올려져 있는지를 확인한다.
- 장시간 휠체어에 앉아있는 경우 접촉면(특히 뼈의 돌출부)에 욕창이 생기기 쉬우므로, 압력을 줄여주는 것도 중요하다.

이럴때 어떻게 하지?

앉은 자세가 흐트러지면?
- 앉은 자세가 흐트러지면 신속하게 체위를 조정한다. 체위를 조정할 때는 순서 3-③처럼 하면 된다.
- 신체와 팔걸이에 틈이 있으면 불안정해지기 쉽다. 틈이 있는 경우에는 쿠션이나 목욕수건을 이용하여 안정적인 좌위를 취할 수 있도록 도와준다.

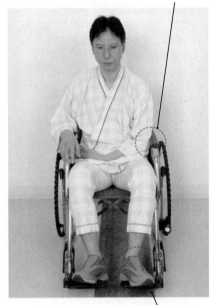

상지가 미는 바퀴에 끼지 않았는지

하지가 발판에 올려져 있는지

---

column 익혀둘 만한! 기초지식

■「견관절 주위의 통증」에 대한 대응

　마비가 있는 환자 대부분에게서 견관절 주위의 통증이 발생한다. 대부분의 경우 견관절 주위의 통증은 급성기에서 만성기에 걸쳐 출현한다. 어깨의 아탈구(subluxation)를 원인 중 하나로 들 수 있다. 견봉하단과 상완골두를 확인하여 1횡지 이상 열려있으면 아탈구라고 판단한다.

　아탈구를 일으키면 마비 때문에 동작이 완만하고 적어진다. 그리고 잘못된 재활치료 등으로 인한 견갑상완관절포염에 의해서도 통증이 발생한다.

　편마비 환자에게 견관절의 아탈구가 초래된 경우 정복(整復, reduction)해도 근육으로 견관절을 지탱할 수 없기 때문에 재탈구를 일으키기 쉽다. 그래서 삼각건을 사용하여 견관절을 고정해야 하는 경우도 있다.

　다만 견관절을 고정하면 대흉근이나 상완이두근의 단축, 견관절의 내선구축이나 주관절의 구축이 일어날 수 있으므로 주의가 필요하다.

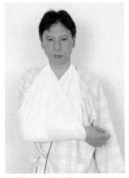
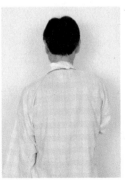
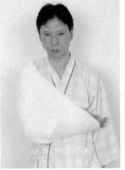

보통의 고정방법

마비가 있는 경우

낙상예방을 위한 환경조성의 포인트

환자의 필수품을 파악하여 손이 닿는 위치에 둔다(예 : 목이 말라서 물이 든 컵을 잡으려다 낙상하는 경우가 있다).

침대 주위에 위험물이나 장애물을 두지 않는다.

실행(失行)이나 주의력장애가 있는 환자는 침상 난간을 내리는 방법을 몰라서, 뛰어넘으려다 낙상할 위험이 있으므로 난간이 3개인 침대를 사용한다.

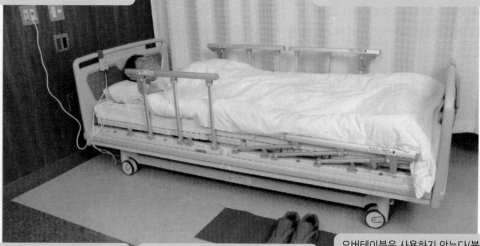

너스콜(nurse call)은 손이 닿는 위치에 고정하고 반측공간무시가 있는 쪽에는 두지 않는다.

환자는 신발이 있는 쪽으로 내려가려고 하기 때문에, 신발을 너스콜 매트(nurse call mat) 위에 두면 효과적이다.

오버테이블은 사용하지 않는다(불안정하기 때문에 환자가 오버테이블에 체중을 싣고 일어서면 낙상할 위험이 있다).

침대는「적절한 단좌위를 취할 수 있는 높이」로 한다(너무 높으면 이동 시에 낙상할 위험이 있고, 너무 낮으면 반대로 일어서기가 어려워서 낙상할 위험성이 있다).

에어매트나 두께가 있는 매트리스를 사용하는 경우에는 침상난간을 넘어 낙상할 우려가 있으므로, 침상난간을 높은 것으로 선택한다.

내려가는 쪽이 건측(비마비측)이 되도록 침대를 벽에 붙이면 효과적이다.

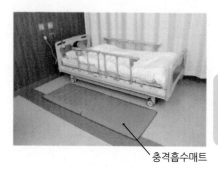

낙상의 위험이 있는 경우에는 충격흡수매트를 사용한다(바닥보다 높으므로 보행이 가능한 환자에게는 적당하지 않다).

충격흡수매트

낙상예방도구, 휠체어용 억제보장구의 선택과 사용

■ 신발의 선택

● 신기 쉽고 걷기 쉬운 신발을 선택하는 것이 중요하다.
● 슬리퍼나 샌들은 발이 걸리기 쉽기 때문에 낙상의 원인이 된다.
● 마비가 있는 환자의 경우에는 뒤꿈치 부분이 있고, 미끄럼 방지가 부착되어 있으며 지퍼식 또는 매직 테이프식의 신발을 선택하는 게 좋다.

낙상을 예방할 수 있는 신발의 포인트

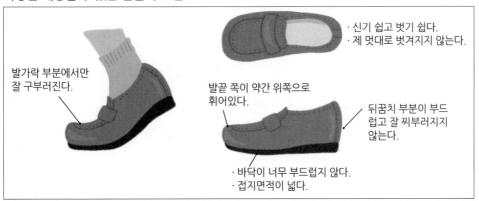

· 신기 쉽고 벗기 쉽다.
· 제 멋대로 벗겨지지 않는다.

발가락 부분에서만 잘 구부러진다.

발끝 쪽이 약간 위쪽으로 휘어있다.

뒤꿈치 부분이 부드럽고 잘 찌부러지지 않는다.

· 바닥이 너무 부드럽지 않다.
· 접지면적이 넓다.

■ 휠체어용 억제보장구의 선택

종류와 적응

● **A : 체간-어깨 타입**
· 상체의 균형을 유지하기 어려운 환자, 일어서려 하는 환자에게 사용한다.
● **B : 허리 타입**
· 좌위가 안정되어 있는 환자에게 사용한다.
· 구속 범위가 적기 때문에 고통은 적지만, 어깨가 고정되어 있지 않아 빠지기 쉽다.

간호포인트

● 휠체어용 억제보장구는 휠체어에 타고 있는 중 환자가 일어나면서 낙상하는 것을 예방하기 위해 사용한다.
● 환자의 활동정도나 좌위의 안정도에 맞춰 선택한다.

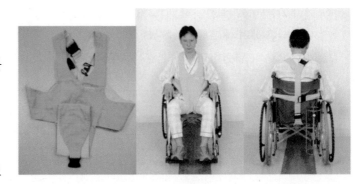

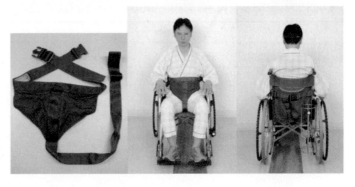

■ 휠체어용 억제보장구의 선택

종류와 적응

● A : 알람 타입

· 끈이 풀어지면 음악이나 알람음이 울리는 것.
· 휠체어 승차 시의 일어
  서는 동작을 감지한다.
· 전지식 센서이다.

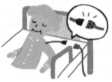
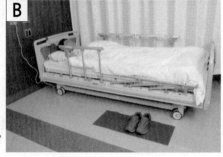

● B : 너스콜(nurse call) 연동 타입

· 끈이 풀어지면 너스콜로 통지되는 것.
· 침대 위에서 일어서려는 동작을 감지한다.
· 감지는 빠르지만 돌아눕는 등의 동
  작에서도 작동되는 경우가 있다.
· 환자가 센서의 끈을 알아채서
  클립을 빼버리면 작동하지
  않으므로 주의한다.

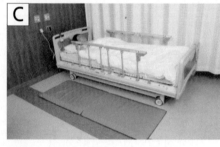

● C : 매트 타입

· 매트 위에 발을 놓으면 너스콜로 통지되는 것.
· 환자가 침대에서 일어서는 동작을 감지한다.
· 동작 감지 시에 이미 앉거나 서 있기 때문에, 서
  는 자세가 불안정한 환자에게는 적당하지 않다.
· 장기간 사용하면 매트를 타넘으려는 환자도
  있어서 오히려 위험하다. 그럴 경우는 다른 대책을 고려한다.

간호포인트

● 이상센서는 환자가 침대에서 잠이 깨거나 일어서려는 동작을 감지하여, 알람 또는 너스콜로 통지하여 낙상을 미연에 방지하는 시스템이다.
● 임상에서 자주 사용되는 것은 알람타입, 너스콜연동타입, 매트 타입의 제품이지만 그 밖에도 베드프레임 센서나 베드센서, 베개센서, 적외선센서 등도 제품화되어 있다.
● 여러 가지 종류가 있기 때문에 환자의 ADL에 맞춰 선택할 필요가 있다.

여러 종류의 센서

베드프레임 센서	사이드센서	간호형 바센서	베개센서	베드센서	적외선센서

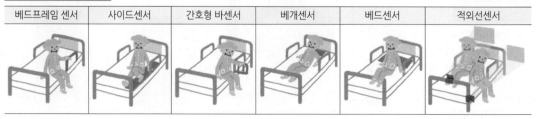

낙상예방책

Check

● 적절한 배설간호가 낙상을 예방한다

낙상의 가장 큰 요인은 배설에 관련된 행동이라고 한다. 신경계질환을 앓고 있는 환자에게는 기억장애나 실어·편마비·주의력장애 등의 신체증상이 있기 때문에, 요의나 변의를 느껴도 정확하게 간호사에게 전달하지 못한다. 배설을 사정함으로써 환자의 배설패턴에 맞추어 배설을 유도하면 낙상예방에 효과적이다.

● 배려심이 깊은 환자일수록 낙상하기 쉽다

간호사에 대한 미안함·배설에 대한 수치심으로 너스콜을 하지 않고 화장실에 가려다가 낙상하는 경우가 있다. 간호사는 바쁘더라도 환자가 미안해하지 않도록 바쁘다는 것을 드러내지 않는 배려가 필요하다. 걱정하지 말고 너스콜을 하도록 일러주는 것이 아주 중요하다.

● 회복기의 환자는 매일 변화하고 있다

며칠 전까지 누워만 있던 환자가 며칠 후에는 휠체어를 탈 수 있을 만큼 회복하는 경우가 있다. 회복기의 환자는 기대 이상으로 회복이 빠른 경우가 있으므로, 매일의 행동패턴을 항상 관찰·사정해 갈 필요가 있다. 움직이지 못한다고 생각했던 환자가 야간에 침대에서 낙상한 경우도 있다. 회복수준에 맞추어 낙상예방책을 검토하는 것이 중요하다.

(根元香織, 稲村亜紀)

문헌

1. 일본이상연구회: 뇌신경간호와 조기이상 포켓메뉴얼. 丸善プラネット, 도쿄; 2009: 106-108.
2. 丸山紀子: 전도·전락하기 쉬운 환자의 신체적특징과 예방 요령. BRAIN NURSING 2007; 23(7) :23-28.
3. 坂東孝枝, 田村綾子, 南川貴子: 자립도를 유지하면서 하는 전도·전락예방을 위한 환경정비. BRAIMN NURSING 2007; 23(7): 29-35.

column 바델척도(Barthel Index)

식사	10 : 자립, 자조구(自助具) 등의 장착이 가능하다. 표준적(일반적)인 시간 내에 식사를 마친다. 5 : 부분적인 간호(예를 들어, 반찬을 잘라 먹기 좋게 작게 만들어 준다) 0 : 전체적인 간호
휠체어-침대 이동	15 : 자립, 휠체어의 브레이크나 발판의 조작도 포함된다(보행자립도 포함). 10 : 경도의 부분적인 간호 또는 감시를 요한다. 0 : 전체적인 간호가 필요하거나 아예 불가능하다.
개인위생	5 : 자립(세면, 머리 빗기, 이 닦기, 면도) 0 : 부분적인 간호 또는 전체적인 간호가 필요하다.
화장실 동작	10 : 자립, 의복의 조작, 뒤처리를 포함한다. 휴대용 변기 등을 사용하는 경우에는 그에 대한 세정도 포함한다. 5 : 부분적인 간호가 필요하다. 몸을 지탱해 주거나 의복·뒤처리에 간호를 요한다. 0 : 전체적인 간호가 필요하거나 아예 불가능하다.
목욕	5 : 자립 0 : 부분적인 간호 또는 전체적인 간호가 필요하다.
보행	15 : 45m 이상 보행이 가능하다. 보조장비(휠체어, 보행기는 제외한다)의 사용 여부는 상관없다. 10 : 도움을 받으면 45m 이상 보행이 가능하다. 보행기 사용을 포함한다. 5 : 보행불능인 경우, 휠체어로 45m 이상의 조작이 가능하다. 0 : 그 밖에
계단이용	10 : 자립(손잡이나 지팡이를 사용해도 괜찮다) 5 : 간호 또는 감시를 요한다. 0 : 불가능하다.
옷 갈아입기	10 : 자립. 신발, 지퍼, 보장구의 착탈을 포함한다. 0 : 그 밖에
대변 조절	10 : 실금 없음. 관장, 좌약의 취급도 가능하다. 5 : 가끔 실금 있음. 관장, 좌약의 취급에 간호를 요하는 환자도 포함한다. 0 : 그 밖에
소변 조절	10 : 실금 없음. 배뇨기의 취급도 가능 5 : 가끔 실금 있음. 배뇨기의 취급에 간호를 요하는 환자도 포함한다. 0 : 그 밖에

■ 판정 100점 :전체자립, 60점 :부분자립, 40점 :대부분 간호가 필요하다, 0점 :전체적인 간호가 필요하다.

Mahoney FI.Barthel DW. Functional evaluation Barthel Index. Md St Med J 1965. ;14: 61-65에서 인용

고차뇌기능장애 환자의 간호

고차뇌기능장애란 뇌혈관장애나 두부외상 등에 의해, 실어, 실행, 실인, 기억장애, 주의력 장애 등을 일으키는 상태를 말합니다. 고차뇌기능장애 환자는 대부분 신체장애가 경도이고, 겉으로 보기에는 장애가 눈에 띄지 않아 본인도 장애를 인식하지 못하는 경우가 있습니다.

장애는 입원 중일 때보다 일상생활에서 나타나기 쉽기 때문에 의료인이 놓치기 쉽다는 점에서 보이지 않는 장애라고도 부릅니다.

실어증(aphasia) 환자의 간호

■ 증상의 이해

● 실어는 뇌손상으로 인해 듣고, 말하고, 쓰는 언어기능에 장애가 온 상태이다.

● 각각의 전형적인 증상만 보이는 환자는 적다.

● 증상이 섞여 있어서 혼합형 실어증을 나타내는 경우가 많다.

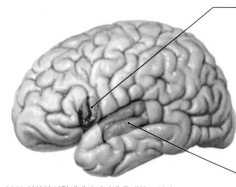

90% 이상의 사람에게서 좌뇌에 존재하고 있다.

브로카영역(운동성 언어중추)의 장애

브로카실어증(운동성실어)

● 책임병소는 좌전두엽하부이다.

● 언어를 이해하는 것은 비교적 양호하지만, 표현에는 노력이 필요하다.

● 자발언어나 복창, 음독, 호칭 등 모든 것에 장애를 볼 수 있다.

베르니케영역(감각성 언어중추)의 장애

베르니케실어증(감각성실어)

● 책임병소는 좌전두엽, 두정엽이다.

● 착어(의도한 말과 다른 말이 나와 버리는 것)나 허튼 소리(의미를 이해하기 곤란한 말)의 증상이 있다.

● 이야기가 일방적이고 커뮤니케이션을 시도하기 곤란하다.

● 비교적 낙천적이고 병식(病識)이 결여된 경우가 있다.

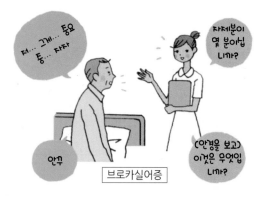

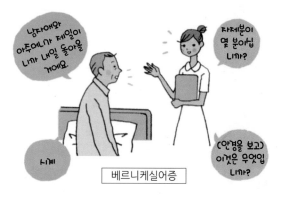

간호포인트

- 정면이나 좌측으로 대면하여 눈높이를 맞춘다.

  이유는? → 듣는 자세를 갖추기 위해서이다. 질병의 상태에 따라 우측의 반맹이나 우반측공간무시가 있는 경우도 있다.

- 주의를 기울이는지 확인하고, 또박 또박 끊어서 천천히 이야기한다.

  이유는? → 환자의 이해수준을 파악할 필요가 있기 때문이다.

- 그림이나 물건을 보여 주거나 몸짓을 서로 교환한다.

  이유는? → 실어의 종류에 따라서는, 언어의 이해를 돕기 위해 필요한 경우가 있기 때문이다.

- 필요한 사항을 알기 쉬운 말로 정리하고, 단어나 짧은 문장으로 말한다.

  이유는? → 긍정적 태도로 본인을 존중하는 태도를 나타냄으로써, 커뮤니케이션을 도모할 수 있기 때문이다.

- 기다린다.

  이유는? → 말하는 것이 고통스러워지지 않도록 끈기 있게 지켜볼 필요가 있기 때문이다.

- 말이 나오지 않을 때는 힌트나 첫 글자를 말해 주어서 이끌어 낸다.

  이유는? → 운동성 실어에서는 첫 단어가 쉽게 나오지 않기 때문이다.

- 환자의 관심사에 초점을 맞춘다.
- 실수를 너무 지적하지 않는다.
- 단어 그 자체가 아니고, 하고 싶은 말을 이해한다.
- 몇 번이고 반복한다.
- 그림을 그리게 한다.
- 실제 장소를 찾아 그곳에서 대화를 한다.
- 표정이나 몸짓을 관찰하고 의사를 알아채서 말로 전한다.

실행증(apraxia) 환자의 간호

■ 증상의 이해

● 실행은 운동마비나 운동실조·불수의운동 등의 운동장애가 아니다. 해야 할 동작이나 행동도 알고 있는데, 그것을 할 수 없는 상태이다.
● 실행을 평가하기 전에 다음을 확인한다.
  ① 마비·실조·감각장애의 유무
  ② 시각기능이나 청각기능의 문제의 유무
  ③ 언어이해의 정도

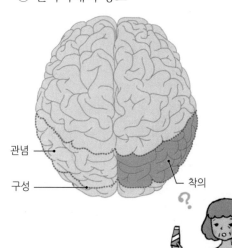

관념
구성
착의

두정엽(지각·사고의 인식이나 통합을 하는 부위)의 손상

실행

● 주로 두정엽에 장애가 생긴 경우에 일어난다.
● 실행에는 구성실행, 착의실행, 관념실행 등이 있다.
● 구성실행(constructional apraxia) : 사물의 구성을 파악할 수 없는 상태(도형을 그리거나 성냥개비로 삼각형을 만들 수 없다 등).
● 착의실행(dressing apraxia) : 옷을 입는 동작이 불가능한 상태이다.
● 관념실행(ideational apraxia) : 익숙하게 사용했던 물건의 취급 방법을 잘 모르는 상태이다.

〈증상의 예〉

● 옷을 입을 때 어느 쪽의 손을 어느 소매에 넣어야할지 모른다. 옷 입는 법을 모른다.
● 칫솔질의 순서를 모른다(치약을 묻히기 전에 칫솔질을 한다 등).

간호포인트

● 일상생활상의 상황을 파악하여, 다가가는 방법을 연구한다.
  이유는? → 어떤 증상인지를 이해하여 환자에 맞는 중재를 계획해야 한다.
● 집중해서 대처할 수 있는 환경을 만든다. 의료진도 차분하게 관여한다.
  이유는? → 잡음이 행동을 방해하기 때문이다.
● 장애에 따른 증상이라는 것을 가족에게 이해시키고, 환자·가족이 똑같은 목표를 가지고 대처할 수 있도록 한다.
  이유는? → 재활에 대한 의욕의 저하, 자신감 상실을 예방하기 위해서이다.
● 의료진 모두가 일관된 태도로 관여한다.
  이유는? → 환자의 혼란을 막기 위해서이다.
● 한 번에 여러 개의 지시를 하지 말고 하나의 일이 끝난 후에 다음 지시를 한다.
  이유는? → 한 행위를 착실하게 수행함으로써 행위의 재습득을 도모하기 때문이다. 환자에게 혼란을 유발하지 않는다.
● 잘못된 행위에 대해서 과도하게 지적하거나 정정하지 않는다.
  이유는? → 잘 못한 일보다, 잘 해낸 일이 중요하기 때문이다.
● 잘 해낸 일을 칭찬해 준다.
  이유는? → 환자의 자신감으로 이어져서 다음 단계로 넘어갈 수 있기 때문이다.
● 지시한 동작훈련을 반복하게 하여 재습득 할 수 있도록 한다.
  이유는? → 실행은 경험을 반복하는 것으로 개선되는 것이니 끈기 있게 관여할 필요가 있다.

실인증(agnosia) 환자의 간호

■ 증상의 이해

● 실인은 시각장애, 청각장애, 감각장애가 없는데 그에 대해 잘 인식하지 못하는 상태이다.
● 천천히 관찰하는 것이 중요하다.

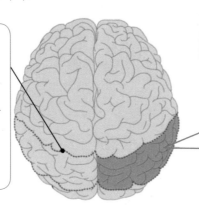

두정엽 오른쪽의 손상
신체실인

● 주로 오른쪽 손상에 많이 나타난다.
● 반측신체실인(마비측의 주의가 저하되고, 존재하지 않는 것처럼 취급한다), 신체부위실인(신체 부위를 말하거나 만져도 그것을 가리킬 수 없다), 병태실인(좌마비가 있는 것을 부인한다) 등이 있다.

우대뇌반구의 손상
반측공간무시

● 우대뇌반구가 손상된 환자 중 약 40%에게서 발생한다.
● 병소와 반대측의 시공간을 무시한다.
● 전 시야가 들어오는데도 불구하고, 의식해서 주의를 끌지 않는 한 좌측(병소의 반대편)의 물체를 알아차리지 못한다.
● 식사 시에 식기의 왼쪽 반을 남기고, 보행 시에 좌측이 부딪친다 등.

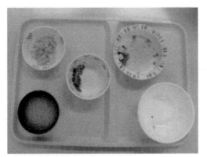

반측공간무시 환자가 남긴 식사

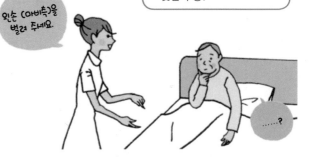

실독(失讀)·실서(失書)

● 좌두정엽(읽고 쓰기의 중추)의 장애에 의해 일어난다.
● 말하고 듣는 데는 장애가 생기지 않지만, 읽고 쓰기에는 장애가 생긴다.

저스트만 증후군(Gerstmanns syndrome)

● 좌두정엽의 장애에 의해 일어난다.
● 수지실인증(finger agnosia), 좌우인지불능(right-left disorientation), 계산불능증(acaluria), 실서증(agraphia)의 4가지 징후를 나타낸다.

간호포인트

반측공간무시의 경우

● 비무시측에서 행동을 촉구한다.

이유는? → 중요한 정보나 환자가 반응하기 쉬운 환경을 갖춤으로써 사고를 예방하기 위해서이다.

● 무시측에 대한 인식을 촉구한다.

이유는? → 무시측을 인식할 수 있으면 환자 자신도 주의하여 행동할 수 있기 때문이다.

신체실인의 경우

● 환자 자신이 자신의 신체를 보거나 만질 기회를 만든다.

이유는? → 환자는 마비상태를 충분히 인식할 수 없기 때문에, 자신의 마비나 신체상황을 인식할 수 있도록 자극도 줄 필요가 있다.

실독·실서의 경우

● 설명은 「말로써」 이해시킨다.

이유는? → 질환상태로 인해 문자를 이해하는 것이 불가능하기 때문이다.

저스트만 증후군(Gerstmanns syndrome)의 경우

● 사회복귀를 위한 재활을 시작한다.

이유는? → 간단한 계산을 할 수 없다, 글자를 쓸 수 없다, 좌우를 구분하기 어렵다 등 처음에는 상태가 나쁘더라도, 시간이 경과함에 따라 개선되는 경우가 많기 때문에 초조해 하지 말고 계속해 나갈 필요가 있다.

▌용어해설 ▌

·저스트만 증후군(Gerstmanns syndrome)

저스트만 증후군은 뇌혈관장애, 뇌종양 등으로 일어나며, 병소부분은 우위반구의 두정-후두엽이행부, 특히 「각회」 및 「연상회」이다. 전형적인 증상은 수지실인증, 좌우인지불능, 실서, 계산불능증의 4가지로, 그것들을 모두 보유한 증후군이지만 전부 갖추지 않은 불완전형도 볼 수 있다.

「수지실인증」이란 손가락에 관한 혼란으로 지정된 손가락을 내놓지 못하는 것이다. 또한 손가락의 사용을 주저하는 경우도 있다. 「좌우인지불능」은 신체의 좌우의 구별을 하지 못하는 것이다. 「실서증」은 자발적으로 글자를 쓰거나 받아쓰기를 할 수 없는 경우이다. 「계산불능증」은 암산이나 필산도 불가능한 상태를 말한다.

이러한 장애 때문에 일상생활에서는 옷 갈아입기, 식사, 물건사기, 글자를 쓰는 동작 등을 할 수 없게 된다.

저스트만 증후군에 대한 근본적인 치료법은 없으므로, 대증요법, 지지요법을 시행하게 된다. 지지요법으로는 작업요법이나 언어요법 등을 들 수 있다.

주의력 장애 환자의 간호

■ 증상의 이해

● 주의력장애는 적절하게 주의를 집중하지 못하는 상태를 가리킨다.

전두연합영역의 장애
다음의 기능에 장애가 생긴다.
① 대상을 선택한다(선택성).
② 대상에게 주의를 지속시킨다(지속성).
③ 대상을 바꾼다(전도성).
④ 복수의 대상에게 주의를 향한다(분배성).

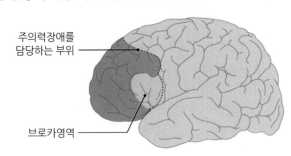

주의력장애를 담당하는 부위

브로카영역

<증상의 예>

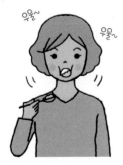

많은 양을 한 입에 집어 넣어 목이 멘다.

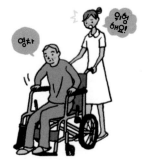

발판에 발을 올린 채 그 대로 일어서려고 한다.

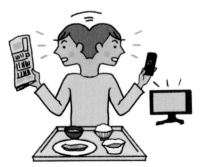

주의가 산만하기 때 문에 식사를 할 수 없다.

간호포인트

● 한 동작부터 지도한다.
　이유는? → 여러 개의 내용을 한꺼번에 전하면 환자가 혼란스러워 하기 때문이다.

● 지도는 짧게 한다(중점에 맞춰 지도하고 간격은 크게 두지 않는다).
　이유는? → 집중력을 유지하여 반복하는 것으로 동작을 얻을 수 있기 때문이다.

● 주의·집중을 환기시킨다(환자 스스로 목소리를 내서 하도록 돕는다).
　이유는? → 목소리를 내는 것으로 주의가 집중되며, 실수를 예방할 수 있기 때문이다.

● 시각이해로 주의를 환기시킨다(간단한 동작의 순서도를 침대 옆에 걸어 놓는다).
　이유는? → 눈에 띄는 장소에 있는 것으로 환자 스스로 자각할 수 있기 때문이다.

● 자극적인 영향을 주지 않도록 한다(자극을 없애고 집중하기 쉬운 환경을 마련한다).
　이유는? → 다른 곳으로 주의를 빼앗기면 실수를 하게 되기 때문이다.

● 이름을 써서 주의를 환기시킨다.
　이유는? → 누구의 문제인지 쉽게 인식할 필요가 있기 때문이다.

(根元香織, 稲村亜紀)

문헌

1. 小山珠美, 所和彦: 뇌혈관장해에 의한 고차뇌기능장해 널싱가이드 제3판. 日総研出版, 愛知, 2008.
2. 의료정보과학연구소 편: 병이 보인다vol.7 뇌·신경. メディックメディア, 도쿄, 2011.

■ 대뇌의 구조와 기능

 전측
받은 자극에 대해서 밖으로 작용하는 부분

 후측
밖으로부터 자극을 받아 이해하는 부분

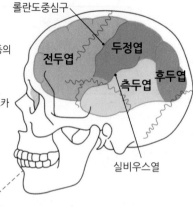

롤란도중심구
두정엽
전두엽
후두엽
측두엽
실비우스열

전두엽

=판단한다·말한다·움직인다

- 사고. 감정이나 판단력·상상력 등의 정신활동을 한다.
- 수의운동을 한다.
- 안구의 수의적 공동운동을 한다.
- 말을 하는 운동성 언어중추(브로카 중추)가 있다.

두정엽

=판단한다·말한다·움직인다

- 지각·사상의 인식이나 통합작용을 한다.
- 미각중추가 있다.

우위반구*의 경우

- 저스트만 증후군(실서증·계산불능증·수지실인증·좌우인지불능)
- 신체위치를 공간적으로 인식한다.
- 실행(구성실행·착의실행 등)
- 실인(시각실인·상모실인·병태실인·반측공간실인 등)

측두엽

=보고·듣고·냄새를 맡는다

- 소리를 듣고 언어로써 인식하는 감각성언어중추(베르니케 중추)가 있다.
- 기명력(새로운 기억)중추가 있다(해마가 관장한다).
- 청각중추가 있다.
- 후각중추가 있다.
- 시각에 관계하고 있다(시방선의 장애로 시야결손이 유발된다).

후두엽

=본다

- 시각에 간여하고 있다 (시야결손 : 동명반맹).
- 주시·추시하는 안구운동중추가 있다.

*언어중추가 있는 쪽의 대뇌를 가리킨다.

高橋伸明: 쉽게 배우는 뇌신경외과. 照林社, 도쿄; 2011: 4.에서 인용

그 밖의 재활운동

ADL의 확대·자립지원에는 재활접근이 매우 중요해집니다. 기본적인 접근법은 「관절가동역훈련(ROM운동)」과 「배설의 자립을 위한 간호」가 있습니다.

ROM (Range of motion) 운동

Check ROM운동의 포인트

● 원칙적으로 상지는 어깨·팔꿈치·손관절, 하지는 대퇴·무릎·발관절을 중심으로 실시한다.
● 한 동작에 5~10초 정도 시간을 들이고 부드럽게 천천히 실시한다.
● 훈련은 1회당 10회 정도 하고, 하루에 1~2회 반복한다.
● 생리적인 가동범위를 파악하고, 특히 견관절의 경우 아탈구나 견관절 주위염을 일으키지 않도록 주의한다.

■ 상지의 운동

 순서 **1** **견관절의 운동**

① 굴곡·신전(전방거상)
● 한쪽 손은 어깨를 반대쪽 손은 주관절을 밑에서 잡고 전완을 들어 올리면서 천천히 들어올린다.

② 외전(측방거상)
● 어깨와 주관절을 잡고 팔꿈치를 뻗은 채 옆쪽으로 벌린다.
● 90도 외전위에서 손바닥은 귀 방향을 향하게 한다.

③ 외선·내선
● 한쪽 손으로 팔꿈치 또는 견관절을 누르고, 반대 손으로 수관절(wrist joint)을 잡고 팔을 90도로 외전시킨다.
● 전완을 세워 팔꿈치를 구부리고, 머리 방향으로 움직인 후, 하지의 방향으로 움직인다.

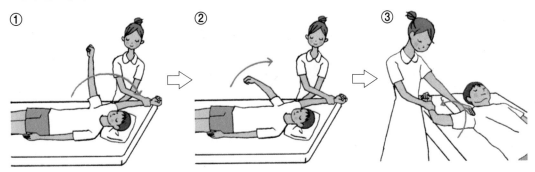

순서 2 상지의 관절 운동

① 팔꿈치의 신전·굴곡
● 한쪽 손으로 팔꿈치의 상완하부를 받치고, 반대 손으로 수관절을 잡고 신전·굴곡시킨다.

② 전완의 회내·회외
● 팔을 잡고 전완을 내측과 외측으로 돌린다.

③ 수관절의 장굴·배굴
● 한쪽 손으로 수관절의 아래쪽을 잡고 반대 손으로 손바닥을 잡고 수관절을 앞뒤로 구부린다.

④ 지관절의 굴곡·신전
● 수지 전체를 감싸듯이 구부린 후, 손바닥 전체를 맞대고 손가락을 벌리듯이 뻗는다.
● 엄지는 독립해서 하면 된다.

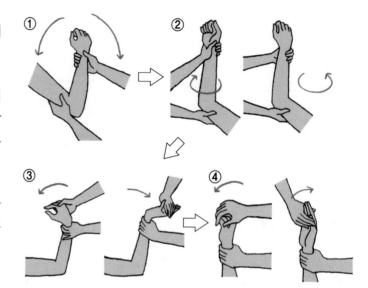

■ 하지의 운동

순서 1 고관절과 슬관절

① 고관절과 슬관절의 굴곡·신전
● 한쪽 손으로 무릎을 고정하고 반대 손으로 뒤꿈치를 잡아 대퇴부와 무릎을 움직인다.

② 하지의 신전거상
● 무릎과 뒤꿈치를 잡고 완만하게 하지를 거상한다.
● 거상할 때 갑자기 슬굴곡이 일어나는 경우는 무리해서 신장하지 않는다.

③ 고관절의 내전·외전
● 무릎과 뒤꿈치를 지탱하고 바깥쪽으로 충분히 벌린다.

④ 족관절의 저배굴
● 한쪽 손으로 발목을 고정하고 반대 손으로 발바닥 전체에 팔을 대고 누르는 것처럼 하여 뒤꿈치를 잡고 아킬레스건을 늘리듯이 배굴한다.

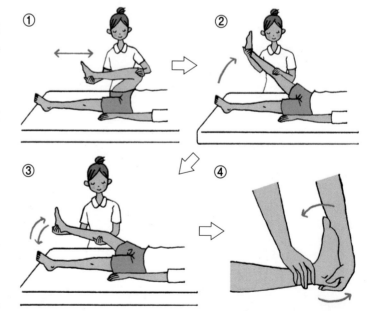

간호포인트

- 반대쪽의 하지가 움직이지 않도록 한다.
- 고관절외선위가 되지 않도록, 발끝이 항상 위를 향하도록 주의한다.

이럴 때 어떻게 하지?

배굴하기 어려운 경우에는…

- 족관절이 굳어 배굴이 곤란할 때는 우선 배굴곡위에
  서 아킬레스건을 늘리고(족관절을 배굴시켜),
  그 다음 슬신전위에서 행한다.

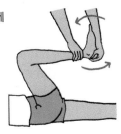

林裕子: 회복지원과 생활의 재구축을 지원하는 간호. 田村綾子 편, 뇌신경·감각기능장해: 건강의
회복과 간호 NURSING GRAPHICUS13, メディカ出版, 오사카;2005: 85, 94-95.를 참고로 작성

---

column ADL구분

항목	내용	지원 레벨
침대 위의 가동성	누운 상태에서 어떻게 움직이는가, 돌아눕거나 일어나거나 침대 위의 몸의 위치를 조정한다.	0~6점
이동	침대에서 어떻게 의자나 휠체어에 앉거나 일어서는가(욕조나 변기에의 이동은 제외한다).	0~6점
식사	어떻게 먹고 마시는가(잘하고 못하고는 관계없이). 경관이나 경정맥영양도 포함한다.	0~6점
화장실 사용	어떻게 화장실(휴대용 화장실, 변기, 배뇨기를 포함한다)을 사용하는가. 배설 후의 뒤처리, 기저귀 교환, 인공항문 또는 카테터의 관리, 의복을 정리한다(이동은 제외한다).	0~6점

합계점 _____

점수	ADL	내용
0점	자립	도움, 준비, 관찰은 불필요 또는 1~2회만
1점	준비만	물품이나 용구를 환자의 손이 닿는 범위에 두는 것이 3회 이상
2점	관찰	지켜보거나 격려, 유도가 3회 이상
3점	부분적인 지지	동작의 대부분(50% 이상)은 스스로 할 수 있다·사지의 동작을 돕는 등 체중(신체)을 지지해 주는 경우가 3회 이상
4점	광범위한 지지	동작의 대부분(50% 이상)은 스스로 할 수 있지만, 체중을 지지하는 지지(예를 들면 사지나 체간의 무게를 지지한다)가 3회 이상
5점	최대한의 지지	동작의 일부(50% 미만) 밖에 스스로 할 수 없고, 체중을 지지하는 지지가 3회 이상
6점	전면의존	3일 동안 모든 면에서 타인에게 전면적으로 의존했다(및 본 동작은 한 번도 없었던 경우)

■판정 ADL구분 3 : 23-24점, ADL구분 2 : 11-22점, ADL구분 1 : 0-10점
　　요양병동에서의 ADL구분. ADL구분, 의료구분에 기초한 환자 분류에 의해 입원 기본료가 결정된다.

<후생노동성>

배설자립을 위한 훈련

Point

- 중추신경에 장애가 생기면 배뇨장애·배변장애가 자주 일어난다.
- 마비가 있는 환자는 신경인성 방광 등의 원인에 의해 배뇨를 잘 조절할 수 없다. 또 마비 등의 영향에 의해 화장실로 이동하는 데에 시간이 걸리거나, 바지를 내리는 등의 준비를 잘못하는 경우가 있다.
- 환자의 ADL이나 장애에 맞춰 적절한 간호 중재를 하는 것이 배설의 자립에 있어서 반드시 필요하다.

■ 적당한 기저귀·속옷의 선택

- 급성기를 벗어나면 재활운동에 의해 ADL이 확대되고, 침대 위에서 실금하던 환자가 화장실에서의 배설이 가능해 진다. 또 침대 위에서는 배설하지 못하지만 화장실이라면 배설이 가능한 환자도 있다.
- 테이프식 기저귀는 화장실에서는 탈부착이 어려워 보행 시에 미끄러져 떨어지는 경우가 있기 때문에, 환자의 ADL상황에 맞춘 기저귀나 속옷을 선택할 필요가 있다.

실독(失讀)·실서(失書)

- **A : 테이프식 기저귀**
  - · 침대 위, 실금
- **B : 팬티형 기저귀**
  - · 좌위 유지가능, 실금
- **C : 속옷 + 소변용패드**
  - · 실금은 있지만 가끔이다.
- **D : 속옷만**
  - · 실금하지 않는다.

낮다

배설의 자립도

높다

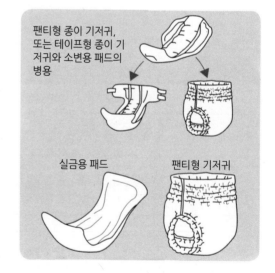

팬티형 종이 기저귀, 또는 테이프형 종이 기저귀와 소변용 패드의 병용

실금용 패드

팬티형 기저귀

| 간호포인트 | 배설의 자립을 위해서 |

- 건강했을 때의 배뇨패턴을 확인한다. 본인·가족에게서 발병 전의 배뇨패턴에 관한 정보를 얻는다.
- 요의나 변의를 관찰한다.
- 요의나 변의는 있어도 실어에 의해 의사표시를 할 수 없는 환자에게는 화장실 유도가 필요하다. 환자가 「요의를 느끼지 않는다」고 말해도 우선 3-4시간 간격으로 화장실에 가도록 한다.
- 실금하는 환자는 요의가 없어도 건강 시의 배뇨패턴에 맞춰 환자를 화장실에 유도함으로써, 화장실 배설이 가능한 경우가 있다.
- 취침 전에 배설을 마친다.
- 설사나 변비를 예방하고, 배변을 조절한다. 수분섭취나 복부마사지를 적극적으로 실시하고 필요에 따라서 하제·정장약·지사제를 사용한다.
- 야간에는 배뇨기를 사용하는 환자라도 낮에는 화장실에 가도록 한다.
- 보행훈련을 하는 환자는 테이프식 기저귀를 장착하면 쉽게 흘러내려 보행에 집중할 수 없기 때문에 재활운동용 팬티를 사용한다.
- 환자가 부끄러워하지 않는 환경을 조성(냄새나 소리의 배려)하고, 바쁜 모습을 보이지 않는다.
- 빈번하게 배설하지 않기 위해 수분섭취를 삼가는 경향이 있으나, 요로감염이나 탈수예방을 위해 수분섭취를 격려한다.

(根元香織, 稻村亜紀)

문헌

1. 田村綾子: 마비. BRAIN NURSING2006; 춘계증간호: 41-55.
2. 田村綾子, 市原多香子, 南川貴子: 반측의 운동마비가 있어 잡을 수 없다, 걸을 수 없다, 돌아누울 수 없다, 손과 발을 올리거나 내릴 수 없다, 균형을 잡을 수 없다. 감수 林裕子, 자주생활을 회복시키는 뉴로리하비리 간호. 브레인닐싱 2009; 25 (2009년 하계증간): 115-116.
3. 일본이상연구회: 뇌신경간호와 조기이상 포켓메뉴얼. 丸善プラネット, 도쿄; 2009: 33-34.

| column | 소변의 양상 |

	정상	이상		이상의 원인/질환
양	1000~1500mL/일	핍뇨(oliguria)	500mL/일 이하	
		다뇨(polyuria)	3000mL/일 이상	
횟수	5~6회/일	빈뇨(urinary frequenly)	10회/일 이상	
비중	1.015~1.025	고비중	1.030 이상	
		저비중	1.010 이하	
pH	4.8~7.5	알칼리뇨	7.4 이상	
		산성뇨	4.5 이하	
색조	담황색	물처럼 투명	희석뇨 : 요붕증, 위축신장, 당뇨병	
		갈색뇨	농축뇨 : 탈수증, 고열 시	
		적갈색	신염, 결석증, 요로감염증, 암, 출혈성 소인, 특발성신출혈, 용혈성빈혈	
		황색	빌리루빈뇨 : 간염, 간경변, 담도폐색	
		유백색	요로감염증, 전이암, 필라리아증(사상충증)	

엑스퍼트 너스 편집부: 고령자간호 카드. 照林社, 도쿄, 2010: 16.에서 인용

● 전완을 감싸고 배부(背部)에서 견갑골을 눌러 고정함으로써 상지의 무게가 들어가지 않도록 한다.

● 동일한 위치로 팔을 고정하는 것이 장시간 영향을 주지 않도록 삼각건은 좌위일 때만 사용한다.

column 익혀둘 만한! 기초지식

■ 비계획적 발관의 예방(벙어리 장갑의 사용)

정맥주사·배액관을 제거하는 것을 예방하기 위해 벙어리 장갑을 사용하는 경우가 있다. 여러 가지 종류의 벙어리 장갑이 판매되고 있으며, 가능하면 환자의 행동에 맞는 제품을 선택하면 된다.

벙어리 장갑을 착용하면 손에 쉽게 습기가 차므로 불쾌감을 갖기 쉽다. 또 자유롭게 움직일 수 없다는 점이 스트레스가 되기 때문에, 벙어리 장갑을 벗고 있는 시간을 확보할 필요가 있다.

또 조기에 재활운동을 개시하여, 정맥주사·배액관을 되도록 단기간에 제거할 수 있도록 하는 것이 중요하다.

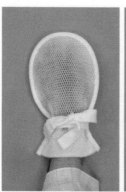
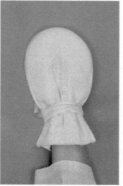
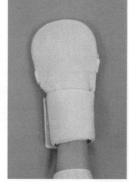
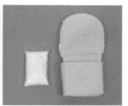

메시(그물망) 타입 매직테이프 타입

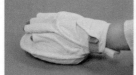
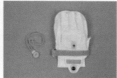

자석 타입

주의!

● 끈이나 매직테이프로 묶는 타입의 벙어리 장갑은 의식혼돈이 있는 환자의 경우 입으로 푸는 경우가 있다.

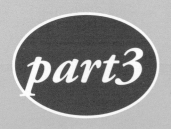

진단적 검사

영상검사(CT·MRI)

신경계에서 영상검사는 두개내 질환의 유무를 진단하기 위한 목적으로 실시됩니다. CT는 X선을 이용하며, MRI는 자기장과 전자파의 힘을 이용하여 영상을 촬영합니다.
일반적으로 먼저 응급성이 뛰어난 CT를 실시해서 병변의 유무를 확인한 후 필요에 따라 MRI가 이루어집니다.

CT(computed tomography : 컴퓨터단층촬영)

Check / CT의 특징

CT의 장점
● 촬영시간이 짧다(10분, 조영CT는 30분 정도).
● 뼈, 석회화병변, 급성기의 출혈, 공기를 명확하게 구분해준다.

CT의 단점
● 방사선에 의한 피폭이 있다.

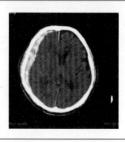

순서 검사실로 이동 전 : 환자에게 설명한다

● 검사를 실시하는 목적을 설명하고 동의를 얻는다.
● 검사실까지의 이송방법을 선택한다.
● 검사 전에 배설을 마치도록 설명한다.
● 조영제 사용 시에는 의사의 지시에 따라 식사시간을 조정한다. 일반적으로는 검사 전 6시간은 금식한다(탈수에 따른 부작용이 쉽게 나타나므로 수분섭취는 가능하다).
● 조영제를 사용하는 경우에는 알레르기의 유무를 확인한다.

주의!

● CT에서 사용하는 조영제는 요오드제이다.
● 과거에 알레르기반응이 나타난 환자뿐만 아니라, 천식이나 아토피성피부염 등의 기왕력이나 신질환의 유무를 확인하고, 검사의 가능 여부를 검토할 필요가 있다.

CT(컴퓨터단층촬영)검사를 받는 분에게

환자 ID :	※당신이 오늘 검사할 부위는 _____ 입니다.
이 름 :	※검사 전에 조영제를 □ 주사합니다 □ 주사하지 않습니다
생년월일 :	※검사 전의 식사는 □ 드세요 □ 드시지 말아 주세요
성 별 :	☆물·차는 다른 검사에서 제한이 없으면, 충분히 마시고 오세요.

· 내원하시면 재진기에 진찰카드를 넣고 외래동 지하 1층 방사선 접수부로 와주세요(직접 CT검사실로 가지 않도록 부탁드립니다).
※ 예약시간 15분 전에 방사선 접수로 와주세요.

《검사전》
· 식사→조영제를 사용하는 경우에는 삼가 주세요.
　　　　오전 중 검사…조식생략.
　　　　오후 검사…중식 생략. (조식은 평소대로 드세요)
※ 다른 검사에서 지시가 있는 경우에는 그쪽의 주의사항을 따라 주세요.
· 먹는 약→복용 중인 약은 의사의 별도지시가 없는 한은 평소대로 복용합니다.
　　　　　당뇨병약을 내복하고 계시는 분은 담당의사에게 알립니다.
※환자의 상태에 따라 검사의 순번이 바뀌는 경우가 있으므로, 협조해 주세요.

《검사 중》
· 검사는 천정을 향하거나 엎드린 자세로 합니다. 검사 중에는 움직이지 말아 주세요.
· 의류→구슬이나 반짝이가 붙은 옷, 금속 단추 등은 갈아입어야 하는 경우가 있습니다. 방사선 기사·간호사에게 알립니다.
※금속 단추·반짝이실·구슬·지퍼 등은 영상에 찍히는 경우가 있습니다.
· 검사 부위에 따라서는 바지·치마를 내리고 검사를 받는 경우가 있으므로 양해해 주시기 바랍니다.
※이전에 CT용 조영제로 몸 상태가 안 좋아지셨던 분, 알레르기반응이 있으셨던 분, 기관지천식이 있는 분은 의사·방사선 기사·간호사에게 알립니다.

《검사 후》
· 검사종료를 알리기까지는 그대로 움직이지 말고 기다립니다.
· 다른 검사가 없으면 식사를 해주세요. 목욕이나 운동 등의 생활제한은 없습니다.
· 수유 중인 분은 검사 후 24시간이 경과한 후에 수유합니다(검사 후 첫 번째 수유 전에 반드시 착유를 해주세요).
· 조영제는 소변으로 배설됩니다. 배설을 촉진시키기 위해 수분제한이 되어 있지 않은 경우는 수분(물·차 등)을 평소보다 많이 마십니다.

《기타》
· 검사의 연기나 변경을 희망하시는 경우는 예약된 진료과에 연락합니다.
· 드물게 검사 종료 후 몇 시간·며칠 이내에, 가려움·두드러기·두통·오심 등의 증상이 나타나는 경우가 있습니다. 이와 같은 증상이 있을 때는 담당의사에게 상담해 주세요.
· 예약 시간에 늦는 경우나 내원할 수 없는 경우, 당일이라면 다음의 외래 CT검사실에 연락을 해주세요.
· 기타 의문사항은 다음의 연락처로 상담해 주세요.

※교린대학의학부부속병원에서 사용하고 있는 것

CT검사(조영제 투여)를 받으시는 분에게
설명서(20-001)

【목적】

이번에 실시하는 CT검사에서는 보다 상세한 정보를 얻기 위해 조영제라는 검사약을 사용할 가능성이 있습니다.

【방법】

조영제란 요오드를 원료로 하는 액체로 혈관 내나 병변부에 분포하는 성질을 갖고 있어서, 병변부를 물들여 쉽게 판별할 수 있도록 하고, 혈관의 모습, 병의 확산을 정확하게 평가하는 데 유용합니다. CT검사 시에는 보통 정맥주사로 조영제를 투여합니다. 주입을 하면서 조영을 하기 때문에 촬영 종료 후 주사침을 빼고 검사를 마칩니다.

조영제는 보통 투여 후 24시간 내에 투여량의 약 93~99%가 신장을 통해 소변으로 배설되며, 최종적으로는 체내에는 전혀 남지 않습니다.

또한 정맥주사 및 조영제 주입 시의 관찰은 의사 또는 간호사가 합니다.

【합병증】

1) 조영제의 안정성은 확립되어 있지만 드물게 부작용이 일어나는 경우가 있습니다.

　경도 부작용 : 오심·두근거림·두통·가려움·재채기·발진 등입니다. 그 발생빈도는 2.4%입니다. 이들 증상은 자연스럽게 가벼워지지만 증상의 정도에 따라 약을 이용하여 치료를 하는 경우가 있습니다.

　중증 부작용 : 호흡곤란·의식장애·혈압저하 등입니다. 그 발생빈도는 1000명 당 2명(0.2%)입니다. 그 증상에 따라 적절히 대처합니다. 병상·체질에 따라 아주 드물지만 약 10-20만 명에 1명의 비율(0.0005%~0.001%)로 사망하는 경우가 있습니다.

2) 부작용이 나타나기 쉬운 체질이나 병이 있어서, 알레르기 체질인 분은 부작용이 생길 가능성이 약 3배 많다고 합니다. 특히 기관지천식을 앓고 있는 분의 경우 부작용의 발생빈도는 약 10배라고 합니다. 또 신기능장애가 있는 분이 조영제를 사용하면 더욱 악화되는 경우가 있습니다.

3) 조영제를 주입하면 신체에 열이 오르는 경우가 있지만, 주입 후에는 자연스럽게 나아지므로 걱정하지 않아도 됩니다.

4) 장기나 병변을 선명하게 찍기 위해서 조영제의 주입은 보통의 점적보다 급속하게 이루어집니다. 따라서 혈관 밖으로 조영제가 새는 경우가 있습니다. 이 경우에는 주사한 부위가 부어서 통증을 수반할 수도 있습니다. 보통 자연스럽게 부종은 흡수되어 소실되지만, 샌 양이 다량인 경우에는 처치가 필요할 수도 있습니다.

합병증이 발생한 경우에는 최선의 치료를 합니다. 따라서 입원 혹은 입원기간의 연장, 응급처치가 필요한 경우가 있습니다. 그때의 비용도 보통의 치료비와 똑같이 처리됩니다.

이상 설명에 동의하시는 분은 서명해주세요.

승낙을 얻지 못한 경우에는 조영제를 사용하지 않는 CT검사를 하게 됩니다. 또 동의서를 제출하신 후라도 조영검사를 중지할 수 있으므로, 언제든지 신청해 주세요.

CT용 조영제를 사용하는 경우에는 금식이 필요합니다만(오전 검사에는 조식, 오후 검사에는 중식을 먹지 않는다), 물, 차, 주스 등의 수분은 기타 검사 등에서 제한되지 않으면 충분히 마셔 주세요. 탈수상태에서 조영검사가 이루어지면 오심, 구토가 생기기 쉽습니다.

모르는 점이 더 있으시면 주치의 또는 간호사에게 질문해 주세요.

※교린대학의학부부속병원에서 사용하고 있는 것

---

column 　 익혀둘 만한! 기초지식

CT검사에서 사용하는 기기

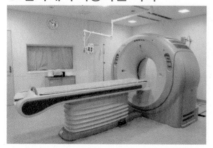

사용되는 조영제

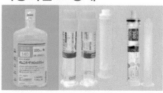

왼쪽부터 이오헥솔(옴니파큐), 이오메프롤(이오메론), 이오파미돌(이오파미론), 이오파미돌(오이파로민), 이오헥솔(모이오파크)

검사실로의 이동 후 : 환자 확인과 준비

- 환자 확인을 위해 이름이나 생년월일을 묻고, 환자용 팔찌와 대조한다.
- 아티팩트(artifact, 위상)의 원인이 되기 때문에 촬영범위 내에 있는 금속물(안경, 머리핀, 보청기, 의치, 피어스 등)은 사전에 미리 벗어 놓는다. 묶은 머리가 아티팩트의 원인이 되는 경우도 있으므로 주의한다.
- 보온에도 배려를 한다(검사실 내의 실온은 22℃ 정도이기 때문에 환자에 따라서는 추위를 느낄 수 있다).

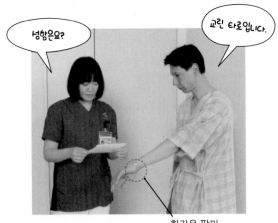

환자용 팔찌

검사대의 이동·체위의 조정

- 비계획적 탈관을 방지하기 위해 주사줄이나 배액관을 정리하여 검사대에 이동한다. 휠체어에서 이동하는 경우에는 낙상할 위험이 있으므로, 보행상태나 질환의 상태에 맞게 간호한다.
- 검사대 위에서 앙와위를 취하고 두부를 고정한다. 바닥에서 1m 정도 높게 위치한 폭이 좁은 검사대에서 CT촬영이 이루어지기 때문에 검사대에서의 낙상을 예방하는 것이 중요하다.
- 낙상을 예방하기 위해 도움 요청 시 신호를 정하고 혼자서 움직이지 않도록 설명한다. 필요에 따라서 낙상방지 벨트를 이용하여 움직임을 제한한다.
- 의식장애, 고차뇌기능장애가 있는 환자의 경우, 필요시에는 방사선 방호복을 착용하고 낙상예방을 위한 간호를 시행하는 것을 고려한다.

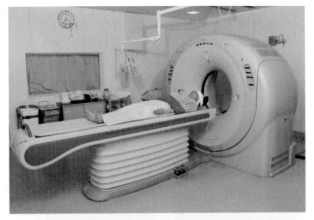

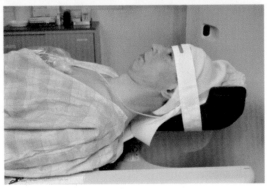

- 정확한 영상을 얻기 위해서는 두부-경부가 똑바로 되도록(목이 기울어지지 않도록) 주의한다.
- 배액관이 삽입되어 있는 경우에는 배액관을 정리하여 몸에서 떨어지지 않도록 주의한다.
- 심전도모니터나 SpO$_2$ 모니터를 장착하고 있는 경우에는 의료진에게 보이도록 배치한다.

이럴때 어떻게 하지?

앙와위를 취할 수 없는 환자의 경우

- 요통이나 척추후굴증으로 앙와위가 불가능한 환자의 경우에는 쿠션 등을 사용한다. 통증이 심할 경우에는 의사에게 보고하고 진통제의 사용을 고려한다.
- 의사의 판단에 따라 가능하면 촬영부위를 좁히거나 슬라이스두께를 조정하는 등 촬영시간을 짧게 하도록 한다.
- 경우에 따라서는 측와위나 복와위로 촬영하는 경우도 있다. 이 경우 영상이 회전하여 저장되기 때문에 영상 판독 시에는 주의가 필요하다.

순서 4 조영제의 투여(조영CT의 경우)

- 조영제 주입은 혈관 외의 누출에 주의하기 위해 혈액의 역류를 확인하고 나서 실시한다. 조영제 주입 시에는 열감이 발생하는 경우가 많다.
- 부작용은 다양해서 약제마다 다른 증상이 나타날 수 있다. 부작용이 나타난 경우에는 투여를 중지하고 재빠르게 의식상태·활력징후를 관찰하여 의사에게 보고한다.
- 그 중에서도 아나필락시스는 생명을 위협할 수 있기 때문에 신속하게 응급상황에 대응할 수 있도록 준비를 해둔다.

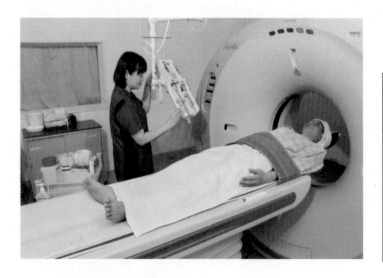

주의! 조영제에 의한 부작용

- 경증 : 오심, 구토, 후두불쾌감, 재채기, 기침, 발진(국소성), 발적, 소양 등
- 중등증 : 혈압저하(90mmHg 미만-80mmHg 이상), 호흡곤란, 천명, 안면·안검부종 등
- 중증 : 혈압저하(80mmHg 미만), 쇼크, 아나필락시스양 증상, 호흡정지, 심정지, 심실빈맥, 후두부종 등

● 정확한 영상을 얻기 위해 의료진의 지시에 따르도록 설명한다.

● 조영CT인 경우는 조영제의 부작용 증상이 나타나지 않는지 계속해서 확인한다.

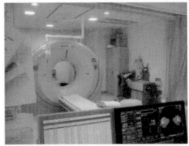
조작실

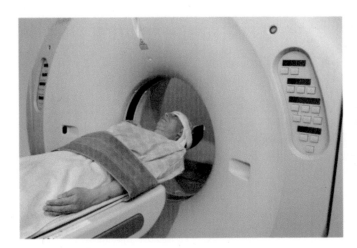

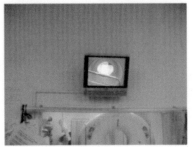
조작실측 TV모니터

순서 6 검사 후 간호

- 갑자기 일어나면 기립성저혈압을 일으켜 낙상할 위험성이 있기 때문에 일단 검사대 위에서 좌위를 취하고 나서 이동한다.
- 조영CT를 실시한 경우에는 충분히 수분을 섭취하도록 지도한다(탈수상태에 있으면 부작용이 나타나기 쉽기 때문이다).
- 뇌실·뇌조 배액관을 삽입 중인 경우, 배액회로를 확인하고, 0점 조정을 잊지 않는다.
- 천자부의 지혈을 확인한다. 특히 항응고제를 사용하는 환자는 충분한 지혈을 위해 지혈밴드를 사용하는 경우도 있다(떼는 것을 잊지 않도록 주의한다).
- 외래에서의 촬영으로 부작용이 나타난 환자에게는 조영제 부작용 카드를 넘긴다.

조영제 부작용의 기록

검사날짜 검사종류	조영제의 종류	즉시성/지연성 부작용 증상	중증도	기입자 성명 시설명
기입예				
2006.11.02 c	☑요오드 □MRI □Gd □Fe [ ]	Ⓐ B ㉑	Ⅱ	△△△△ ○○병원
	□요오드 □MRI □Gd □Fe [ ]	A B		
	□요오드 □MRI □Gd □Fe [ ]	A B		
	□요오드 □MRI □Gd □Fe [ ]	A B		

조영제 부작용 카드

(혈관내 투여 조영제)

(CT/MRI/혈관촬영/요로촬영)

성함		성별

생년월일 :   년   월   일

선택항목

검사명	요오드조영제 종류	MRI조영제 종류
■X선검사 a 혈관조영 b 담도조영 c 조영 CT u 요로조영 【기타】 d ( ) e ( ) ■MRI검사 m 조영 MRI	1 이오파미론 2 이오메론 3 이매지닐 4 옵티레이 5 옴니파큐 6 비지파크 7 프로스코프 8 헥사브릭스 9 비리스코핀 10 오이파로민 11 이오파크 【기타】 12 ( ) 13 ( )	■Gd조영제 21 옴니스캔 22 프로핸스 23 마그네스코프 24 마그네비스트 【기타】 25 ( ) ■간특이성조영제 31 리조비스트 32 EOB·프리모비스트 【기타】 33 ( )

선택항목

A : 즉시성		B : 지발성
검사명	요오드조영제 종류	MRI조영제 종류
(Ⅰ)경증	(Ⅱ)중등증	(Ⅲ)중증

① 오심
② 구토
③ 후두불쾌감 쇼크
④ 재채기
⑤ 기침
⑥ 발진 (국소성)
⑦ 발적
⑧ 소양
【기타】
⑨ (   )
⑩ (   )
	㉑ 혈압저하(mmHg)
	  (90 미만~80 이상)
	㉒ 호흡곤란
	㉓ 천명
	㉔ 안면·안검부종
	【기타】
	㉕ ( )
	㉖ ( )
		㉛ 혈압저하(mmHg)
		  (80 미만)
		㉜ 쇼크
		㉝ 아나필락시스양 증상
		㉞ 호흡정지
		㉟ 심정지
		㊱ 심실빈맥
		㊲ 후두부종
		【기타】
		㊳ ( )
		㊴ ( )

* 카드는 일본방사선과전문의회·의회가 발행한 것이다. 다음과 같은 고지가 쓰여 있다.

> 카드는 CT/MRI/혈관촬영/요로촬영에서 조영제에 의한 부작용이 있던 환자에게 건네주고 있습니다. 영상검사를 받을 때에는 반드시 이 카드를 주치의 및 검사실의 직원에게 제시해 주세요.

MRI(magnetic resonance imaging : 자기공명촬영)

MRI의 장점
● 뼈에서의 아티팩트(artifact, 위상)가 없다.
● 경색·뇌염 등의 병변 추출능력은 CT보다 뛰어나다.
● 조영제를 사용하지 않아도 혈관에 대한 정보를 얻을 수 있다.

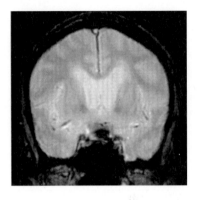

MRI의 단점
● 촬영시간이 길다(15~60분).
● 경우에 따라서는 진정이 필요하다.
● 체내의료기구(pacemaker 등)가 있을 경우에는 촬영하지
  못할 수도 있다.
● 좁고 어둡기 때문에 폐소공포증 환자나 소아는 검사하지 못하는
  경우가 있다.
● 공기나 금속의 아티팩트가 있다.

순서 1 검사실로 이동 전 : 환자에게 설명

● 검사를 실시하는 목적을 설명하고 동의를 얻는다.
● 검사실까지의 이송방법을 선택한다.
● 자기장에 들어가 검사를 하기 때문에 심장 페이스메이커(pace maker)나 인공내이 등의 체
  내금속의 유무나 임신의 가능성이 없는지 등 체크리스트를 사용하여 엄밀히 확인할 필요
  가 있다.
● 조영제 사용 시에는 식사시간을 조정한다(검사 전 3-6시간은 금식한다).
● 조영제 사용 시에는 알레르기의 유무를 확인해 둔다.

> **주의!**
> ● MRI에서 사용하는 조영제는 가드리늄이라는 금속이 들어간 약제이다.
> ● 과거에 알레르기가 있는 환자만이 아니고 천식이나 아토피성 피부염 등의 기왕력이나 신질환의 유무를 확인하고,
>   검사가 가능한지 어떤지 검토할 필요가 있다.
> ● 중증의 신장애가 있는 환자는 가드리늄 조영제에 의해 신성전신성섬유증의 발현 위험도가 상승한다고 보고되어 있
>   으므로 충분한 주의가 필요하다.

■ 입원환자용 MRI검사 안전체크리스트

ID 이름	**입원환자용 MRI검사 안전 체크 리스트**
	☆병동 담당자는 병동을 나가기 전에 다음의 병동 체크란을 정확하게 확인하고, 확인자란에 사인을 한다. ☆이송 담당자는 체크리스트를 지참하고 검사기사에게 건넨다. ☆검사기사는 MRI실 체크란을 정확하게 확인하고 확인자란에 사인한다. ☆체크리스트는 입원 진료록에 넣어 병동으로 되돌려 보낸다. ☆병동 클러크(clerk)는 체크리스트를 입원 진료록에 철한다.

체내금속의 체크

	병동체크	MRI실체크
1. 심장페이스메이커 및 이식형 제세동기	유 무	☐
2. 금속제 인공심장판	유 무	☐
3. 스텐트 (30일 미만 불가)	유 무	☐
4. 인공내이	유 무	☐
5. 뇌동맥류수술력	유 무	☐
6. 기타 체내 금속 무 불명 유 (기재)		☐

※1-4는 MRI 금기사항입니다. 해당하는 항목이 하나라도 있으면 MRI검사실에 연락해야 합니다.

의료기기의 체크

1. 산소통	유 무	☐
2. 수액용 펌프	유 무	☐
3. 반송용 인공호흡기	유 무	☐
4. 페안·농반 등·부목 등 금속제 의료기기	유 무	☐
5. 점적봉	유 무	☐
6. 코르셋	유 무	☐
7. 심전도 (전극 및 발신기)	유 무	☐
8. 포화도(saturation)모니터	유 무	☐
9. 니트로담TTS	유 무	☐
10. 유치 튜브(부위 :)	유 무	☐
5. 뇌동맥류수술력	유 무	☐

소지품 체크
(가능한 한 병동에 두고 와 주세요)

1. 보청기 귀를 잘 관찰하고 확인할 것	유 무	☐
2. 의치	유 무	☐
3. 손목시계	유 무	☐
4. 지갑이나 자기카드류	유 무	☐
5. 휴대전화	유 무	☐
6. 일회용 난로	유 무	☐
7. 기타 귀금속류	유 무	☐

상태의 체크
해당되는 경우는 체크를 해주세요

1. 임신의 가능성 또는 임신	☐
2. 수유 중	☐
3. 문신	☐

☆환자의 이동 등으로 MRI실에 입실하는 직원은 위의 체크항목에 준하여 직접 안전체크를 해 주세요.
☆체크리스트가 없는 경우에는 검사가 불가능한 경우도 있습니다.

확인일시	월 일 시 분	병동간호사, 확인자		방사선기사, 확인자	

※교린대학의학부부속병원에서 사용하고 있는 것

MRI 검사에서 사용하는 기기

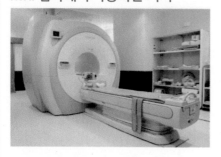

사용되는 조영제

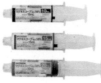 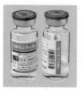 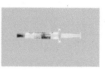

왼쪽부터 가도테르메글루민(마그네스코프), 가도테리돌 (프로핸스),
가도펜테테이트디메글루민(마그네비스트)

순서 2 검사실로 이동 후 : 환자의 확인과 준비

● 환자 확인을 위해 호명을 하고 환자용 팔찌로 대조한다.
● 액세서리나 금속이 붙어 있는 속옷 등을 입고 있는 경우는 벗고 검진복으로 갈아입는다.
● 환자뿐만 아니라 검사실에 들어가는 의료종사자에게서도 산소통, 금속류(가위나 펜, 자기 카드 등)의 소지품은 위험하기 때문에 입실 전에 확인해야 한다.
● MRI실 대응의 스트레처나 휠체어, 점적봉을 사용하여 검사실로 입실한다.

금지 소지품

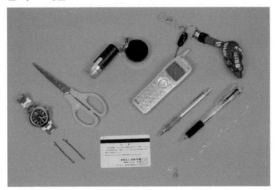

MRI실용 휠체어·스트레처(예)

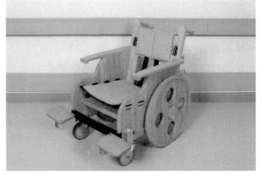

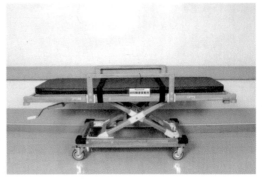

주의!

● 가변시 밸브 사용 시 : 션트밸브 압의 설정이 변하는 경우가 있어서, 검사 전후에 설정압의 확인·조정이 필요할 때가 있다.
● 액티밸브 사용 시 : 검사 중에 볼밸브가 움직이는 경우가 있기 때문에, 3-way를 닫아 배액을 중지한 상태에서 촬영한다.

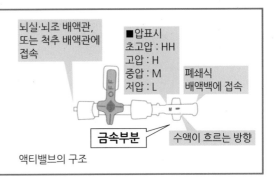

뇌실·뇌조 배액관, 또는 척추 배액관에 접속

■압표시
초고압 : HH
고압 : H
중압 : M
저압 : L

폐쇄식 배액백에 접속

금속부분   수액이 흐르는 방향

액티밸브의 구조

순서 3 검사대로 이동·체위의 조정

● 검사대로 이동 시에는 비계획적 탈관을 막기 위해 주사줄이나 배액관을 잘 정리하고 보행상태나 진행의 상태에 맞게 간호한다.

● 폐쇄된 공간에서 혼자만 있게 되는 것, 검사 시에 큰 소리가 난다는 것을 알려주고, 검사를 중단하고 싶을 때는 손에 들고 있는 너스콜을 눌러서 전달하도록 환자에게 설명한다. 너스콜이 없는 경우에는 신호를 미리 정해둔다.

● 검사대 위에서 앙와위를 취하고 두부를 고정한다.

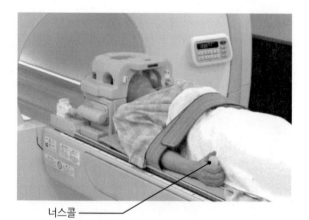

너스콜 ━

● 필요에 따라서 낙상방지 벨트를 이용하여 움직임을 제한한다.

● 안정을 유지할 수 없는 환자의 경우에는 진정을 실시하는 경우도 있다.

간호포인트

● 촬영하는 동안 의료진은 검사실 밖에서 대기하며 음성이나 TV모니터로 환자의 상태를 관찰하고 있다. 환자에게는 너스콜 등을 통해 언제라도 외부와 연락을 취할 수 있다는 것을 설명해 놓는다.

● 조영제를 사용하는 경우는 하품, 식은 땀, 오심, 재채기, 눈이나 입, 목의 종창감 등이 나타날 수 있다는 것을 설명하고, 증상이 나타났을 때에는 참지 말고 촬영기사에게 전달하도록 환자에게 설명해 놓는다.

순서 4 조영제의 투여(조영MRI의 경우)

● 부작용이 나타난 경우에는 투여를 중지하고, 신속하게 의식상태·활력징후를 관찰하여 의사에게 보고한다.

● 아나필락시스 증상이 나타난 경우 신속하게 응급상황에 대응할 수 있도록 준비해 놓는다.

순서 5 촬영

- 정확한 영상을 얻기 위해 기사의 지시에 따르도록 설명한다.
- 조영MRI의 경우에는 조영제의 부작용 증상이 나타나지 않는지 계속해서 확인한다.

> **주의!**
> - 환자의 상태가 급변할 경우, 바로 검사실로 입실할 수 있도록 금속류는 빼놓는다.

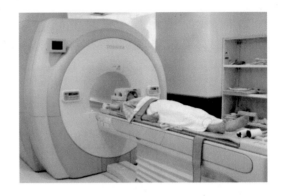

순서 6 검사 후 간호(→p.116「CT」)

- 검사 후 휠체어에 이동할 때 갑자기 일어나게 하면 기립성저혈압을 일으키고, 낙상할 위험성이 있다.
- 조영제를 사용한 경우에는 충분히 수분을 섭취하도록 지도한다.
- 조영제에 의한 과민반응(피진, 소양감, 부종, 권태감, 의식소실 등)이 나타나면, 바로 의료진에게 알리도록 지도한다.
- 뇌실·뇌조 배액관을 삽입 중인 환자의 경우, 배액회로를 확인하고 0점 조정을 잊지 않는다.
- 천자부의 지혈을 확인한다.

(蛇沢志織, 戸井田真弓)

문헌

1. 遠山香織: 검사의 의문. 묻기 어려운 뇌신경외과간호의 의문 Q&A, 石山光枝, メディカ出版, 오사카; 2011: 170.
2. 南部敏和, 山田千津子: CT와 간호. 방사선과 엑스퍼트 널싱, 宮坂和男, 道谷英子, 南江堂, 도쿄, 2005: 63-69.
3. 南部敏和, 山田千津子: MRI와 간호. 방사선과 엑스퍼트 널싱, 宮坂和男, 道谷英子, 南江堂, 도쿄, 2005: 71-78.

뇌혈관 조영술

DSA(digital subtraction angiography : 디지털감산혈관조영술)는 동맥혈관 내에 카테터를 삽입하고 조영제를 이용하여 혈관상을 X선 촬영하는 검사입니다. 뇌혈관의 형태이상의 평가·혈류상태의 파악을 목적으로 하여 실시하고, 치료방침의 결정·외과치료 전의 평가에 중요한 역할을 담당합니다. 동맥천자를 동반하는 침습적인 검사이기 때문에 실시할 때는 무균조작이 중요합니다.

Point **동맥의 접근방법(cannulation : 관삽입술)**

- 대퇴동맥천자법 : 대퇴동맥을 천자하고 X선 투시하 카테터를 선택적으로 경동맥 또는 추골동맥으로 진행시켜 조영제를 주입한다. 두개내 전역에 걸친 병변을 진단한다. 검사 후에 안정을 취해야 하므로 입원이 필요하다.
- 상완동맥·요골동맥 천자법 : 동맥경화가 심한 고령자에 있어서는 대퇴동맥천자법보다 용이한 경우도 있다.

 ## 순서 1 검사실로 이동 전① : 환자에게 설명

- 검사의 목적이나 예정을 설명하고 동의를 얻는다.
- 요오드제 알레르기의 유무, 항혈전제 복용의 유무를 확인한다.
- 동맥 천자 시의 부교감신경반사에 대해서 아트로핀 유산염 수화물을 사용하는 경우가 있기 때문에, 투여금기 질환(녹내장이나 전립선비대 등)의 기왕력이 없는지 확인한다.
- 필요시 천자부위와 그 주위를 제모한다.
- 검사의 시작시간에 맞춰 식사시간을 조정한다(일반적으로 검사 전 6시간은 금식한다).

간호포인트

- 검사 전의 처치, 검사 중, 검사 후의 안정에 관한 식사·배설방법 등을 환자가 잘 알 수 있도록 설명한다.

뇌혈관조영검사(DSA)	환자설명용지		

병명 _____ 님

설명일　년　월　일
병동 :　　과명 : 뇌신경외과
주치의 _____
간호사 _____

항목/날짜	입원일(　/　)	검사일 검사전(　/　)	검사후	퇴원일(　/　)
검사		뇌혈관조영검사(　:　)		
치료 처치	체모를 제거해 주세요.	검진복으로 갈아입고 스트레처로 검사실로 향합니다. *희망하면 요카테터를 넣습니다.	1시간 후에 모래주머니를 제거합니다. 6시간 후에 반창고를 제거하고, 안정을 해제합니다.	퇴원 전에 천자부를 소독합니다.
주사 내복	입원 전의 내복제를 확인합니다. *현재 복용하고 있는 약에 관해서는 의사의 지시가 있습니다.	검사 전 정맥주사를 시작합니다. ·검사가 오전 중일 경우 : 7시 ·검사가 오후일 경우 : 11시	주사 주입이 끝나면 제거합니다.	
식사(영양사의 지도를 포함한다)	일반식	검사가 오전 중인 경우 : 조식 금식 오후인 경우: 중식 금식	병동에 돌아온 후 물을 마실 수 있습니다. 1시간 후에 식사가 가능합니다(누운 채 먹게되므로 주먹밥 등이 나옵니다).	일반식
활동(안정도·재활·청결·배설에 관해서)	일상생활 *목욕해 주세요.	일상생활 *검사 30분 전에는 병실에 돌아가서 기다리세요.	검사 후 안정을 해제할때까지 누워있게 됩니다((이때 식사·배설도 침대 위에서 합니다). 안정해제 후, 일상생활	원내 자유
설명	의사로부터 병상이나 검사에 관해서 설명이 있습니다. 간호사가 입원·검사에 관한 안내를 합니다. 환자용 팔찌를 착용합니다.	간호사로부터 검사 후의 안정도에 대한 설명이 있습니다.	의사로부터 검사 결과의 설명이 있습니다.	퇴원 후에 관한 설명이 있습니다. ID카드·다음 외래예약표를 드립니다.
문서	입원진료계획서, 검사에 대한 동의서·설명서			퇴원증명서·퇴원진료계획표 퇴원하시는 환자분께
기타				

주 1 : 병명, 검사, 치료·처치, 약제(주사·내복), 식사, 안정도, 재활 등은 현시점에서 생각하는 것이므로, 이후에 검사 등을 진행함에 따라 변환 가능합니다.
주 2 : 입원기간 역시 현시점에서 예상되는 것입니다.

※교린대학의학부부속병원에서 사용하고 있는 것

---

column　익혀둘 만한! 기초지식

DSA검사에서 사용하는 기기

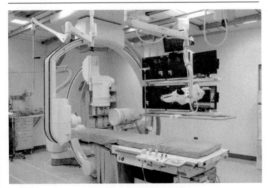

사용하는 물품

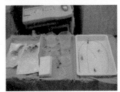
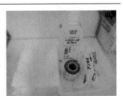

지혈용품도 잊지 않고 준비한다.

검사실로 이동 전② : 말초동맥 확인

● 천자부위를 의사에게 확인한다.
● 사지의 말초동맥의 박동을 확인하고, 표시한다.

대퇴동맥을 천자하는 경우

1. 박동을 확인한다

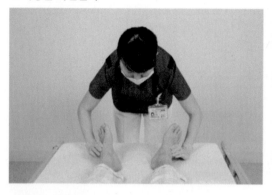

2. 표시한다

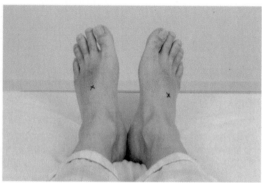

간호포인트

● 박동을 확인할 때는 양쪽을 동시에 만지는 것이 중요하다.
● 박동이 미약한 경우나 좌우차가 있는 경우에는 의사에게 보고한다.

순서 3 환자의 준비 종료 후, 검사실로 이동

- 정맥확보를 한다.
- 검사 중에는 배뇨할 수 없다는 점, 검사 후에는 침상배설을 하게 된다는 점을 환자에게 설명한다. 필요시에는 방광유치 카테터를 삽입한다.
- 환의로 갈아입고 검사실로 이동한다.
- 검사실 입실 후 검사실 간호사와의 환자정보 확인이 종료되면 검사대로 이동한다.

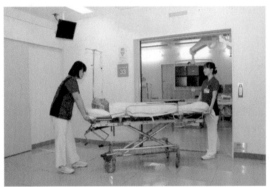 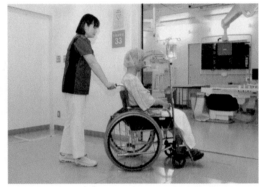

병실에서의 이동은 스트레처, 휠체어를 사용한다.

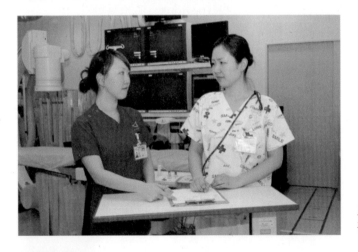

서로 직접 이야기하면서
환자 정보를 확인한다.

간호포인트

- 검사대로 이동 시에는 비계획적 탈관을 막기 위해 주사줄을 정리한다.
- CT검사와 마찬가지로 뇌실·뇌조 배액관을 삽입한 환자의 경우에는, 배액관을 잠그고 비계획적 탈관에 충분한 주의를 기울인다.
- 이동 후, 주사줄이나 배액관의 굴곡·폐색이 없는지 확인하고, 정리한다.

순서 4 모니터의 장착

●심전도모니터, 혈압계, 혈액산
  소포화도모니터를 장착한다.

주의!
● 동맥 천자 시에나 조영제 주입 시에는
  활력징후의 변화에 특히 주의한다.

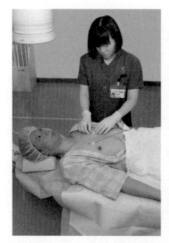 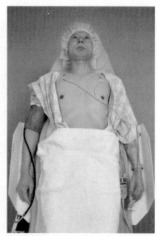

 순서 5 카테터 삽입

● 천자부위 주변을 drap로 덮고 천자부위를 포비든 요오드(povidone)로 소독한다.

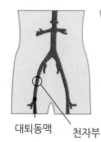 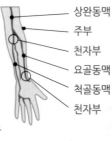

상완동맥
주부
천자부
요골동맥
척골동맥
천자부

대퇴동맥 천자부

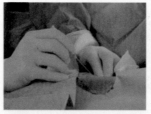 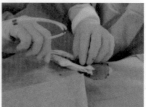

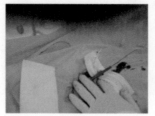 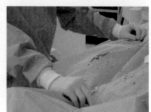

● 의사는 진정제·국소마취제를 사용
  하여 동맥을 천자한 후, 시스(sheath)
  를 삽입하고 시스를 통해 카테터를
  목적지인 동맥까지 진입한다.

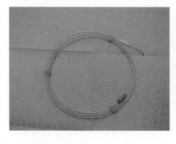 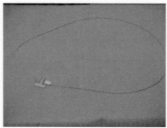

주의!
● 진정제·진통제 투여 시에는 근육
  이완이나 구토 등에 주의한다.

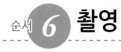

촬영

- 조영제를 주입하고 촬영한다. 조영제 주입 후에는 작열감이나 발적·오심·혈압·서맥에 주의한다.
- 촬영이 종료되면 의사가 시스(sheath)를 제거한다.

간호포인트

- 검사 중에는 환자에게 말을 건다.
- 움직이지 않도록 한다.

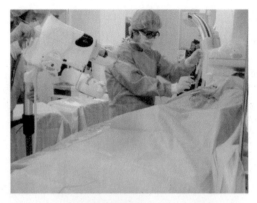

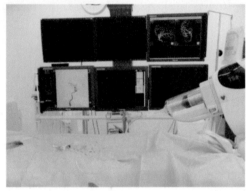

순서 7

압박지혈

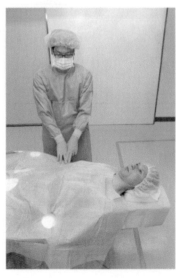

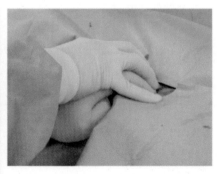

- 시스(sheath) 제거 후 10~15분 간 천자부위에 손으로 압박지혈을 실시한다.

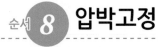

순서 8 압박고정

● 천자부에 지혈압박면(앤지오롤)과 거즈를 대고 테이프로 압박 고정한다.
● 압박고정 후 환자의 상태를 관찰하고 문제가 없으면 스트레처로 이동한다.

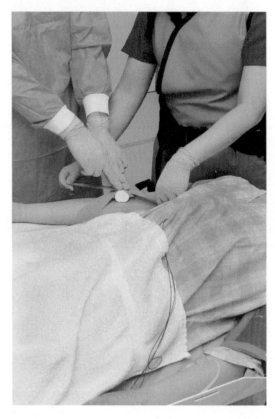

Check 검사 종료 후의 관찰항목

● 천자부위의 출혈·종창·통증·피하혈종의 유무
● 천자부 말초의 동맥 촉지의 유무
● 말초순환상태
● 활력징후
● 의식수준
● 오심·구토의 유무
● 호흡상태

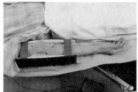

상완동맥 천자 시

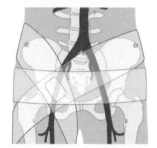

테이프로 압박 고정하는 방법

간호포인트

● 움직이지 못하기 때문에 요통이나 하지의 나른함을 쉽게 느끼게 된다. 체위변경을 시행하면 환자가 편안하게 지낼 수 있다.
● 안정상태를 유지하는 동안, 누워서라도 환자가 쉽게 음식물이나 음료수를 섭취할 수 있도록 고려한다(주먹밥으로 하거나, 부리가 긴 용기·구부러진 빨대를 준비한다).

순서 9 병실로 돌아온 후 : 안정유지를 위한 지원

● 의사의 지시에 기초하여 안정하도록 하고, 관찰한다.

● 환자에게 안정의 필요성과 절대안정 해지시간을 알려준다.

● 안정시간이나 관찰항목에 관해서 기준을 작성하여 사용하고 있는 경우도 있다.

● 피하혈종을 인식한 경우에는 의사에게 보고하고, 표시하여 확대의 유무를 관찰한다.

● 조영제의 배출을 촉진하기 위해 가능한 수분을 많이 섭취하도록 설명한다.

● 방광에 유치카테터를 삽입하지 않았던 경우에는 침상에서 배설해야 하므로 간호가 필요하다.

3 진단적 검사

대퇴동맥 카테터 수술 후 확인표 I D : 성함 : 병동 :	*1)항혈전제 사용 환자의 경우 충분히 주의하여 병태에 맞춘 지시를 한다. *2)크리니컬패스 적응인 경우에는 패스를 우선한다. *4)대퇴동맥 카테터 수기확인표에 기재한 지시를 지시실시 표에 기재·입력할 필요는 없다. *5)대퇴동맥 카테터 수기확인표에 기재한 관찰항목을 간호 경과기록용지에 기재할 필요는 없다.

수술 전체크	수술 후 지시·관찰		지혈종료시간 : 시 분					
□동의서 □항혈전제의 사용 (□있음□없음) (약제명:) □요오드알레르기 확인 (□있음 □없음) □기타 ( )	수술후지시	의사의 지시	귀실시	모래주머니 등 제거 시간(지혈이후) Dr서명:	테이프완화 시간(지혈이후) Dr서명:	테이프제거 시간(지혈이후) Dr서명:	안정해제 시간(지혈이후) Dr서명:	시술익일의 소독·관찰 Dr서명:
		접수자	서명:	서명:	서명:	서명:	서명:	서명:
		실시자	서명:	서명:	서명:	서명:	서명:	서명:
	수술후관찰항목	실시일	월 일	월 일	월 일	월 일	월 일	월 일
		실시시간	:	:	:	:	:	:
		활력징후	BP: / HR: RR: GCS·JCS:	BP: / HR: RR: GCS·JCS:	BP: / HR: RR: GCS·JCS:	BP: / HR: RR: GCS·JCS:	BP: / HR: RR: GCS·JCS:	BP: / HR: RR: GCS·JCS:
		천자부	출혈: 유 · 무 종창: 유 · 무	출혈: 유 · 무 종창: 유 · 무	출혈: 유 · 무 종창: 유 · 무	출혈: 유 · 무 종창: 유 · 무	출혈: 유 · 무 종창: 유 · 무	출혈: 유 · 무 종창: 유 · 무
		족배동맥	촉지: 양 · 불량 좌우차: 유 · 무	촉지: 양 · 불량 좌우차: 유 · 무	촉지: 양 · 불량 좌우차: 유 · 무	촉지: 양 · 불량 좌우차: 유 · 무	촉지: 양 · 불량 좌우차: 유 · 무	촉지: 양 · 불량 좌우차: 유 · 무
		신경학적 소견	마비: 유 · 무 지각: 유 · 무 창백: 유 · 무	마비: 유 · 무 지각: 유 · 무 창백: 유 · 무	마비: 유 · 무 지각: 유 · 무 창백: 유 · 무	마비: 유 · 무 지각: 유 · 무 창백: 유 · 무	마비: 유 · 무 지각: 유 · 무 창백: 유 · 무	마비: 유 · 무 지각: 유 · 무 창백: 유 · 무
		피부색/온도	청색증: 유 · 무	청색증: 유 · 무	청색증: 유 · 무	청색증: 유 · 무	청색증: 유 · 무	청색증: 유 · 무
		하지통증	통증: 유 · 무	통증: 유 · 무	통증: 유 · 무	통증: 유 · 무	통증: 유 · 무	통증: 유 · 무
		관찰자	서명:	서명:	서명:	서명:	서명:	서명:

※교린대학의학부부속병원에서 사용하고 있는 것

주의!

● 대퇴부를 천자한 경우 천자부 주위에 명확한 혈종이 형성되지 않아도, 등허리통증이 지속되고 저혈압·빈맥을 나타낸다면 후복막혈종을 일으킬 가능성이 있기 때문에 신속하게 의사에게 보고한다.

(蛯沢志織, 戸井田真弓)

문헌

1. 新見秀美, 佐藤牙美: 혈관내 치료의 술전·술후의 간호. 3스텝으로 배우는 뇌신경질환간호기술, 田村綾子, メディカ出版, 오사카, 2010: 140.
2. 田中優子, 寺田友昭: 혈관내수술. BRAIN2011; 1: 260.
3. 宮坂和男, 道谷英子 편: 혈관촬영과 간호. 방사선과 엑스퍼트 널싱. 南江堂, 도쿄, 2005: 41-46.
4. 鈴木美千代: 검사를 알기 쉽게 가르치기. 뇌신경외과 신인 너스 지도육성 매뉴얼, メディカ出版, 오사카, 2009: 246-253.

뇌척수액 검사

요추천자는 뇌척수액 채취에 의한 진단, 뇌압측정, 뇌척수액 배제시험(탭테스트), 척수강 내로의 약제투여를 목적으로 실시합니다. 척수강 내로 바늘을 삽입하기 때문에, 무균조작이 필수적입니다. 이 장에서는 병동의 처치실에서 요추천자를 하는 경우에 대해서 설명하겠습니다.

Check **뇌척수액채취가 금지되는 경우**

- 두개내압 항진증상이 있는 경우
- 출혈경향·응고이상이 있는 경우
- 천자부위에 창부감염이 있는 경우
- 순환·호흡부전이 있는 경우

순서 **1** 필요한 물품 준비

- 필요물품을 준비한다.

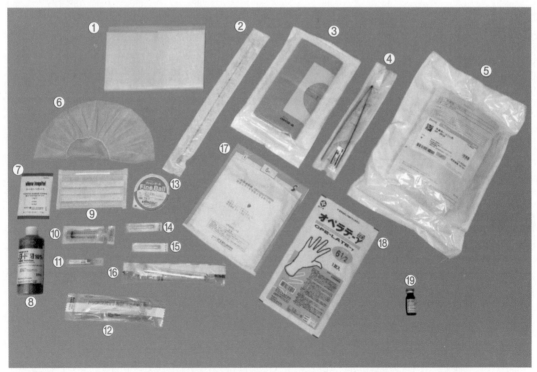

① 방수시트 ② 압봉 ③ 멸균드레이프 ④ 핀셋 ⑤ 멸균가운 ⑥ 캡(메디칼) ⑦ 반창고
⑧ 소독약 ⑨ 마스크 ⑩ 주사기 ⑪ 국소마취제 ⑫ 천자침(3-way 부착) ⑬ 멸균면구
⑭ 주사침(18G) ⑮ 주사침(23G) ⑯ 멸균시험관 ⑰ 멸균거즈 ⑱ 멸균장갑 ⑲ 조영제

순서 2 환자에게 설명하기

- 침습적 검사이기 때문에, 사전에 검사내용이나 합병증에 관해서 설명하고 동의를 얻는다.
- 검사에 시간이 걸리며, 검사 후에도 절대안정이 필요하기 때문에 미리 화장실을 다녀오게 한다.

순서 3 멸균영역 만들기

- 멸균영역을 만들고 무균조작으로 물품을 멸균영역에 준비해 놓는다.

순서 4 체위의 조정

- 측와위에서 무릎을 감싸듯이 하여 가능한 한 등을 둥글게 하도록 한다.
- 측와위를 유지할 수 없는 환자의 경우에는 간호사가 환자의 복부 쪽에 서서 환자를 감싸듯이 지지해 준다. 경우에 따라서는 2명이 지지하는 경우도 있다.
- 체위조정 후 주사줄이 꺾이거나 신체 아래에 깔려있지 않은지 확인하고 정리한다.

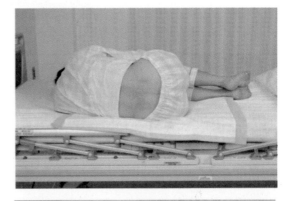

주의!

- 적절한 부위에 천자할 수 있도록 환자의 등이 침대에 직각이 되도록 한다.
- 침대의 높이는 시술자가 안정된 자세로 처치할 수 있도록 조절해 놓는다.
- 사생활 보호와 보온을 고려하여 덮개를 조정한다.

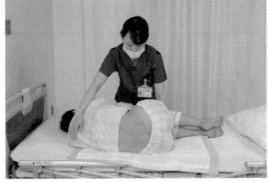

간호포인트

- 천자부위는 제3·4 혹은 제4·5 요추 사이로 한다 (정상인의 척수의 하단은 제1-2 요추 부근에 존재하기 때문이다).
- 좌우의 장골릉의 최상단을 잇는 야코비선 (Jacobysche Linie)은 거의 제4 요추를 지나가기 때문에 이를 목표로 한다.

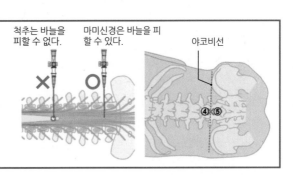

척추는 바늘을 피할 수 없다.　마미신경은 바늘을 피할 수 있다.　야코비선

④⑤

환자준비 : 의사가 천자부위의 소독을 실시한다

● 천자부위를 노출하고 시
트가 오염되지 않도록 방
수시트를 깐다.
● 의사가 천자부위를 소독
한다.

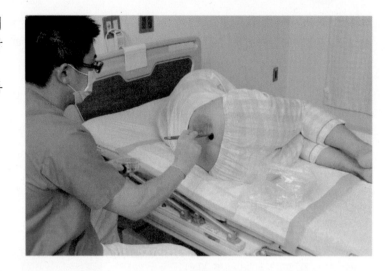

간호포인트

● 소독약이 마르는 동안에 시술자는 마스크, 모자, 멸균장
갑을 착용한다.
● 시술자가 멸균가운을 착용하기 위해 돕는다.

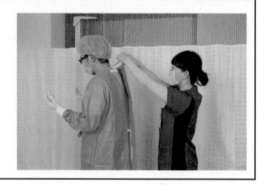

① 국소마취의 간호

● 멸균드레이프를 환자에게 덮고, 국소마취를 실시한다. 이때 시술자가 무균조작으로 마취제를 흡인할 수 있도록 보조한다.

● 마취 시 환자에게 변화가 없는지 주의 깊게 관찰한다.

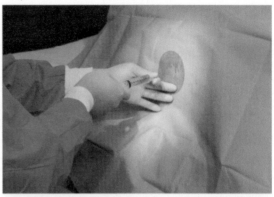

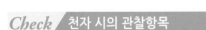

Check **마취 시의 관찰 포인트**

● 쇼크, 의식장애, 경련, 호흡정지, 심정지, 졸음, 오심·구토, 두드러기의 유무

② 천자의 간호

● 천자가 이루어지는 동안, 시술자는 환자의 상태를 관찰할 수 없기 때문에 간호사가 의식상태나 통증의 유무 등을 관찰한다.

● 환자는 자신은 볼 수 없는 등 쪽에서 처치를 받고 있기 때문에 어떤 처치가 이루어지는지 알 수 없으므로 불안해 한다. 간호사는 진행 상황을 적절하게 설명한다.

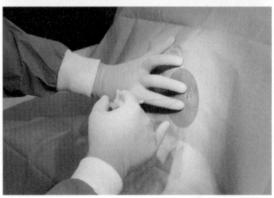

Check **천자 시의 관찰항목**

● 의식수준
● 통증, 하지의 저림·방사통, 두통, 오심·구토의 유무
● 활력징후

순서 7 의사가 뇌척수액채취를 실시할 때의 간호

① 뇌압측정
- 천자 후에는 반드시 뇌척수액의 유출을 확인한다.
- 천자침에 압봉을 연결시켜 압력측정(초압)을 실시한다.
- 뇌척수액압이 높은 경우, 뇌종양, 뇌혈관장애, 뇌농양, 수막염 등이 의심할 수 있다.

② 뇌척수액채취
- 검사항목을 확인하고 필요한 수만큼 멸균시험관을 준비하여, 멸균시험관에 뇌척수액채취를 한다.
- 채취한 뇌척수액의 양상과 양을 확인한다.

③ 뇌압측정
- 뇌척수액 채취 후, 다시 압력측정을 하고 나서 제거한다.
- 천자침이 천자되어 있는 상태(압력측정이나 뇌척수액채취 시)일 때는 환자가 움직이지 않도록 한다.

뇌압측정

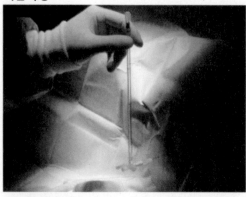

뇌척수액채취

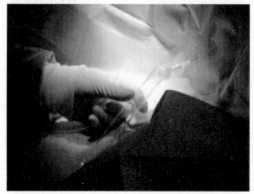

간호포인트	뇌척수액검사의 정상치
● 양상 : 무색투명	● 단백질 : 15-45mg/dL
● 뇌척수압 : 70-180mmH$_2$O	● 당 : 50-80mg/dL
● 세포수 : 5/mm³ 이하	● Cl : 118-130mEq/dL

순서 8 안정유지를 위한 지원

- 뇌척수액을 채취하고 있기 때문에 저수압성 두통을 일으키는 경우가 있다. 두부를 높게 하면 두통이 악화되기 때문에 두부의 위치를 낮게 하여 절대안정이 필요하다.
- 의사에게 안정시간을 확인하고 환자에게 안정의 필요성을 설명한다.

(蛯沢志織, 戶井田真弓)

문헌

1. 御園真琴, 有田優子, 比金麻子: 검사를 알기 쉽게 가르치기. 石山光枝 편, 뇌신경외과 신인 너스 지도육성 매뉴얼, メディカ 出版, 오사카, 2009: 261.
2. 의료정보과학연구소 편: 증후와 검사. 병이 보인다vol.7 뇌·신경 제1판. メディックメディア, 도쿄, 2011: 474.

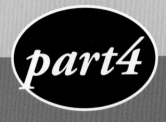

뇌신경질환과 치료

지주막하출혈
SAH : subarachnoid hemorrhage

point
- 심한 두통, 의식장애, 경련, 편마비, 오심·구토 등이 나타날 수 있다. 경부경직은 발생 직후에는 나타나지 않는 일이 많으므로 주의가 필요하다.
- 진단은 문진, 영상검사(CT, MRI, 필요에 따라 혈관조영 등)에 의해 이루어진다.
- 재출혈이 일어날 때마다 환자의 예후는 현저하게 악화되므로, 간호를 할 때는 세심한 주의가 필요하다.

지주막하출혈(SAH)이란

- 지주막하출혈(SAH)은 뇌를 덮는 지주막과 뇌의 사이에 출혈을 일으키는 질병이다.
- SAH는 여러 가지 원인에 의해 발생하지만, 최대의 원인은 뇌동맥류파열이다(그림 1).

증상

특징적인 증상

- 뇌동맥류파열 등으로 SAH가 되면 전형적으로는「지금까지 경험한 적이 없는 심한 두통」이 발생한다. 두통의 양상에 관해 자세한 청취가 필요하다.
- 의식장애, 경련, 편마비 등을 나타내는 경우도 있다.
- SAH에 의해 동맥혈이 두개 내에 충만하게 되고, 두개내압이 높아지면 구토가 동반된다.
- SAH의 신체소견으로서 유명한 경부경직은 발생 직후에는 확인할 수 없는 경우가 많아 주의를 요한다.

진찰소견

- 우선, SAH의 존재를 의심하는 것이 진단의 중요한 포인트가 된다.
- SAH의 진찰에서는 일반적인 신체소견에 덧붙여 의식장애의 평가가 중요하다.

그림 1 SAH의 원인과 구조

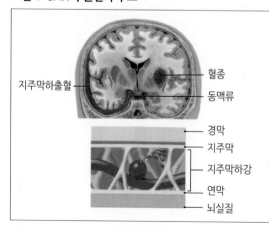

SAH의 원인이 되는 질환
- 뇌동맥류 파열
- 뇌동정맥기형(모세혈관을 지나지 않고 동맥과 정맥이 단락되어 있는 것)
- 뇌출혈
- 모야모야병(진행성윌리스동맥륜폐색 동반, 측부로인 이상혈관망=모야모야혈관의 발달)
- 뇌종양
- 뇌혈관염
- 혈액질환(백혈병, 혈우병)
- 외상(사고 등)

등

지주막하출혈 — 혈종 — 동맥류 — 경막 — 지주막 — 지주막하강 — 연막 — 뇌실질

표 1 SAH 중증도 분류(Hunt and Kosnik분류)

Grade 0	미파열 동맥류
Grade Ⅰ	무증상이나, 경한 두통, 경한 경부강직
Grade Ⅰa	급성수막 또는 뇌증상을 보이지 않지만, 고정된 신경학적 장애가 있음
Grade Ⅱ	중등도~강도의 두통, 경부경직을 보이지만, 뇌신경마비 이외의 신경학적 장애가 없음
Grade Ⅲ	경면상태, 착란상태, 또는 경도의 국소증상이 있음
Grade Ⅳ	혼미상태로 중등도~중증의 편마비가 있으며, 초기 제뇌경직 및 자율신경 장애를 동반하는 경우도 있음
Grade Ⅴ	깊은 혼수상태, 제뇌경직, 빈사(monibund)

Hunt WE. Kosnik EJ. Timing and perioperative care in intracranial aneurysm surgery. Clin Neurosurg 1974: 21: 79-89

그림 2 SAH의 두부 단순CT

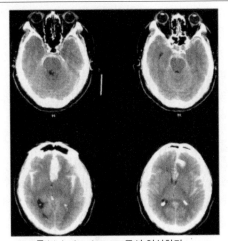

· SAH를 high density area로서 인식한다.
· 이 증례에서는 대뇌반구간열의 뇌실질 내의 뇌내출혈도 인식된다.
· 중증도 분류 Ⅳ 상태 환자의 CT

그림 3 SAH의 뇌혈관조영

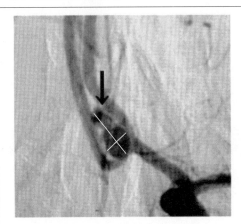

· 그림 2와 같은 환자의 뇌혈관조영.
· 전교통동맥에 뇌동맥류(직경 5mm×6mm)를 인식한다.
· 두 개의 혹처럼 부풀어 있지만, 화살표 끝의 불룩한 부분이 파열 포인트로 보인다.

● 의식장애의 정도는 SAH의 예후판정에 사용하며, 이는 중증도 분류에 나와 있다(표 1).

진단

영상검사

1. CT
● SAH진단의 기본은 두부의 단순CT촬영이다.
● SAH는 high density area(고흡수역=흰색)로서 명료하게 촬영된다.
● 선명하게 SAH의 양성소견을 나타내고 있는

경우, 간과할 가능성은 낮다(그림 2). 그러나 SAH가 경미하거나 발생 후 며칠이 경과한 경우에는 high density area가 아주 옅어서 전문의가 판독해도 판정이 곤란한 경우가 있다.

2. MRI
● 증상이나 진찰소견에 있어서 SAH가 강하게 의심되는 경우는 두부 MRI를 시행한다.
● 두부 MRI의 유용성은 높아 초급성기에서 아급성기의 지주막하출혈까지 거의 100% 가까운 감도로 촬영해낸다.

그림 4 지주막하출혈 치료의 추이

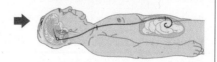

재출혈예방	뇌혈관연축의 치료	수두증의 치료
동맥류 결찰술 (clipping) 코일색전술	**약물치료** · 파스딜(fasudil)염산염수화물, 오자그렐(ozagrel)나트륨 **트리플H요법** 순환혈액량 증가, 혈액희석, 인위적고혈압 **혈관형성술** 파파베린염산염 국소동주요법	뇌실복강션트술(V-P션트) (→p.200)

3. 기타

● SAH에서는 출혈원인에 대한 빠른 검사가 필요하다.

● 뇌혈관촬영, MRA나 조영3D-CT혈관촬영 등의 뇌혈관평가를 시행한다(그림 3).

치료

● SAH의 3대 합병증(재출혈, 뇌혈관연축, 수두증)은 예후가 불량한 인자이다.

● 치료로 우선 재출혈 예방을 도모한다. 그 후 뇌혈관연축에 대한 치료계획을 세우고 만성기에는 수두증의 유무를 평가한다(그림 4).

외과치료·혈관내 치료

● 뇌동맥류파열에 의한 SAH에서는 재출혈 예방을 위해 개두술을 통한 외과적 치료 또는 혈관내 치료를 하는 것이 권장된다.

● 혼수(昏睡)상태 시는 원칙적으로 재출혈 예방 처치의 적응대상이 아니다.

뇌혈관연축의 치료

● SAH 후 뇌주간동맥에 협착이 일어나는 현상을 뇌혈관연축이라고 한다. 중등도까지의 연축이라면 증상은 일과성으로 회복되지만, 중증 연축에서는 뇌경색 상태에 빠지게 된다.

● 연축에 대한 약물치료로서 파스딜염산염수화물이나 오자그렐나트륨이 사용된다.

● 순환혈액량증가(hypervolemia), 혈액희석(hemodilution), 인위적고혈압(hypertension)으로 이루어진「트리플 H요법」도 권장된다.

● 연축한 혈관을 직접 확장하는 혈관형성술이나 파파베린염산염의 국소동주요법도 유효하다.

● 약 10-20%의 환자에게 어떠한 영속적 후유증이 생긴다.

수두증의 치료

● SAH에 의해 뇌척수액순환(특히 수액흡수능력)에 장애가 생겨서 뇌실에 수액이 저류하게 되는 것을 수두증이라고 한다. 보행장애, 요실금, 인지증양의식장애 등이 전형적인 증상이다.

● 뇌실복강션트술을 이용하여 수액을 두개내에서 복강내로 배출시킴으로써 치료한다.

장기적 문제점

● SAH에서는 예후가 양호하게 보여도 고차뇌기능장애(지남력장애나 성격변화, 인지기능의 저하 등)에 의해 일반 사회생활이 곤란해지는 경우도 있다.

● 회복기 재활요법도 중요한 의의를 갖는다.

간호 포인트

● SAH의 예후에 가장 영향을 큰 미치는 것은 재출혈이다. 초기치료 시에 과잉 자극을 환자에

게 주지 않도록 주의한다.

● 첫 번째의 출혈이 경미한 경우 적절한 치료가 이루어지면 충분한 회복을 기대할 수 있다. 그러나 재출혈이 일어나면 그때마다 예후는 현저하게 악화된다.

● SAH라고 진단받은 환자의 침대 이동, 의식상태의 확인, 정맥주사로 확보 등을 할 때는, 가능한 한 자극을 주지 않도록 세심한 주의가 필요하다.

(脊山英德)

문헌

1. 뇌졸중합동 가이드라인 위원회: 뇌졸중치료 가이드라인 2009.
   http://www.jsts.gr.jp/jss08.html
2. Hunt WE. Kosnik EJ. Timing and perioperative care in intracranial aneurysm surgery. Clin Neurosurg 1974: 21: 79-89

4 뇌신경질환과 치료

뇌동맥류
cerebral aneurysm

point
- 뇌동맥류가 존재하는 상태만으로는 무증상인 경우가 많다. 다만 발생부위·크기에 따라 국소증상이 나타날 수가 있다.
- 치료방법으로 수술(결찰술), 혈관내 치료 (뇌동맥류코일색전술) 등이 있다.
- 뇌동맥류의 파열은 지주막하출혈의 최대원인이라는 것을 항상 염두에 두고 간호를 해야 한다.

뇌동맥류란

- 지주막하출혈의 원인의 85%는 뇌동맥류 파열에 의한 것이다.
- 뇌동맥류의 대부분은 혹 모양을 하고 있으며, 동맥벽의 약한 곳에 발생한다(그림 1).
- 유전성 질환(Ehlas Danlos증후군, 마르팡증후군, 다발성낭포신 등)을 앓는 환자에게는 뇌동맥류가 발생하기 쉽다는 점, 가족 내의 발생(특히 형제자매)이 많다는 점이 알려져 있다.
- 후천적 인자로서 흡연, 고혈압, 과도한 음주 등이 있다.
- 뇌동맥류의 발생에는 다수의 인자가 복잡하게 관여하고 있다.

증상

- 보통 두개내에 뇌동맥류가 존재하는 것만으로는 증상은 나타나지 않는다.
- 동안신경을 압박하는 부위에 뇌동맥류가 커지면, 동안신경마비(안검하수나 동공부동)가 나타난다. 또 부위가 다르더라도 뇌동맥류가 아주 커지면 뇌 자체로의 압박으로 인하여 국소증상이 나타나는 경우가 있다.
- 뇌동맥류가 파열하여 지주막하출혈을 나타내면 심한 두통이 일어난다.

치료

- 뇌동맥류의 출혈 예방처치는 다음에 제시한 두 가지 방법으로 크게 나눌 수 있다.
  - **개두술에 의한 외과적 치료** : 동맥류 결찰술(clipping). 뇌동맥류를 금속제의 클립으로 끼워 넣어 재출혈을 예방하는 치료.
  - **카테터를 이용한 혈관내 치료** : 뇌동맥류코일색전술. 카테터를 이용하여 혈관의 내측에서 금속제 코일로 뇌동맥류 내를 충전(充塡)하는 치료.

그림 1 뇌동맥류의 호발부위

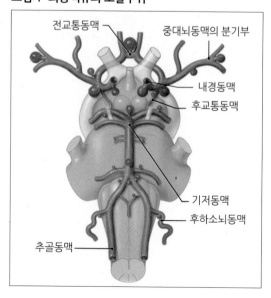

- 전교통동맥
- 중대뇌동맥의 분기부
- 내경동맥
- 후교통동맥
- 기저동맥
- 후하소뇌동맥
- 추골동맥

그림 2 동맥류 결찰술(Craniotomy, clipping)

좌내경동맥-후교통동맥 분기부의 뇌동맥류가 파열하여 일어난 지주막하출혈

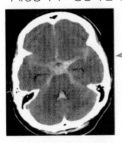

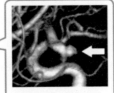

뇌혈관촬영. 화살표가 뇌동맥류이다.

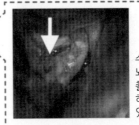

수술 중 사진. 화살표가 뇌혈류이다. 뇌혈관촬영과 같은 모양을 하고 있다는 것을 알 수 있다.

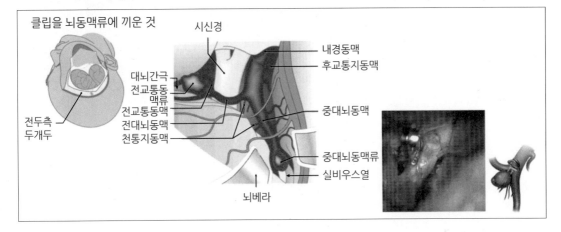

클립을 뇌동맥류에 끼운 것

시신경
내경동맥
후교통지동맥
대뇌간극
전교통동맥류
전교통동맥
전대뇌동맥
천통지동맥
중대뇌동맥
중대뇌동맥류
실비우스열
전두측두개두
뇌베라

- 어떤 치료법이 환자에 있어서 침습이 낮고 또 얻는 이익이 큰지 잘 검토하는 것이 중요하다.
- 뇌동맥류의 크기·발생한 부위에 따라서 혈관문합술을 병용하는 복잡한 치료나, 이들 치료를 단계적으로 실시하는 경우도 있다.

동맥류 결찰술(Craniotomy, clipping)

- 개두술 및 동맥류 결찰술은 전신마취하에서 시행한다. 직접 뇌동맥류를 관찰하여 클리핑한다(그림 2).

1. 장점

- 현미경 하의 미세수술로써 클립을 뇌동맥류에 끼워서 똑바로 처치한 경우라면 재출혈 예방 효과가 아주 높다. 또 처치 중에 뇌동맥류에서 출혈이 일어나도 충분한 대응이 가능하다.
- 뇌동맥류의 형태가 복잡한 경우나 뇌동맥류의 바로 옆에서 중요한 혈관이 분지하고 있는

경우라도, 현미경하에서 보면서 수술함으로써 안전한 처치가 가능하다.
- 장기적으로 봐도 근치성이 높다고 알려져 있다.

2. 단점

- 전신마취가 필요하다는 점에서 심기능 등을 포함하여 전신상태가 불량한 경에우는 수술이 곤란하다.
- 개두하기 때문에 혈관내 치료에 비해 침습성이 높다.
- 뇌동맥류가 뇌의 깊은 부위(뇌기저동맥 등)에 있는 경우는 수술이 곤란한 경우도 있다.

뇌동맥류코일색전술

- 뇌동맥류코일색전술에서는 대퇴동맥 등으로 혈관내 카테터를 뇌동맥류 안까지 도달시켜 뇌동맥류 안에 금속제 코일을 충전한다(그림 3).

그림 3 뇌동맥류코일색전술

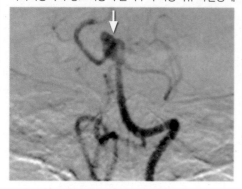

뇌기저동맥-우상소뇌동맥 분지부의 뇌동맥류 파열증례

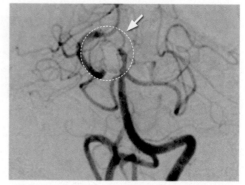

왼쪽의 뇌동맥류에 코일색전을 한 부위

뇌동맥류만 충전되고 정상 동맥은 모두 촬영되어 있다.

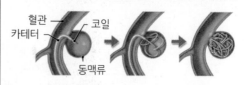

1. 장점

- 국소마취와 진정제로 치료 가능하기 때문에 고령자나 전신상태가 불량한 경우에도 시행할 수 있다.
- 카테터치료를 위한 시스(sheath) 삽입부의 절개만으로 치료가 가능하고, 침습성이 개두술과 비교할 때 낮다.
- 혈관 속으로 접근하기 때문에 개두술로 도달하기 곤란한 부위의 뇌동맥류도 치료가 가능하다.

2. 단점

- 뇌동맥류 안으로의 코일 충전율은 체적비로 30~40% 정도이고, 재출혈에 대한 예방효과나 장기적인 근치성이 동맥류 결찰술(clipping)과 비교해 낮다.
- 커다란 뇌동맥류나 뇌동맥류 옆에서 중요한 혈관이 분지하고 있는 경우, 뇌동맥류의 입구가 넓은 경우 등은 치료가 어렵다.
- 치료 중에 뇌동맥류에서 출혈이 일어난 경우 대응이 곤란할 수도 있다.

- 최근에 이들 단점을 개선한 장치(스텐트, 특수 코일 등)가 개발되어 뇌동맥류코일색전술의 적용이 확대되고 있다.

간호 포인트

- 동안신경마비(동공산대·안구운동장애·안검하수 등)의 출현은 뇌동맥류의 절박파열(impending rupture)의 표시이며, 신경학적인 검진이나 신속한 영상검사가 필요하다.
- 지주막하출혈의 대부분은 매우 강한 돌발적인 두통으로 발생하지만, 기운이 없거나, 오심·구토, 의식장애, 경련, 때로는 편마비(출혈이 주로 뇌실질내에 일어난 경우)등으로 발생하는 경우도 있다.
- 뇌동맥류를 가진 환자를 간호할 때는 항상「뇌동맥류 파열이 일어나지 않았는지」를 염두에 두고 관찰할 필요가 있다.

(脊山英德)

뇌경색
cerebral infarction

point
- 뇌경색의 원인은 폐색패턴(동맥경화 등)과 막힘패턴(심원성 뇌색전증, artery to artery색전증) 등으로 크게 나뉜다.
- 뇌동맥 폐색에 의한 증상은 장애가 생긴 뇌의 기능국재에 따라 결정되기 때문에, 증상으로 장애부위를 대체적으로 추정할 수 있다.
- 치료로서 t-PA정주요법, 두개내압제어(침투압이뇨제, 과환기, 뇌저체온요법·바비튜레이트 등), 재발예방 등이 행해진다.

뇌경색이란

- 뇌동맥의 폐색 또는 협착 때문에 뇌조직의 산소나 영양이 부족하게 되고, 괴사에 빠지는 것을 뇌경색이라고 한다.
- 뇌경색은 원인에 의해 다음의 두 종류로 크게 나눌 수 있다(그림 1).
  · 동맥경화 등으로 동맥이 좁아지며 폐색하는 패턴.
  · 혈전이나 동맥경화의 플라크(색전자)가 흘러와서 막히는 패턴.
- 막힘패턴은 색전자가 흘러오는 부위에 따라 다시 다음의 두 가지로 나뉜다.
  · **심원성 뇌색전증(cardiac source)** : 심장에서 혈전이 흘러오는 경우(그림 1 : A-C).
  · **artery to artery색전증** : 대동맥이나 경부경동맥 등 근본이 두꺼운 동맥으로부터 플라크가 흘러오는 경우.

증상

- 뇌동맥의 폐색에 의한 증상은 장애가 생긴 뇌의 기능국재에 따라 결정된다.
- 뇌의 해부와 기능이나 역할을 입체적으로 이해할 수 있게 되면 병태를 심도 있게 파악할 수 있다.

중대뇌동맥의 폐색에 의한 증상

- 운동·감각의 영역에 영향을 주는 중대뇌동맥의 폐색에서는 반대측의 운동마비나 감각장애가 나타난다.
- 좌중대뇌동맥은 언어영역에 영향을 주기 때문에 폐색으로 실어증이 나타난다.
- 우중대뇌동맥의 폐색에서는 좌반측공간무시가 나타난다.
- 좌우에서 증상이 다른 것은 좌우의 뇌기능의 차이에 의한 것이다.

추골·뇌기저동맥의 폐색에 의한 증상

- 추골뇌기저동맥은 뇌간을 담당한다.
- 뇌간의 장애에 따라 나타나는 증상은 특징적인 것이 많기 때문에, 증상으로 어느 부위에 장애가 발생하였는지 추측할 수 있다.
- 유명한 연수외측증후군(왈렌버그 증후군, Wallenberg's syndrome)에서는 운동마비가 없는 교대성감각장애를 나타낸다. 장애가 있는 측의 안면에 온통각장애가 확인되고, 목 아래는 반대 측에 온통각장애가 확인된다.
- 위의 특징적인 증상에 더하여 현기증이나 언어장애가 있으면 연수외측의 장애라고 대체적으로 진단한다.

그림 1 뇌경색의 호발부위

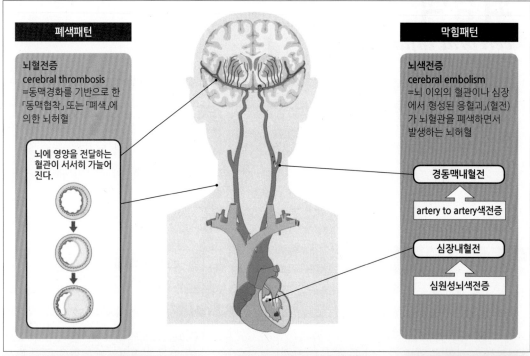

폐색패턴

뇌혈전증
cerebral thrombosis
=동맥경화를 기반으로 한
「동맥협착」 또는 「폐색」에
의한 뇌허혈

뇌에 영양을 전달하는
혈관이 서서히 가늘어
진다.

막힘패턴

뇌색전증
cerebral embolism
=뇌 이외의 혈관이나 심장
에서 형성된 응혈괴」(혈전)
가 뇌혈관을 폐색하면서
발생하는 뇌허혈

경동맥내혈전

artery to artery색전증

심장내혈전

심원성뇌색전증

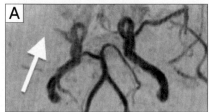

우중대뇌동맥 급성폐색의 증례. 화살표에서 우중
대뇌동맥이 단절되어 있다. 심방세동에 의한 심
원성뇌색전증.

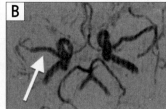

A 의 1주일 후의 MRA. 단절되어 있
던 우중대뇌동맥이 자연스럽게 재개통
되어 있다.

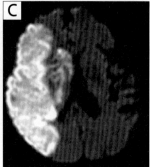

A B 의 뇌경색이미지. 우중대뇌
동맥 영역에 광범위한 뇌경색이 확
인된다.

치료

t-PA정주요법

● 발생 후 4, 5시간 이내에 치료 가능한 뇌경색
에 대해, 유전자 재조합 조직플라스미노겐활
성인자(tissue plasminogen activator : t-PA)를
정맥 내로 투여한다.

● t-PA정주요법은 뇌에 장애가 생기기 전에 동
맥 내의 혈전을 재개통시키는 것으로 뇌경색

의 진전을 막으려는 치료법이다.

● t-PA정주요법은 이전에는 「3시간 이내에 치료
가능」하다고 되어 있었지만, 2012년 8월 31일
부터 발병 4, 5시간까지 t-PA정주요법을 시행
하는 것으로 변경되었다. 또한 t-PA정주용법
의 효과를 얻을 수 있는 것은 투여 후 2시간 정
도까지이다.

● 현재, 투여 후에 증상의 개선을 얻을 수 없는
증례에 카테터에 의한 혈전제거 장치를 이용

한 혈행재건술을 병용하도록 하고 있다.

두개내압조절

● 중증 뇌경색의 치료에는 「두개내압조절」이 중요하다.

● 우선적으로 실시하는 치료법으로 삼투압이뇨제의 투여가 있다. 혈액의 삼투압을 올려 혈관 밖의 수분을 혈관 내로 재흡수하는 것으로 뇌부종을 경감시키는 치료법이다.

● 과환기(hyper ventilation)에 의한 뇌혈관수축으로 뇌의 용적을 감소시킬 수 있다. 과환기의 효과는 빠르게 발현되므로, 두개내압 항진 시에 우선적으로 행해지는 대응방법 중 하나이다. 다만 장기간에 걸쳐 과환기를 시행하면 국소적인 순환장애를 일으켜서, 뇌손상이 더욱 확대될 위험성이 있다.

● 저체온요법(hypothenmia)이나 바비튜레이트요법은 뇌의 대사를 저하시키는 것으로 두개내압의 조절에 이용된다. 그러나 이 치료법들은 뇌 보호에는 유용하지만, 몸에는 부담이 크다. 그래서 폐렴이나 전해질이상의 발생, 순환상태의 불안정 등이 발생하므로 세심한 전신상태의 관리가 필요하다.

● 위의 내과적 치료로는 한계가 있는 경우, 개두감압술이나 뇌척수액배액 등 외과적 치료를 병행한다.

간호 포인트

● 본 항에서는 t-PA정주요법과 두개내압조절로 내용을 압축하여 서술하였다.

● 뇌경색의 치료에는 간호사를 중심으로 한 의료진이 팀으로 움직이는 의료가 제공되어야 충분한 치료효과를 얻을 수 있을 것이다.

(春山英德)

문헌

1. 뇌졸중합동 가이드라인 위원회: 뇌졸중치료 가이드라인 2009.
http://www.jsts.gr.jp/jss08.html

4 뇌신경질환과 치료

일과성뇌허혈발작
TIA : transient ischemic attack

point
- TIA는 뇌경색의 전조로서 파악할 수 있는 일과성 신경학적 이상증상이다. 조기발견·치료가 이루어지면 뇌경색의 발생률은 감소한다.
- TIA의 대표적 증상으로서 일과성 흑내장, 편마비, 힘이 빠지는 증상, 구음장애 등을 들 수 있다.
- 치료를 위해 항혈전제 투여가 행해지고, 심원성인 경우에는 항응고요법, 비심원성인 경우는 항혈소판제 투여가 선택된다.

일과성뇌허혈발작(TIA)이란

- TIA는 1950년경부터 주목을 받아 1951년에 피셔에 의해 명명된 질환이다. 마비나 언어장애 등의 허혈성 국소 신경증상이 일과성으로 일어나는 것으로 뇌경색의 전단계로 알려졌다.
- 1990년경부터 영상검사의 진보 등에 따라 병의 원인에 근거한 치료제 선택 역시 발전하게 되었고, 아테롬(atherom) 혈관병변이 원인인 경우에는 항혈소판제가 유효하다고 알려졌다.
- 2000년경에는 대부분의 뇌경색 환자가 전구 증상으로서 TIA를 일으켰다는 것, 게다가 TIA 증상의 발병으로부터 며칠 이내에 뇌경색이 인지되는 경우가 많다는 것이 판명되었다. 또한 TIA를 인지하고 나서 초급성기에 항혈소판제 등을 도입하는 치료를 하면, 뇌경색 발생률이 감소한다는 것을 알게 되어 TIA 조기치료의 중요성을 인식하게 되었다.
- 미국에서는 24시간 이내에 증상이 소실되면 TIA라고 정의했던 시기가 있다. 그러나 24시간 이내에 증상이 소실되어도 MRI 등의 정밀검사에서는 새로 뇌경색이 나타나 있는 경우가 있어서, 지금까지 TIA라고 여겨온 증례라도 실제로는 뇌경색을 일으키고 있을 가능성이 있다는 것이 지적되었다. 그래서 최근에는 명확한 시간개념을 제외하고 영상진단으로 급성기 뇌경색을 인지할 수 없으면서 동시에 단시간에 증상이 소실되는 신경학적 기능이상을 TIA로 하자는 주장이 제기되고 있다.

조기진단·치료의 필요성

- TIA는 뇌경색의 전조이고, 적절한 치료가 이루어지지 않으면 뇌경색으로 발전할 가능성이 있기 때문에, 조기진단과 치료가 필요하다. 그러나 아무것도 하지 않더라도 상태가 나아지기 때문에 환자가 의료기관을 방문하는 경우가 적게 나타난다.
- 영국에서 이루어진 연구에서는 관련된 의사가 TIA를 발견한 경우 바로 전문시설을 소개했더니, 뇌경색의 발생률이 감소했다고 하는 보고가 있다. 유럽에서는 TIA가 구급질환이라는 개념이 보편화되어 있지만, 아직까지 일본에서는 환자가 증상을 경험하거나 클리닉을 방문해도 적절한 의료기관의 소개가 이루어지지 않는 것이 현 상황이다.
- 관련된 의사가 TIA 증상이라고 생각하면 신속하게 환자에게 전문의가 있는 의료기관을 소개할 필요가 있다. 또 구급의는 TIA의 존재를 항상 염두에 두고, 증상이 사라졌다고 해서 섣불리 귀가시키지 않는 것이 중요하다.

표 1 TIA의 구체적 증상

망막의 허혈	● 일과성 흑내장(amaurosis fugax) : 한쪽 눈만 잘 보이지 않고 암흑감이 일과성으로 느껴지는 것. 흑내장이라고 하지만 실제로는 안개가 낀 것처럼 느껴거나 팔랑팔랑 거리는 무언가가 간헐적으로 보이는 등, 시야협착·시야장애를 느끼는 방식은 여러 가지이다.
척수·국소뇌의 허혈	● 편마비 : 상하지의 반신마비(안면을 포함한다)는 뇌에 의한 마비증상일 가능성이 높다. 또 단마비여도 TIA의 증상일 가능성이 있다. ● 힘이 빠지는 증상 ● 구음장애 : 중추성안면신경마비 등에 의해 말하기가 힘든 증상. 극히 경도의 안면신경마비로서 겉으로 보았을 땐 마비인지 알 수 없는 경우라도 환자는 말하기에 어려움을 느끼는 경우가 있다. ● 감각장애 : 경추증이나 말초신경장애라도 감각장애가 일어나는 일이 있어서, TIA와의 감별에는 전문가의 진찰이 필요하다. 같은 측의 구순과 상지의 이상감각은 TIA의 가능성을 시사한다. ● 저림

증상

● 2009년 미국심장협회(American Heart Association)는 「TIA란 국소뇌, 척수, 망막의 허혈에 의한 일시적인 신경학적 이상증상이고, 급성뇌경색의 증거가 없는 상태」라는 지침을 제시했다. 구체적인 증상이 표 1에 나와 있다.
  · **망막의 허혈** : 한쪽 눈만 시야·시력장애로서 발병하는 일과성 흑내장(amaurosis fiigax)
  · **척수·국소뇌의 허혈의 증상** : 편마비나 힘빠짐, 구음장애
● 뇌의 허혈에 의한 감각장애나 저림이 일과성으로 보이는 경우가 있으나, 뇌허혈에 의한 것이라고 판단하는 데에는 전문가의 진단이 필요하다.

치료

내과적 치료

● TIA의 증상이 나타난 경우 가급적 신속하게 항혈전제를 투여하는 것이 바람직하다.
● 심원성TIA(지속성 또는 발작성심방세동이 나타나며, 심내혈전이 뇌경색의 원인인 경우)는 항응고요법(와파린칼륨 등)이 필요하다.
● 비심원성인 TIA(아테롬혈전성뇌경색이나 열공뇌경색)에서는 항혈소판제(아스피린, 플라빅스, 실로스타졸 등)가 필요하다.

표 2 ABCD²score

A	age : 연령
B	blood pressure : 혈압
C	clinical feature : 임상증상
D	duration : 증상의 지속시간 diabetes : 당뇨병의 병력

Johnston SC.et al: Validation and refinement of scores to predict very early stroke risk after transient ischemic attack. Lancet. 369. 283-292. 2007. 인용

● TIA의 증상이 나타나도 영상소견이 명확하지 않기 때문에 전문가가 아니면 의사마다 진단능력에 큰 차이를 나타내게 된다. 그래서 항혈소판제 투약의 시비를 가리는데 참고되는 서구에서 널리 이용되고 있는 스코어링 「ABCD²score(표 2)」를 사용하여 뇌경색의 발생 위험성을 평가하고 있다.

외과적 치료

● TIA가 발생한 환자 중에 외과치료의 적응대상이 되는 경우는 경부에서 두개내의 주간 동맥협착성 병변에 기인하는 아테롬혈전성뇌경색이다. 그 중에서도 경동맥협착이 고도, 또는 궤양성 병변을 합병하는 중등도 이상의 협착이 발생한 증례는 외과치료를 실시하여 뇌경색예방으로 연결하는 일이 많다.
● 외과치료의 방법으로 경동맥내막박리술(carotid endarterectomy : CEA)이나 경동맥스

텐트유치술(carotid artery stent :CAS)이 있다.

● 경동맥폐색 또는 두개내 중대뇌동맥의 협착·폐색증례에 관해서는, 뇌혈류나 뇌혈관반응성이 저하된 것에 한해 혈관문합술(천측두동맥-중대뇌동맥문합술)이 행해진다.

● 두개내의 협착성 병변에 관해서는 내과적 치료에 반응하지 않는다면 혈관내 수술이 시행되는 경우가 있다.

간호 포인트

● TIA의 증상은 내원 시에 소실되어 있는 일이 많다. 혈압을 측정하고 어떤 증상이었는지, 증상이 몇 시간 지속됐는지 잘 확인해두는 것이 중요하다.

● 최근에는 혈전용해요법 등 초급성기의 치료가 서서히 증가하고 있다. 그러나 발생 후 의료기관에 내원하기까지의 시간이 길어, 그 혜택을 받고 있는 환자는 아직 소수이다.

● TIA 증상을 간과하지 말 것, TIA라고 생각되면 바로 전문가가 있는 의료기관을 방문하게 하는 것이 중요하다. 이것은 곧 혈전용해요법을 적용받는 환자의 확대로 이어지기 때문이다.

(岡村耕一)

뇌출혈
brain hemorrhage

point
- 뇌출혈은 고혈압이 원인으로 생기는 경우가 많다(고혈압성뇌출혈).
- 고혈압성 뇌출혈은 피각, 시상, 피질하, 소뇌, 뇌간 등에 발생하는 일이 많지만, 발생부위에 따라 나타나는 증상이 달라진다.
- 치료법은 경증례나 중증례(심혼수례)에서는 내과적 치료법이, 중등도이며 기능예후나 의식장애의 개선이 예상되면 외과적 치료법이 선택되는 경우가 많다.

뇌출혈이란

- 뇌출혈은 갑자기 뇌실질을 파괴하여 뇌내를 출혈성분으로 점거하는 질환이다(그림 1). 뇌졸중 전체 중 약 20%에 못 미치는 빈도로 발생한다.
- 뇌출혈의 원인으로 고혈압이 기본적으로 있는 경우가 많다. 고혈압성 이외의 원인으로는 혈관기형이나 종양, 외상, 교원병, 응고이상증 등이 있으며 치료법은 각각 다르다.
- 최근에는 항혈전제 등을 복용하는 환자가 많은데 이런 환자에게 발생한 뇌출혈은 악화되기 쉬우며 예후도 나쁘다.

- 치료법으로서 기능예후나 의식장애의 개선이 예견되면 외과적 치료법이 선택되는 경우가 많고, 증상이 경미하거나 중증일 때는 내과적 치료법이 선택된다.
- 이 장에서는 주로 고혈압으로 인한 뇌출혈증례에 대해서 서술하였다.

증상

- 뇌출혈이 발생하는 부위에 따라서 나타나는 증상도 달라진다.
- 고혈압성 뇌출혈이 고빈도로 출현하는 부위로

그림 1 뇌출혈의 소견

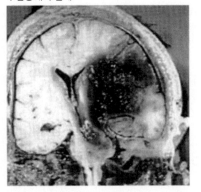

두부CT영상   부검증례의 실제

그림 2 고혈압성 뇌출혈의 호발부위

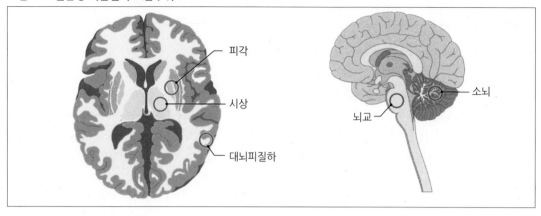

그림 3 교린의과대학부속병원에서의 뇌출혈 증례의 내역(4년간)

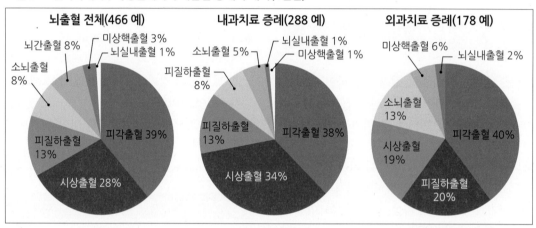

서 피각, 시상, 피질하, 소뇌, 뇌간 등이 알려져 있다(그림 2). 교린의과대학부속병원에서의 뇌출혈 증례의 내역은 일반적인 뇌출혈의 발생빈도와 비교하면 약간 뇌간출혈이 많다(그림 3).

피각출혈(putaminal hemorrhage)

● 뇌출혈 중에서 가장 많이 보이고 뇌출혈 전체의 40%나 차지한다.

● 출혈이 내포전각·후각이나 시상에 미치면 마비나 감각장애, 그 위에 의식장애가 발생하고 중증화되는 경우가 많다.

시상출혈(thalamic hemorrhage)

● 뇌출혈 전체의 30% 정도를 차지한다.

● 증상으로는 저림·감각장애 등이 많다. 출혈량이 많으면 마비나 의식장애도 발생한다.

● 저림 등이 심하게 후유증으로서 남는 경우가 있다.

● 혈종이 뇌실을 압박하거나 뇌실 안까지 출혈이 미친 경우에는 급성수두증이 발생하고, 배액이나 내시경수술이 고려된다.

피질하출혈(subcortical hemorrhage)

● 뇌출혈 전체의 10% 정도를 차지한다. 증상이 가볍고 예후가 양호한 예가 많다.

● 대뇌피질의 바로 아래인 피질하에서 출혈이 인지된다.

● 뇌표면에서 출혈까지의 깊이가 1cm 이내로, 혈종제거에 의해 증상개선이 예견되는 경우

수술을 고려한다.

소뇌출혈(cerebellar hemorrhage)

- 뇌출혈 전체의 10% 정도를 차지한다.
- 현기증, 구토, 두통 등의 증상이 많다.
- 혈종이 크면 뇌간을 압박하고 뇌실 안까지 출혈이 미쳐 의식장애가 출현한다.
- 혈종의 크기가 3cm 이상이면 수술을 고려한다.

뇌교출혈(pontine hemorrhage)

- 뇌출혈 전체의 10%에 약간 못 미친다.
- 갑자기 의식장애가 보이고, 호흡장애·마비를 동반하며, 생명이 위험한 경우가 많다.
- 혈종의 제거는 곤란하며 급성수두증이 확인된 경우에는 배액을 고려한다.

치료

- 뇌출혈 급성기에는 수술에 의한 혈종제거나 혈압강하제에 의한 혈압관리가 행해진다.
- 혈소판이나 혈액응고계의 이상을 동반하고 출혈경향이 확인된 경우에는, 혈액제제(혈소판이나 신선동결혈장 등)의 투여를 고려한다.
- 임상현장에서 투여되는 기회가 많은 항플라스민제의 사용에는 충분한 과학적 근거가 없다.
- 뇌출혈량이 많은 경우라면 두개내압 항진의 경감을 목적으로 하여 고장글리세롤의 투여도 권장한다.

치료법의 선택

- 앞서 서술한 바와 같이 중증도가 중등도이고 기능예후나 의식장애의 개선이 예견되면 외과 치료법이 선택되는 경우가 많고, 증상이 경미하거나 중증일 때는 내과적 치료법이 선택된다. 그러나 그 구분은 논의의 여지가 많아 외과적 치료가 뛰어나다는 명확한 유효성은 아직까지 확인된 바가 없다.
- 외과치료나 내과치료의 선택에 있어서는 환자 연령이나 발생 전의 일상생활 자립도, 뇌졸중의 기왕력, 응고능(항혈전제 복용상황), 환자 본인의 의사, 가족의 의향 등 환자를 둘러싼 상황 전체를 생각한 후에 뇌졸중 치료 지침(표 1)에 따라 치료를 하고 있다.
- 최근에는 내시경을 이용한 혈종제거 등이 이루어지고 있으며, 시상출혈·미상핵출혈·뇌실내출혈 등으로 뇌실 안으로의 혈액이 흘러들어간 양이 많은 경우에는, 폐쇄성 수두증의 개선을

표 1 고혈압성뇌출혈의 수술적응(뇌졸중치료 가이드라인 2009에서 인용)

> **권장**
>
> 1. 뇌출혈의 부위에 관계없이 혈종량 10mL 미만의 소출혈 또는 신경학적 소견이 경도인 증례는 수술의 적용대상이 아니다(D등급). 또 의식수준이 심혼수(Japan Coma Scale : JCS에서 III-300)인 증례에 혈종제거를 권할 근거는 없다(C2 등급).
> 2. 피각출혈 : 신경학적 소견이 중등도이고, 혈종량이 31mL 이상이며 동시에 혈종에 의한 압박소견이 고도인 피각출혈에서는 수술을 고려해도 좋다(C1 등급). 특히 JCS에서 II-20~30 정도의 의식장애를 동반하는 경우에는 정위적뇌내혈종제거수술이 권장된다(B 등급).
> 3. 시상출혈 : 급성기의 치료로서 본증에 혈종제거만 권할 근거는 없다(C2 등급). 혈종의 뇌실내출혈이 동반되는 경우에 뇌실확대가 심할 경우 뇌실배액술을 고려해도 좋다(C1 등급).
> 4. 피질하출혈 : 뇌표로부터 깊이가 1cm 이하인 것에서는 특히 수술의 적용을 고려해도 좋다(C1 등급). 수술방법으로서 개두혈종제거술이 권장된다(C1 등급).
> 5. 소뇌출혈 : 최대경이 3cm 이상인 소뇌출혈에서 신경학적 증후가 악화되고 있는 경우, 또는 소뇌출혈이 뇌간을 압박하여 뇌실폐쇄에 의한 수두증을 일으킨 경우에는 수술을 적용한다(C1 등급).
> 6. 뇌교출혈 : 급성기의 뇌간출혈례에 혈종제거만 권할 근거는 없다(C2 등급). 뇌간출혈 중에 뇌실내출혈이 주체이고, 뇌실확대가 심한 경우에는 뇌실배액술을 고려해도 된다(C1 등급).
> 7. 성인의 뇌실내출혈 : 뇌혈관의 이상에 의해 발생하는 가능성이 높아 혈관촬영 등으로 출혈원을 확인하는 것이 바람직하다(C1 등급). 급성수두증이 의심되는 것은 뇌실배액을 고려한다(C1 등급).

뇌졸중합동 가이드라인 위원회 (篠原幸人, 小川彰, 鈴木則 외): 뇌졸중치료가이드라인2009. 協和企画, 도쿄, 2009.

목적으로 하여 뇌실내의 혈종제거가 이루어지고 있다.

● 내시경적 혈종제거술은 침습이 적기 때문에 피각출혈이나 소뇌출혈에도 시행되는 일이 있다. 다만, 항혈전제를 복용하고 있는 경우에는 지혈이 곤란해지기 때문에 개두술이 우선시된다.

간호 포인트

● 경과 중에 뇌출혈이 심해지고 증상이 악화되는 경우가 있다. 혈압을 포함한 활력징후나 마비 등 신경증상의 변화를 간과하지 않는 것이 중요하다.

● 급성기를 지나면 내과적 치료만 하고 있는 경우에도 혈종이 줄어들어 정상 뇌로의 압박이 경감되며, 재활요법을 통한 뇌의 가소성(원래로 돌아가려는 힘)에 따라, 의식이나 신경기능이 회복되는 경우가 많다. 그러나 출혈량이 많거나 뇌간출혈인 경우 파괴성 병변인 뇌출혈의 성질로부터 예후가 나빠 회복을 하더라도 심각한 후유증이 남는다.

● 중증의 경우 수술 적응결정이나 치료효과의 의의에는 생명윤리적인 요소가 포함되어 있다. 따라서 치료선택은 신중하게 할 필요가 있으며, 환자나 가족에 대한 정신적인 간호가 요구되는 경우가 있다.

(岡村耕一)

문헌

1. 뇌졸중합동 가이드라인 위원회 (篠原幸人, 小川彰, 鈴木則 외): 뇌졸중치료가이드라인2009. 協和企画, 도쿄, 2009.

급성 경막하혈종
ASDH : acute subdural hemotoma

point

- 외상(고령자의 경우에는 낙상이, 젊은 층에는 교통사고가 많다)등의 원인에 의해 경막하강(지주막과 경막의 사이)에 혈종이 형성되는 병태이다. 뇌손상을 동반하는 경우 사망률도 높다.
- 증상으로서 볼 수 있는 것은 동공부동, 편마비, 경련, 두개내압 항진에 의한 두통·구토 등이다. CT로 초생달형이나 볼록렌즈형의 소견이 많이 보인다.
- 치료로서 쇼크예방·소생, 두개내압조절(수술, 삼투압이뇨제의 투여, 두부의 거상, 과환기요법, 바비튜레이트(barbi turate), 저체온요법 등)이 행해진다.

급성 경막하혈종이란

- 뇌의 상층에는 연막·지주막·경막·뼈가 존재한다. 어떠한 원인에 의해 지주막과 경막의 사이, 즉 경막하강에 급격하게 혈종을 형성한 상태가 급성 경막하혈종이다.
- 급성 경막하혈종은 전두부 외상의 1~5%, 그 중에서도 외상성 두개내혈종의 30~40%를 차지한다. 급성 경막외혈종과 뇌내혈종의 합병은 5% 정도이다.
- 급성 경막하혈종은 뇌표의 혈관의 손상에 의해 출혈하는 경우와 가교정맥의 손상에 의해 출혈하는 경우가 있다(그림 1). 전자는 뇌손상을 동반하는 일이 많아 사망률도 높다.
- 출혈원으로는 피질의 소동맥이 많다. 다만, 정맥성·뇌좌상으로부터의 출혈도 있다.
- 일반적으로 고령자에게 호발하지만, 외상 기전별로 구분하면 낙상이 고령자에게 많고 교통사고는 젊은 층에게 많다. 성별로는 외상을 입을 기회가 많은 남성에게 많다.

증상

- 외상 직후부터 의식장애를 나타내는 일이 많고, 의식명료기(lucid interval)가 있는 증례는

그림 1 경막하강이란

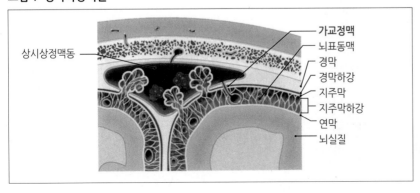

상시상정맥동
가교정맥
뇌표동맥
경막
경막하강
지주막
지주막하강
연막
뇌실질

약 1/3이다. 의식명료기는 경막외혈종과 비교하면 짧다.

- 혈종의 크기에 따르지만, 혈종이 큰 경우 동공부동, 편마비, 경련을 나타낸다.
- 동공부동은 보통 같은 쪽에 확인되지만 반대측에 나타나는 경우도 있다.
- 편마비는 혈종과 반대측인 경우가 많지만 동공부동과 마찬가지로 혈종과 같은 쪽에 확인되는 경우도 있다.
- 두개내압 항진에 의한 두통이나 구토를 나타내는 경우가 있다. 경련을 인지하는 경우도 있다.

진단

- 두부X선 영상소견에서는 반 이상에서 골절이 동반된다.
- 두부CT에서 두개골 바로 아래에 초생달형 혹은 볼록렌즈형의 고흡수역(=흰색)을 보이는 경우가 많지만, 혼합흡수역(=회색)인 경우도 적지 않다. 출혈이 많은 경우에는 정중전위 (midline shift)를 수반한다(그림 2).
- 혈관촬영에서는 혈종부위에 합쳐진 무혈관영역이 확인된다. 출혈이 많은 경우는 전대뇌동맥, 중대뇌동맥 등의 전위(shift)가 확인된다.

치료

초기치료

- 쇼크의 예방·소생은 두개내병변에 우선한다. 두부외상이 동반 시에는 수축기혈압(SBP) 120mmHg 이상, 평균혈압(MAP) 90mmHg 이상, 뇌관류압(CPP) 60~70mmHg 이상, 헤모글로빈(Hb) 10g/dL 이상에서의 관리가 요망된다.
- 대부분의 혈압강하제는 두개내압 항진을 초래할 수 있지만, 칼슘길항제인 딜티아젬염산염은 두개내압의 영향이 적다고 알려져 있다.
- 급속한 뇌탈출(brain herniation)에는 D-만니톨의 급속점적정주로 대처한다.
- 두개내압 관리를 위해 두개내압 모니터를 유치한다. 두개내압의 치료를 시작하는 기준치는 15~25mmHg가 바람직하다고 알려져 있다.

혈종에 대한 수술

- 혈종 중에서 수술 적응대상은, ① 혈종의 두께가 1cm 이상인 것, ② 명확한 뇌의 압박소견이 있는 것, ③ 혈종에 의한 신경증상을 나타내는 것, ④ 신경증상이 급속히 진행되는 것 등이다. 보통, 뇌간기능이 완전히 정지하고 장시간 경과한 경우에는 수술의 적응증이 되지 않는다.

그림 2 급성 경막하혈종의 CT영상

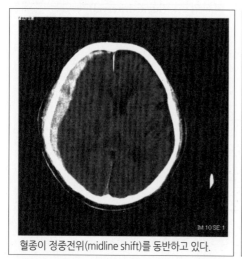

혈종이 정중전위(midline shift)를 동반하고 있다.

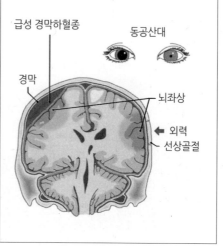

급성 경막하혈종
동공산대
경막
뇌좌상
외력
선상골절

- 수술은 개두술에 의한 혈종의 제거 및 출혈원의 지혈이 원칙이지만, 감압을 시도하는 경우도 있다.
- D-dimer가 상승해 있는 경우는 혈종이 응혈하지 않는 경우가 많아, 천두를 통한 일시적인 혈종배출과 두개내압 모니터로 두개내압을 관리하면서, 응고계의 이상이 회복된 후 개두술을 하는 경우도 있다.
- 응고계의 이상에는 신선동결혈장 등을 투여한다.
- 혈종의 배출 시, 급격한 혈압저하를 일으킨 증례가 있기 때문에 혈압관리에는 충분한 주의를 기울인다. 혈종제거 후에 외감압을 하는 경우도 있다.

수술 이외의 치료법

- 수술 이외의 두개내압 관리의 방법에는 삼투압 이뇨제의 투여, 두부의 거상, 과환기요법, 바비튜레이트, 저체온요법 등이 있다. 필요에 따라 항경련제를 투여하기도 한다.
- 약물요법 및 저체온요법의 자세한 내용은 별항을 참조할 것.

간호 포인트

- 고혈압, 저혈압에는 특히 주의가 필요하다. 의식장애를 동반하는 경우도 많아 필요에 따라 진정(sedation)하에 있는 경우도 있어서, 동공소견 등 신경증상의 변화에도 주의가 필요하다.
- 초기에는 의식이 명료했더라도, 급격한 의식장애의 진행이 확인되는 경우도 있으므로 급격한 상태의 악화를 항상 염두에 두는 것이 중요하다.

예후

- 급성 경막외혈종과 비교해 예후는 비교적 불량하다.
- 자동차 사고, 고령(65세 이상), 수술 전의 심각한 의식장애, 수술 후 IICP(45mmHg 이상), CT에서의 심한 정중전위, 뇌좌상의 동반 등이 예후를 불량하게 하는 인자이다.
- 수술의 경우 외상 4시간 이내에 개두술을 받은 경우라면 예후가 좋고, 특히 젊은 성인에서 예후가 좋다는 보고가 있다.
- 비수술의 경우 자연흡수군은 50~70%이다.

(河合拓也)

문헌

1. 太田富雄, 松谷雅生 편: 뇌신경외과학. 金芳堂, 교토, 2004.
2. 窪田惺: 뇌신경외과 바이블Ⅲ 두부외상을 연구한다. 永井書店, 오사카, 2007.
3. 일본신경외상학회 편: 중증두부외상치료·관리의 가이드라인. 의학서원, 도쿄, 2007.

만성 경막하혈종
CSH : chronic subdural hematoma

point

- 만성 경막하혈종은 외상 등의 원인에 의해 경막하에 생긴 출혈이 외상 후 3주 이상 경과한 후에 피막을 동반한 혈종으로 변한 병태이다.
- CT에서는 초생달형·양(兩)볼록렌즈형·평볼록렌즈형 등 여러 가지의 소견을 얻을 수 있고, 조영CT에서는 피막이 보이는 경우도 많다.
- 신경학적 손상증상이나 두개내압 항진증상을 동반하는 경우에는 수술로 치료하고, 동반하지 않는 경우는 보존적 치료를 실시한다.

만성 경막하혈종이란

- 뇌의 상층에는 연막, 지주막, 경막, 뼈가 존재한다. 피막으로 둘러싸인 유동성의 혈액이 경막과 지주막 사이(경막하강)에 고인 것을 경막하혈종이라 한다. 경막하혈종 중에서도 외상 후 3주간 이상 경과한 것을 만성 경막하혈종이라고 한다.
- 만성 경막하혈종은 외상성이 80-90%이다. 외상 기전으로는 경미한 것이 많다. 특발성이 10~20% 확인되지만, 이 경우는 술을 많이 마시는 사람에게서 많이 나타난다.
- 호발연령은 60~70대이고 남성에게 많지만, 1985년 이후에는 여성의 발생률도 증가하고 있다. 드물지만 소아인 경우 영유아기에 발병한다.
- 기왕력으로서는 고혈압, 당뇨병, 간염 등이 많다.
- 발생부위는 전두부·측두부·두정부에 걸쳐 일어나는 경우가 많은데, 두개저나 반구간열(interhemispheric fissure)에 발생하는 경우도 있다. 양측성은 10-30%이다.
- 경과관찰에서 혈종이 축소되는 경우도 있다.

발생 기전과 위험인자

- 발생 기전에는 염증설(출혈성경수막내층염이라는 설), 외상설(외상에 의해 일어난 소량의 경막하혈종이 만성 경막하혈종으로 이행해간다는 설)등 여러 가지가 있다. 특발성의 발생 기전으로서 암의 경막전이에 의해서라는 것도 있다.
- 위험인자로서는 뇌의 위축, 알코올 다량섭취, 항응고제의 복용이나 간기능장애 등에 따른 응고기능 저하를 들 수 있다.

혈종증대의 기전과 촉진인자

- 혈종증대의 기전에는 삼투압차설(적혈구의 붕괴에 따른 혈종강 내의 삼투압 상승에 의해 일어난다는 설), 반복 출혈설(외막의 거대모세혈관에서 혈종강 내로 발생하는 지속적 또는 반복성 출혈에 의해 일어난다는 설)등이 있다.
- 촉진인자로서는 뇌척수액루, 요추천자, 탈수, 션트수술, 혈액응고장애, 항응고제 복용, 혈우병, 혈소판장애 등을 들 수 있다.

증상

- 두통, 인지증 증상, 보행장애, 편마비, 실어, 요실금 등이 있다.
- 젊은 층에서는 두통, 구토 등의 두개내압 항진 증상으로, 고령자에서는 인지증 증상, 편마비로 발병하는 경우가 많다.
- 중증례에서는 중증의 의식장애, 동공부동을 나타내는 경우도 있다.

그림 1 만성 경막하혈종의 CT영상

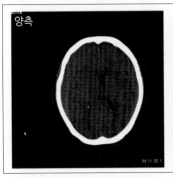
양측

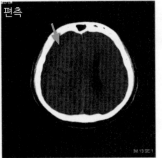
편측

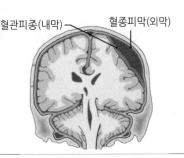
혈관피종(내막)   혈종피막(외막)

진단

● 두부CT에서 두개골 바로 아래에 저흡수역~등흡수역~고흡수역, 혼합흡수역 등, 여러 가지의 흡수역이 나타난다. 모양도 초생달형, 양볼록렌즈형, 평볼록렌즈형으로 다양하다. 뇌실의 전위(shifr), 뇌구(sulcus)의 소실 등도 확인된다. 조영CT에서는 피막이 조영되는 경우가 많고, 바로 아래의 뇌표면이 조영되는 경우도 있다.

● MRI는 경막하수종이나 지주막낭포의 감별에 유용하다. 일반적으로 T_1, T_2 모두 고신호역(=흰색)을 나타낸다.

치료

● 신경학적 손상증상이나 두개내압 항진증상을 동반하는 경우에서는 수술을, 동반하지 않는 경우에는 보존적 치료를 실시한다.

● 수술은 보통 천두(burr hole)에 의한 혈종배액이다. 혈종배액은 세정법(혈종강 내를 세정하고 드레인을 유치하는 방법)과 비세정법(세정을 하지 않고 드레인 유치만 하는 방법)으로 나눌 수 있다. 보통 배액관의 유지기간은 1~2일이다.

● Twist drill을 이용한 소천두혈종제거나 경피적 천자 후에, 산소나 탄산가스의 치환이 행해지는 경우도 있다.

● 재발되었거나 석회화된 경우에는 개두에 의한 혈종제거술을 선택한다.

● 재발한 경우에 경막하-복강션트가 이루어지는 경우도 있다.

● 출혈량이 많은 경우, 고령자, 수술 후의 혈종강 내에 잔존공기가 많은 경우는 혈종의 배액이 잘 되지 않는다고 할 수 있다.

● 수술 후 합병증으로는 급성 경막하혈종, 경막하 긴장성기뇌증, 경련, 뇌내혈종, 뇌종창 등이 있다.

간호 포인트

● 의식장애를 동반하는 경우도 많아 동공소견 등 신경증상의 변화에 주의가 필요하다. 마비가 동반된 경우가 많아서 낙상 등의 위험성도 고려해 간호를 제공해야 한다. 또 수술 후에는 배액관이 유치되어 있는 경우가 많기 때문에 배액관의 관리에도 주의가 필요하다.

경과

● 예후는 일반적으로 양호하지만 고령자는 비고령자와 비교해 예후가 불량하다.

● 재발률은 전체에서 3~20%이지만, 고령자나 항응고제 복용 환자에서는 20% 정도이다.

(河合拓也)

문헌

1. 太田富雄, 松谷雅生 편: 뇌신경외과학. 金芳堂, 교토, 2004.
2. 窪田惺: 뇌신경외과 바이블 Ⅲ 두부외상을 연구한다. 永井書店, 오사카, 2007.

4 뇌신경질환과 치료

급성 경막외혈종
AEDH : acute epidural hematoma

point
- 급성 경막외혈종은 외상(교통사고나 낙상) 등이 원인이 되어, 경막외강(경막과 뼈의 사이)에 갑자기 혈종이 형성된 상태이다.
- 증상으로서 혈종증대에 따른 동공부동·편마비 등을 볼 수 있다. 의식장애에 빠지기 전에 의식명료기(lucid interval)가 있는 경우도 많다. CT에서는 볼록렌즈형의 소견이, X선에서 골절이 보이는 경우가 많다.
- 치료로서 쇼크의 예방·소생, 두개내압조절제(수술, 삼투압이뇨제의 투여, 두부의 거상, 과환기요법, 바비튜레이트, 저체온요법 등)가 행해진다.

경막외혈종이란

- 뇌의 상층에는 연막, 지주막, 경막, 뼈가 존재한다. 어떤 원인에 의해 경막과 뼈의 사이, 즉 경막외강에 급격하게 혈종이 형성된 상태가 급성 경막외혈종이다.
- 급성 경막외혈종은 전두부 외상의 1~3%이며, 외상성두개내혈종의 40%를 차지한다. 대부분의 증례에서 두개골 골절을 동반한다.
- 젊은 남성에게 호발하고(10~20대가 절정), 2세 이하와 고령자에게는 적다.
- 출혈원으로서 중경막동맥, 중경막정맥, 판간정맥, 정맥동 등이 있다 (그림 1).

- 측두부, 전두부, 두정부가 호발부위이며, 대부분이 일측성이다. 횡정맥동이 손상된 경우에는 후두부, 후두개와에 발생한다.
- 외상에는 교통사고가 가장 많고 그 다음은 낙상이다. 외상 후 2시간 이내에 혈종의 증대를 보이는 일이 많다.

증상

- 외상 직후부터 의식장애를 나타내는 사람은 30~40%로, 의식명료기를 인지하는 자가 많다. 의식명료기는 몇 분에서 며칠까지로 다양

그림 1 급성 경막외혈종의 주된 출혈원

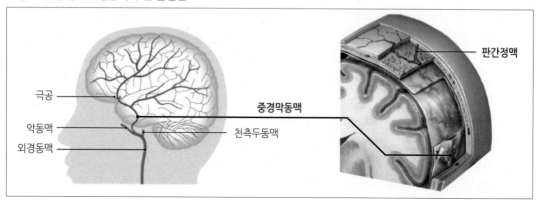

극공
악동맥
외경동맥
천측두동맥
중경막동맥
판간정맥

그림 2 급성 경막외혈종의 CT영상

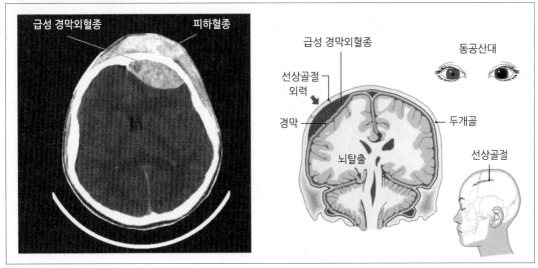

할 수 있다. 의식명료기는 고령자, 낙상에 의한 경우에 많이 확인되므로 주의를 요한다.

● 의식상태의 악화는 뇌실질 손상이 없다면 부위에 따라 다를 수 있지만 혈종의 증대에 의한 것이 많다.

● 측두부의 급성 경막외혈종의 경우 전두부·후두부의 것에 비해 증상이 급속하게 진행되는 경우가 많다.

● 혈종의 크기에 따라 다르지만 혈종이 큰 경우 동공부동, 편마비를 나타낸다.

  · **동공부동** : 보통 동측에 인지되지만 반대측에 인지되는 경우도 있다.

  · **편마비** : 혈종과 반대측인 경우가 많지만, 동공부동과 마찬가지로 혈종과 동측에 인지되는 경우도 있다.

● 위의 증상에 더하여 두개내압항진에 의한 두통이나 구토를 나타내는 일이 있다. 경련의 합병률은 2% 정도이다.

진단

● 두부CT에서는 전형적으로 볼록렌즈형의 고흡수역이 나타난다(그림 2). 불균일한 저흡수역을 나타내는 것이나 혈종강 내에 공기상을 나타내는 것이 있다. 혈종이 큰 것은 정중전위를 동반한다. 급성 경막하혈종에 비해 2시간 이후의 증대는 적다.

● 두부X선에서는 대부분의 경우에서 골절을 동반한다. 골절이 없는 경우는 소아에게 많다. 혈종의 발생부위와 마찬가지로 측두부, 전두부의 골절이 많다.

● 혈관촬영에서는 혈종에 일치되는 무혈관영역이 확인된다. 혈종이 큰 경우에는 전대뇌동맥, 중대뇌동맥 등의 전위가 확인되고 경막동맥의 손상이 확인되는 경우 조영제의 누출을 확인할 수 있다.

치료

초기치료

● 쇼크의 예방·소생은 두개내병변에 우선하고, 두부외상 동반 시 수축기 혈압(SBP) 120 mmHg 이상, 평균혈압(MAP) 90mmHg 이상, 헤모글로빈(Hb) 10g/dL 이상으로 관리하는 것이 바람직하다.

● 대부분의 혈압강하제는 두개내압 항진을 일으

킬 수 있지만, 칼슘길항제인 딜티아젬염산염은 두 개내압에의 영향이 적다고 알려져 있다.

● 급속한 뇌탈출(herniation)에는 D-만니톨의 급속점적정주로 대처한다.
● 응고계의 이상에는 신선동결혈장 등의 투여를 한다.

혈종에 대한 수술

● 혈종의 수술적응에 대한 내용은 아래와 같다.
  ① CT상에서 두께가 1~2cm 이상의 혈종, 또는 20~30m L 이상(후두개와에서는 15~20mL 이상)의 혈종
  ② 신경증상이 급속하게 악화하는 경우
● 수술에서는 개두에 의한 혈종제거 및 출혈원의 지혈이 기본이다. 경우에 따라서는 개두술이나 천두로 혈종을 제거한다. 혈종제거 후에 외감압을 시행하는 경우도 있다.
● 신경증상이 없는 경우에는 CT 등의 감시 하에 보존적 치료를 하는 것도 가능하다.

수술 이외의 치료법

● 수술 이외의 두개내압 관리의 방법으로서 삼투압이뇨제의 투여, 두부의 거상, 과환기요법, 바비튜레이트, 저체온요법 등이 있다. 필요에 따라서는 항경련제도 투여한다.
● 약물요법이나 저체온요법의 상세한 내용은 별 항을 참조할 것.

간호 포인트

● 고혈압, 저혈압에는 특히 주의가 필요하다. 의식장애를 동반한 경우도 많고, 필요에 따라서 진정(sedation)하에 있는 경우도 있으므로, 동공소견 등 신경증상의 변화에도 주의가 필요하다.
● 앞서 이야기한 바와 같이 의식명료기(lucid interval)를 동반한 경우도 많으므로, 급격한 상태의 악화를 항상 염두에 두는 것이 중요하다.

예후

● 수술 전에 중증의 의식장애, 제뇌경직이나 호흡장애를 나타내는 환자, 고령자, 급성 경막하혈종이나 뇌좌상을 동반하는 환자는 예후가 불량하다.
● 수술까지의 시간이 짧은 경우는 시간이 긴 경우에 비해 예후가 불량하다.
● 간질의 발생률은 4~10%이다.

(河合拓也)

문헌

1. 太田富雄, 松谷雅生 편: 뇌신경외과학. 金芳堂, 교토, 2004.
2. 窪田惺: 뇌신경외과 바이블Ⅲ 두부외상을 연구한다. 永井書店, 오사카, 2007.
3. 일본신경외상학회 편: 중증두부외상치료·관리의 가이드라인. 의학서원, 도쿄, 2007.

뇌좌상·외상성 뇌내혈종
cerebral contusion /traumatic intracerebral hematoma

point
- 외부의 힘에 의해 뇌실질에 crushing injury 및 출혈을 일으킨 상태가 뇌좌상·뇌내혈종이다. 직격손상(수상부 직하)은 전두부 타박에 많고 반충손상(반대측)은 후두부 타박에 많다.
- 의식장애가 나타나지만 급성 경막하혈종이나 급성 경막외혈종과 비교했을 때 동공부동은 잘 나타나지 않는다. 기타 부위에 따라 편마비, 경련, 실어, 추체로증상, 뇌간증상 등이 나타난다.
- 치료로서는 쇼크 예방·소생, 두개내압조절(수술, 삼투압이뇨제의 투여, 두부의 거상, 과환기용법, 바비튜레이트, 저체온요법 등)가 행해진다.

뇌좌상·뇌내혈종이란

- 외력에 의해 뇌실질에 crushing injury 및 출혈을 일으킨 것이 뇌좌상·뇌내혈종이다. 외상성 두개내출혈의 10~25%를 차지한다. 3cm 이상(뇌간부에서는 1.5cm 이상)의 혈종을 외상성뇌내출혈이라고 부른다.
- 뇌좌상·뇌내혈종은 다음의 두 종류로 나뉜다.
  ① **직격손상(coup injury)** : 수상부 직하(외력이 가해진 쪽)에 발생하는 뇌의 손상. 전두부의 타박에 많다.
  ② **반충손상(contrecoup injury)** : 수상부와 대각선상의 부위(반대측)에 생기는 뇌의 손상.후두부의 타박에 많다.
- 대부분은 외상 후 24시간 이내에 발생하고, 12시간 이내에 혈종이 최대로 커진다.
- 소아에서는 성인에 비해 뇌좌상이 잘 발생하지 않는 것으로 알려져 있다.
- 뇌좌상의 호발부위는 전두엽 및 측두엽이다.

증상

- 외상성 뇌내혈종에서는 외상 시보다 의식장애를 동반하는 일이 많은데, 의식명료기를 보이는 경우도 많다.
- 급성 경막외혈종이나 급성 경막하혈종과 비교해 동공부동은 적다.
- 부위에 따라 편마비, 경련, 실어, 추체로증상, 뇌간증상 등 여러 가지의 증상이 나타난다.

진단

- 두부CT소견으로는 뇌좌상에서는 salt and pepper 또는 mottled라고 표현되는 혼합흡수역이, 외상성 뇌내혈종에서는 뇌실질 내의 고흡수역이 나타난다(그림 1). 급성 경막하혈종을 동반하는 경우도 많다. 혈종이 크면 정중전위를 보인다.
- 두부X선 결과에서 골절을 동반하는 경우가 많다.
- 혈관촬영에서는 혈종이 큰 경우 전대뇌동맥이나 중대뇌동맥이 눌려지는 경우가 있다. 그러나 뇌실질외혈종을 동반하지 않는 경우에는 급성 경막하혈종이나 급성 경막외혈종과 달리 뼈와 뇌의 사이에는 무혈관영역을 확인할 수 없다.

그림 1 뇌좌상의 CT영상

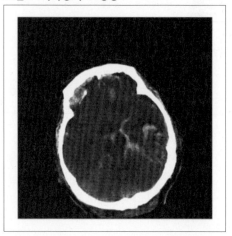

치료

초기치료

● 쇼크의 예방·소생은 두개내병변에 우선하고, 두부외상이 동반되면 수축기혈압(SBP) 120mmHg 이상, 평균혈압(MAP) 90mmHg 이상, 뇌관류압(CPP) 60~70mmHg 이상, 헤모글로빈(Hb) 10g/dL 이상으로 관리가 필요하다.

● 대부분의 혈압강하제는 두개내압 항진을 일으킬 수 있지만, 칼슘길항제의 딜티아젬염산염은 두개내압에 미치는 영향이 적다고 알려져 있다.

● 급속한 뇌탈출에는 D-만니톨의 급속 점적정주로 대처한다.

● 필요시에 두개내압 모니터를 유치한다. 다음은 두개내압의 측정이 요구되는 경우이다.

① GCSscore 8점 이하

② 저혈압(수축기압 90mmHg 미만)

③ CT에서 정중전위, 뇌조의 소실 등이 인정되는 경우

● 두개내압의 치료를 시작하는 기준치는 15~25mmHg로 하는 것이 바람직하다.

수술

● 수술의 적응증을 아래와 같다. 뇌간기능이 완전히 정지하고, 장시간 경과한 경우에는 적응하지 않는다.

① CT에서 혈종의 직경이 3cm 이상, 광범위한 좌상성부종, 뇌저조·중뇌주위조의 소실 등이 보이는 것

② 의식이 악화된 것

③ 두개내압 항진이 조절불능(30mmHg 이상)인 경우 등

● GCS가 9점 이상이라도 신경학적 증상이 악화되는 경우 및 측두엽·측두두정엽의 뇌내혈종의 경우는 조기에 수술을 고려한다.

● 소뇌내혈종인 경우 ① 의식장애 ② 혈종두께가 3cm 이상인 경우 ③ 압박소견이 있는 경우 ④ 수두증이 동반 시 등이 수술의 적응증이 된다.

● 수술에 관해서는 개두혈종제거술, crushing injury 뇌조직의 절제(내감압) 등을 한다. 이것과 함께 광범위감압 개두술도 고려한다.

● 좌상성의 뇌부종이나 수두증에 관해서는 지속 뇌척수액 배액도 유용하다.

수술 이외의 치료법

● 수술 이외의 두개내압관리의 방법으로서 삼투압이뇨제의 투여, 두부의 거상, 과환기요법, 바비튜레이트, 저체온요법 등이 있다. 필요에 따라 항경련제를 투여한다.

● 약물요법 및 저체온요법의 자세한 내용은 별항을 참조할 것.

간호 포인트

● 고혈압, 저혈압에는 특히 주의가 필요하다. 또 의식장애를 동반한 경우도 많아 필요에 따라서는 진정 하에 있는 경우도 있으므로 동공소견 등 신경증상의 변화에도 주의가 필요하다.

예후

- ●혈종의 크기, 동반된 뇌손상의 정도, 두개내혈종 합병의 유무, 뇌간손상의 유무에 따라 예후는 다르다.
- ●사망률은 외상성 뇌내혈종이 10~30%, 뇌좌상이 40~50%라고 한다.
- ●특히 소뇌내혈종은 예후가 불량하다고 알려져 있다.

(河合拓也)

문헌

1. 太田富雄, 松谷雅生 편: 뇌신경외과학. 金芳堂, 교토, 2004.
2. 窪田惺: 뇌신경외과 바이블Ⅲ 두부외상을 연구한다. 永井書店, 오사카, 2007.
3. 일본신경외상학회 편: 중증두부외상치료·관리의 가이드라인. 의학서원, 도쿄, 2007.

수두증
hydrocephalus

point
- 어떤 원인에 의해 뇌척수액 과잉생산, 뇌척수액 순환통로의 폐쇄, 뇌척수액 흡수장애가 일어나 두개내에 뇌척수액이 과잉 저류하는 상태가 수두증이다.
- 증상은 발생시기나 병태에 따라 다르며, 급성수두증에서는 급격한 두개내압항진에 따른 증상(두통, 구토, 의식장애, 외전신경마비 등)이, 만성인 교통성수두증에서는 특징적인 3대 증상(보행장애, 정신활동저하, 요실금)이 나타난다.
- 치료로 이루어지는 것은 근치술인 션트술이나 내시경하제3뇌실개창술(ETV), 고식적 수술인 배액술이다.

수두증이란

- 수두증이란 뇌척수액이 두개내에 과잉으로 축적된 상태를 가리킨다.
- 뇌척수액은 뇌실 내의 맥락총에서 생산되고 제4뇌실의 출구(마장디공, 루시카공)를 통해 뇌실 밖으로 배출되며, 뇌 및 척수 표면의 지주막하강을 관류한 후, 상시상정맥동에 돌출된 지주막과립을 통해 정맥계로 흡수된다. 이 순환경로에 이상이 일어나면 뇌척수액이 두개내에 과잉으로 축적된다. 이론적으로는 다음의 세 가지의 경우를 생각할 수 있다.
  ① **뇌척수액 과잉생산** : 맥락총에서의 뇌척수액생산 과잉에 의한 것(예 : 맥락총유두종)
  ② **뇌척수액 순환통로의 폐쇄** : 뇌실에서 지주막하강으로 이른 뇌척수액의 통과장애에 의한 것(예 : 뇌실내종양, 뇌실내혈종, 선천기형)
  ③ **뇌척수액 흡수장애** : 지주막과립에서의 흡수능력의 저하에 의한 것(예 : 정맥동의 압력증가)
- 수두증의 분류는 발병시기에 의한 것, 원인에 의한 것, 병태에 의한 것 등 여러 종류가 있다(표 1).

증상

- 나타나는 증상은 발생시기나 병태에 따라 다르다.
- 일반적으로 급성수두증에서는 급격한 두개내압항진에 의해 두통·구토·의식장애·외전신경마비 등의 증상이 나타난다(그림 1).

표 1 수두증의 분류

발병시기에 의한 분류	● 선천성/후천성 ● 태아/신생아/유아/아동/성인 ● 급성/아급성/만성
원인에 의한 분류	● 원발성(특발성)/속발성/원인불명
병태에 의한 분류	● 교통성/비교통성 ● 내수두증/외수두증 ● 고압성/정상압성증상

그림 1 급성비교통성 수두증(급성 폐쇄성 수두증)

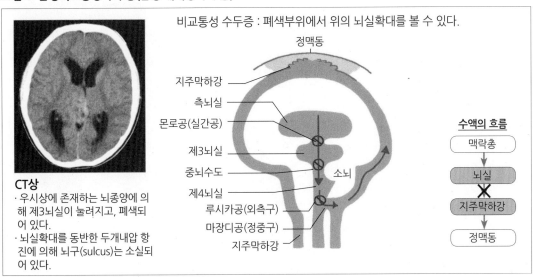

비교통성 수두증 : 폐색부위에서 위의 뇌실확대를 볼 수 있다.

CT상
· 우시상에 존재하는 뇌종양에 의해 제3뇌실이 눌려지고, 폐색되어 있다.
· 뇌실확대를 동반한 두개내압 항진에 의해 뇌구(sulcus)는 소실되어 있다.

정맥동
지주막하강
측뇌실
몬로공(실간공)
제3뇌실
중뇌수도
소뇌
제4뇌실
루시카공(외측구)
마장디공(정중구)
지주막하강

수액의 흐름
맥락총
뇌실
✕
지주막하강
정맥동

그림 2 만성 교통성 수두증(특발성 정상압 수두증)

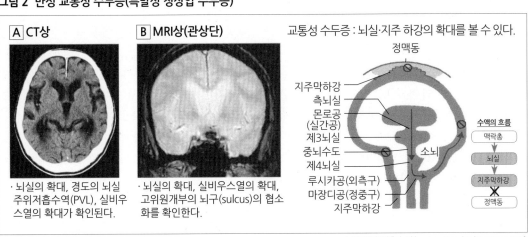

교통성 수두증 : 뇌실·지주 하강의 확대를 볼 수 있다.

A CT상
· 뇌실의 확대, 경도의 뇌실 주위저흡수역(PVL), 실비우스열의 확대가 확인된다.

B MRI상(관상단)
· 뇌실의 확대, 실비우스열의 확대, 고위원개부의 뇌구(sulcus)의 협소화를 확인한다.

정맥동
지주막하강
측뇌실
몬로공(실간공)
제3뇌실
중뇌수도
소뇌
제4뇌실
루시카공(외측구)
마장디공(정중구)
지주막하강

수액의 흐름
맥락총
뇌실
지주막하강
✕
정맥동

뇌실주위 저흡수역(periventricular lucency : PVL)

● 한편 정상압수두증(normal pressure hydrocephalus : NPH)으로 대표되는 만성교통성 수두증의 경우 보행장애, 정신활동저하(인지증 같은 증상), 요실금이라는 특징적인 3대 증상이 나타난다(그림 2).

● 신생아기의 경우 두개봉합이 완전히 유합되어 있지 않기 때문에 뇌실의 확대를 따라 두개가 확장되고 두위확대나 대천문의 팽융이 일어난다(그림 3). 뇌실확대가 고도로 되면 두피의 신전에 의한 광택화나 안구상전장애(낙엽현상)의 출현, 일차성시신경위축, 외전신경마비, 투광시험 양성, 파호음(Macewen's sign)의 출현, 하지의 경직 등이 일어난다.

● 유아기의 경우 두개봉합이 유합되어 있지 않기 때문에 두위는 정상범위 내이다. 출현하는 증상은 두개내압 항진증상으로 한 두통·구토·유두부종·2차성 시신경위축·외전신경마비 등이다. 또 장기간의 두개내압 항진에 의해 정신운동 발달지체가 초래된다.

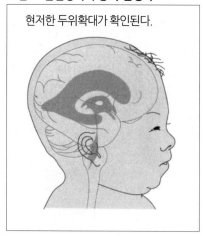

그림 3 선천성 수두증의 신생아

현저한 두위확대가 확인된다.

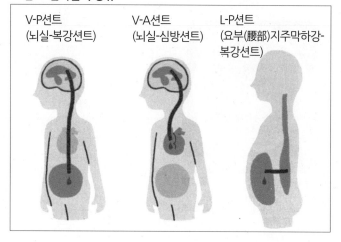

그림 4 단락술의 종류

V-P션트
(뇌실-복강션트)

V-A션트
(뇌실-심방션트)

L-P션트
(요부(腰部)지주막하강-
복강션트)

치료

- 수두증 치료를 통한 뇌기능의 회복·유지가 목적이 된다.
- 일반적으로 외과적 치료가 주가 된다. 근치술인 션트술, 내시경하제3뇌실개창술(endoscopic third ventriculostomy : ETV), 고식적 수술인 배액술이 행해진다.
- 종양이나 혈종이 원인인 폐색으로 인해 비교통성 수두증이 초래되었을 경우에는, 종양적출·혈종제거로 근치에 이를 수 있다.

단락술

- 수액강(뇌실이나 지주막하강)과 두개외의 체강을 단락관으로 연결함으로써 과잉 저류한 뇌척수액을 지속적으로 유도하는 방법이다. 간편하면서도 확실해서 가장 일반적으로 시행하는 수술이다.
- 단락술은 다음과 같은 방법이 있으며, 연령, 질병의 상태 등에 의해 수술방법이 결정된다(그림 4).
  ① 뇌실-복강션트(Ventriculo-Peritoneal shunt : V-P션트)
  ② 뇌실-심방션트(Ventriculo-Atrial shunt : V-A션트)

  ③ 요부지주막하강-복강션트(Lumbo-Peritoneal shunt : L-P션트) 등
- 합병증에는 션트폐색·끊어짐 등에 의한 션트기능부전이나 션트감염, 뇌척수액의 과잉 유출에 의한 저수압증후군이나 경막하혈종, 복강조작에서 발생하는 장관천공 등이 있다. 속발성 정상압 수두증의 경우는 치료경과가 좋다.
- 소아의 경우는 성장하면서 튜브 길이가 짧아지게 되므로, 재수술이 몇 회 필요해지는 경우가 있다.

ETV(내시경하 제3뇌실개창술)

- 뇌실계의 폐색(특히 중뇌수도폐색)이 원인인 수두증에 대해서 행해진다.
- 신경내시경을 이용하여 제3뇌실저부를 개창하고, 지주막하강으로 직접 교통시키는 방법이다(그림 5).
- 이물질인 션트튜브를 사용하지 않기 때문에 저침습적인 치료가 가능하지만, 구멍이 막혀서 수두증이 재발하는 경우도 있어서, 확실성이 떨어진다.
- 합병증으로는 출혈, 감염, 뇌척수액루 등이 있다.

뇌실 외 배액술(EVD)(→p.38)

- 뇌척수액강에서 체외로 튜브를 통해 과잉 저류한 뇌척수액을 배출하는 방법이다.

그림 5 선천성 수두증의 신생아

개창술
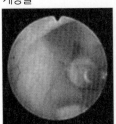

뇌저동맥
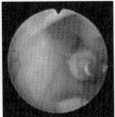

개창부
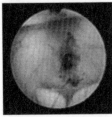

제3뇌실저를 풍선카테터(balloon catheter)로 개창하여, 개창부에서 뇌저동맥을 관찰할 수 있다.

http://square.umin.ac.jp/neuroinf/cure/006.html (2012.10.27.엑세스)에서 인용

●응급성이 높은 두개내압 항진증상을 동반한 수두증이나, 감염 등에 의해 션트튜브의 유치가 불가능한 경우의 일시적 처치로서 행해진다.

●국소마취하에 단시간에 실시하는 것이 가능하지만, 외부(외계)와 직접 통하기 때문에 역행성감염이 초래 될 수 있으므로, 장시간의 유치에는 위험이 따른다.

간호 포인트

●션트술인 경우는 션트가 적절하게 기능하고 있는지 장기간에 걸쳐 관찰해야 한다.
●ETV인 경우는 개존 여부를 지속적으로 관찰한다.
●급속한 션트튜브의 폐색·배액관의 폐쇄는, 급격한 두개내압 항진을 일으켜 위험한 상태에 빠질 가능성이 있으므로 유의한다.

(田中雅樹)

문헌

1. 橫田晃: 수두증 및 선천기형. 太田富雄, 松谷雅生 편, 뇌신경외과학개정 제10판, 金芳堂, 교토, 2008: 1345.
2. 뇌신경외과질환정보 홈페이지: 신경내시경수술 (http://square.umin.ac.jp/neuroinf/cure/006.html)

뇌종양① : 신경교종
brain tumor : glioma

point
- 뇌종양은 두개내(뇌실질, 수막, 뇌하수체, 뇌신경)에 발생한 종양의 총칭하는 용어이다. 뇌종양 중 가장 발생빈도가 높은 악성종양이 신경교종이다.
- 신경교종에 의해서 출현하는 증상은 두개

내압 항진증상(아침의 두통, 유두부종, 구토 등)과, 종양의 존재부위에 따른 뇌국소 증상 등이 있다.
- 수술·화학요법·방사선치료를 병용하는 치료가 적용된다.

- 뇌종양은 두개내에 발생한 신생물의 총칭으로서, 뇌실질만이 아니라, 수막(경막), 뇌하수체, 뇌신경 등 두개내에 존재하는 모든 조직에서 발생한다. 세계보건기구가 2007년에 간행한 『중추신경계 종양조직분류 제4판』에 의하면, 현재 140여 종류로 분류되어 있다.
- 뇌종양은 두개내를 발생 근원지로 하는 「원발성 뇌종양」이 80%를 차지하며, 나머지 20%는 폐나 유방·위 등의 타장기 암종에서 전이된 「전이성 뇌종양」이다.
- 임상경과나 예후 등에서 「양성 뇌종양」「악성 뇌종양」으로 분류되기도 한다.
- 성인의 뇌종양 발생빈도는 높은 순부터 수막종(27%), 신경교종(24%), 뇌하수체선종(22%), 신경초종(12%)이다(그림 1).
- 본 장에서는 신경교종(glioma)에 관해서 설명하고, 양성종양인 수막종과 뇌하수체선종에

대해서는 다음 장에서 자세히 서술하겠다.

신경교종(glioma)이란

- 뇌는 신경세포와 그것을 유지하는 신경아교세포(glia cell)로 구성되어 있다. 그 중에 어떤 이유로 신경아교세포가 유전자에 손상이 생겨 종양화한 것이 신경교종이다.
- 신경교종은 악성뇌종양의 대표적 질환이고, 악성도는 4군(Ⅰ-Ⅳ)으로 분류된다. 특히 등급 4의 교모세포종(glioblastoma)은 전뇌종양 중에서 가장 예후가 나빠, 치료를 하지 않을 때는 평균 수 개월 정도만 생존이 가능하고, 생존기간 중앙치는 12~14개월이며, 5년생존율은 6.9%로서, 아직 치료할 수 없는 불치병이며 종양으로 인한 사망을 피할 수 없다(그림 2).

그림 1 뇌종양의 발생빈도

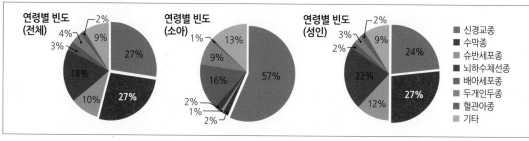

뇌종양 전국 집계조사보고 제12권 (2009)에서

그림 2 신경교종에 관한 종양별 생존곡선

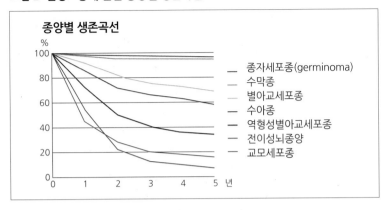

종양별 생존곡선

— 종자세포종(germinoma)
— 수막종
— 별아교세포종
— 수아종
— 역형성별아교세포종
— 전이성뇌종양
— 교모세포종

그림 3 양성종양과 악성종양의 비교

삶은 계란

양성종양
주위의 경계가 명료하고 주위 뇌(흰밥)에 상처를 주지 않고 종양(삶은 계란)을 적출할 수 있다.

생계란

악성종양
주위와의 경계가 불분명하고 조영병변(생계란의 노른자)의 부분을 적출해도, 주위의 침윤부(생계란의 흰자)를 뇌(흰밥)에 손상을 주지 않고 적출하는 것은 불가능하다. 재발의 위험성이 높다.

● 양성종양을 「밥공기에 떨어뜨린 삶은 계란」으로 예를 든다면, 신경교종은 「밥공기에 생계란을 떨어뜨린 상태」로 표현할 수 있다. 요컨대 악성신경교종수술은 경계불분명한 부분의 뇌(=밥)를 상처내지 않고 얼마나 종양(=계란 노른자)을 남김없이 적출할 수 있는지가 중요하다(그림 3).

● 잔존종양(=남겨진 계란 흰자위)의 치료는 악성도가 높으면 방사선이나 화학요법 등의 보조치료가 필수적이다. 수술 후의 회복지연이나 중대한 합병증에 의해 보조요법이 충분히 시행되지 않으면 예후에 직접적인 영향을 주게 된다.

증상

● 뇌는 두개골이라는 한정된 공간에 들어가 있다. 그곳에 공간을 차지하는 신생물이 출현하기 때문에 정상 뇌조직·혈관·뼈를 압박 또는 침윤, 파괴하면서 진행된다는 것이 다른 부위의 종양·암과 다른 점이다.

● 뇌종양에 의한 증상은 종양의 증대나 뇌부종·수액의 순환장애(수두증) 등에 의한 「두개내압 항진증상」과, 종양의 부위에 따른 여러 가지의 「뇌국소증상」으로 나뉜다.

● 두개내압 항진증상
두통(아침의 두통), 유두부종, 구토가 3대 증상이다.

뇌국소증상

● **대뇌반구** : 경련, 실어, 감각장애, 시야장애, 편마비 등.

● **시상하부·뇌하수체·시교차** : 내분비장애, 무월경, 말단비대증, 시력·시야장애 등.

● **소뇌증상** : 사지체간실조, 현기증, 오심·구토, 보행 장애 등.

● **뇌간** : 구음장애, 연하장애, 안구운동장애, 청력장애, 쉰 목소리 등.

진단

CT

- 비교적 간편하게 실시할 수 있으며 석회화나 종양내 출혈의 진단에 유용하다.
- 요오드조영제를 사용한 조영CT는 종양을 투시해낼 뿐만 아니라, 요즘에는 종양의 혈류량이나 뇌표면·뇌내의 가느다란 혈관까지 투시할 수 있게 되어, 수술 전의 위험도 예측평가에 필수적인 검사이다.

MRI

- 민감도가 높아 병변의 진단에 가장 유효하다.
- 최근엔 종양의 질적평가로서 MR Spectroscopy(MRS), 혈액의 환류상태를 평가하는 MR Perfusion, 신경의 주행을 촬영하는 텐서영상 등을 촬영할 수 있고, 그것을 수술 중에 네비게이션 시스템에 탑재하여 수술의 지원요소로 사용할 수 있게 되었다.

뇌혈관촬영·핵의학검사(SPECT·PET)

- 뇌혈관촬영은 CT나 MRI와 「비침습적·저위험도」라는 면에서 비교하면, 적용하는 경우는 감소하고 있지만 아직까지 경우에 따라서는 필요한 검사이다.
- PET는 최근 뇌종양에의 FDG-PET 보험확대가 실시되면서, 일반적으로 시행되고 있다. 그러나 뇌가 당대사를 기본으로 하고 있어 포도당을 부하하는 FDG-PET의 유용성은 낮다.
- 최근 메티오닌을 표식으로 한 메티오닌PET의 역할이 중요시되고 있으며, 현재 보험인가를 기다리고 있는 상태이다.

치료

- 수술(종양적출), 화학요법(항암제), 방사선치료라는 3가지 요법을 병합하여 시행할 필요가 있다.

수술

- 최근 영상기술과 수술지원기기의 진보에 따라 신경교종에 대한 종양적출술은 크게 변화하고 있다. 최첨단 수술은 「안전하게 최대한의 적출」을 목표로 하기 때문에, 종래의 개두술에 여러 가지의 수술지원 시스템(수술 중 네비게이션 시스템, 수술 중 형광진단, 신경모니터링수술, 각성하수술, 수술 중MRI/CT)을 추가하였다. 그러므로 오히려 수술이 복잡화하고 수술시간이 길어지는 경향이 있다(그림 4).
- 저악성도인 등급 Ⅰ·Ⅱ에 대해서는 수술에 따른 증상악화를 피하는 것이 중요하기 때문에

그림 4 수술지원 시스템

네비게이션 시스템

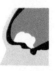

수술 전 영상을 기준으로 모니터상에서 병변과 조작부위와의 위치관계를 확인하면서 수술한다.

수술 중 형광진단

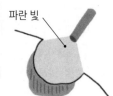

파란 빛

미리 형광을 발하는 약(5ALA)을 복용하고 수술에 들어가며, 수술 중에 특수파장의 파란 빛을 대면, 종양만 육안적으로 붉게 보여 적출도를 올릴 수 있다.

신경모니터링수술

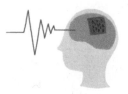

운동유발전위(HEP)의 경우, 예측되는 마비 등의 장애를 막기 위해 자극에 의해 생기는 유발전위를 모니터링하면서 수술한다.

각성하수술

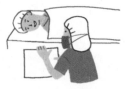

수술 중에 일시적으로 마취에서 깨어난 상태에서 환자와 대화하고, 언어나 운동기능의 보존을 확인하면서 수술을 한다.

부분적출에 머무는 경우가 있다.

●치료성적이 낮은 악성신경교종(등급 Ⅲ·Ⅳ)은 적출률(98% 이상 적출)과 예후에 상관관계가 있다는 것이 보고되었다. 그래서 적출률을 올리는 한편 심각한 신경학적 후유증을 고려해야 한다.

화학요법

●화학요법은 수술에 이어서 방사선치료와 조합하여, 또는 계속해서 이루어지는 경우가 많다. 종양의 축소나 성장의 억제를 목적으로 실시하며, 방사선치료와의 병용하면 상승효과가 기대된다.

●연구단계이지만 최근 종양적출검체의 병리조직진단에 더하여 유전자 해석(유전자 결실(缺失), MGMT약제내성유전자의 발현 등)이 행해지게 되었고, 약제의 치료효과(약제감수성)나 종양 자체의 예후(장기생존의 가능성 등)에 대해서도 어느 정도 예측할 수 있게 되었다. 약제의 치료효과 기대도에 따라서 수술은 저침습·부분적출 또는 생검에 머무른 정도만 실시하고, 화학요법을 먼저 해서 후일에 재수술하는 경우도 있다.

●교모세포종에 대해서는 2006년에 인가된 알킬화제인 테모졸로마이드(테모달)가 현재 표준치료제이며, 등급 Ⅲ을 포함하는 악성신경교종에 대해서는 많은 시설에서 방사선치료와 병용하여 투여하고 있다.

●테모졸로마이드는 혈뇌장벽(Blood Brain barrier, BBB)을 쉽게 통과하여 종래의 점적제와 비교해 부작용이 적고, 경구 투여할 수 있는 점에서 유용하므로, 외래통원에서의 처방 복용이나 고령자의 치료적응 확대로도 시도되고 있다(2010년부터 정주제도 사용할 수 있게 되었다).

방사선치료

●방사선치료는 확대국소조사를 기본으로 하여 50~60Gy/5~6주간 실시하는 시설이 많다. 분할 조사하는 것으로 정상뇌로의 방사선 영향을 최소한으로 하며 치료효과를 최대로 하는 방법이다.

●고령자에서는 방사선조사에 의해 지연성신경장애가 쉽게 일어나고, 인지기능이나 ADL의 저하를 초래할 가능성을 염려하여, 시설에 따라서는 치료효과를 어느 정도 유지하면서 1회 조사량이나 조사기간, 총 조사량을 경감하는 시도도 하고 있다.

간호 포인트

●신경교종은 수술로 전적출하여 근치되기가 어려운 질환이다.

●한정된 생존기간 내에서 ADL을 가능한 한 떨어뜨리지 않고, 효과적인 치료를 하기 위해 여러 가지의 수술 보조장치나 방사선·화학요법이 있는 것을 이해해두도록 하자.

(小林啓一)

뇌종양② : 수막종
brain tumor : meningioma

point
- 뇌종양은 두개 내(뇌실질, 수막, 뇌하수체, 뇌신경)에 발생한 종양을 총칭하는 용어이다. 뇌종양 중 가장 발생빈도가 높은 양성종양이 바로 수막종이다.
- 종양이 작을 때는 무증상인 경우가 많다. 발생하는 증상은 병변부위에 따라서 다르지만, 뇌부종에 의한 두개내압 항진증상을 나타내는 경우도 있다.
- 치료는 주로 수술(개두술에 의한 적출)이 행해지지만, 경우에 따라서 방사선치료를 하는 경우도 있다.

수막종이란

- 수막종은 지주막의 표층세포에서 경막을 끌어당기면서 서서히 커지는, 조직학적으로 양성(악성은 약 10%)인 뇌실질외 종양이다. CT·MRI의 보급 이후 무증후성 소형수막종이 발견될 기회가 늘어, 원발성 뇌종양 중에서도 27%로 가장 많은 비율을 차지하게 되었다.
- 수막종은 중장년층 여성에게 많이 발생한다.
- 수막종의 발생부위를 그림 1에 제시하였다. 원개부, 방시상동부, 대뇌겸, 접형골연, 후와, 안결절 등, 천막 위에 호발하지만 대공·시신경초 등에도 생길 수 있다.

증상

- 수막종은 양성이고 서서히 커지기 때문에 신경학적 악화소견을 일으킬 때는 종양이 꽤 커져 있는 경우가 많다.
- 증상은 수막종이 생기는 부위에 따라 여러 가지이지만 때로 뇌부종을 동반하고(그림 2), 두개내압 항진증상을 일으키는 경우도 있다. 두개내압 항진에 따라 간질발작이 발생하는 경우도 적지 않다.

- 천막상에서 소형 수막종은 무증상인 경우가 많다. 다만, 소형이라도 안결절부나 접형골연내측, 시신경관내나 안와내 등 시력장애나 안구운동장애 등의 증상을 일으키는 경우도 있다.

진단

X선
- 골파괴, 골비후, 석회영상을 볼 수 있다(그림 3).

CT선
- 조영에서 균일하게 증강되고 dural tail sign(선상(線狀)의 경막증강효과)를 동반한다.
- 내부에 석회화나 괴사소견이 보인다.
- 두개골비후상(그림 4)을 얻을 수 있다.
- 보통 뇌와의 경계는 명료하지만 가끔 불확실하고 뇌부종을 동반한다.

MRI
- 조영 MRI에서는 균일하게 증강되고 dural tail sign을 동반한다.
- 뇌와의 경계는 명료하지만, 가끔 불확실하고 뇌부종을 동반한다.
- T_2영상에서 고(高)신호라면 부드러운 종양,

그림 1 수막종의 주요 발생부위와 그 특징

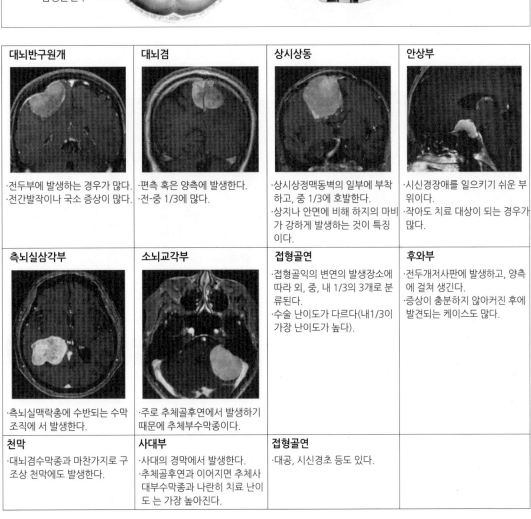

두개저를 위에서 본 그림

- 후와부
- 안결절부
- 사대부
- 소뇌교각부
- 접형골연부

관상단면

- 대뇌겸부
- 상시상동부
- 대뇌반원구개부
- 천막(소뇌천막)
- 소뇌교각부

대뇌반구원개	대뇌겸	상시상동	안상부
·전두부에 발생하는 경우가 많다. ·전간발작이나 국소 증상이 많다.	·편측 혹은 양측에 발생한다. ·전-중 1/3에 많다.	·상시상정맥동벽의 일부에 부착하고, 중 1/3에 호발한다. ·상지나 안면에 비해 하지의 마비가 강하게 발생하는 것이 특징이다.	·시신경장애를 일으키기 쉬운 부위이다. ·작아도 치료 대상이 되는 경우가 많다.
측뇌실삼각부	**소뇌교각부**	**접형골연** ·접형골익의 변연의 발생장소에 따라 외, 중, 내 1/3의 3개로 분류된다. ·수술 난이도가 다르다(내1/3이 가장 난이도가 높다).	**후와부** ·전두개저사판에 발생하고, 양측에 걸쳐 생긴다. ·증상이 충분하지 않아커진 후에 발견되는 케이스도 많다.
·측뇌실맥락총에 수반되는 수막조직에 서 발생한다.	·주로 추체골후연에서 발생하기 때문에 추체부수막종이다.		
천막 ·대뇌겸수막종과 마찬가지로 구조상 천막에도 발생한다.	**사대부** ·사대의 경막에서 발생한다. ·추체골후연과 이어지면 추체사대부수막종과 나란히 치료 난이도 는 가장 높아진다.	**접형골연** ·대공, 시신경초 등도 있다.	

그림 2 뇌부종을 동반한 수막종

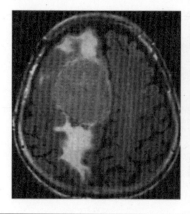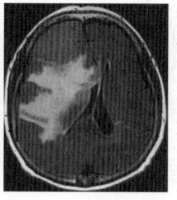

그림 3 수막종의 X선영상

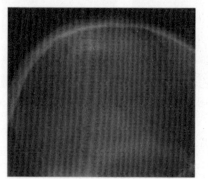

골파괴, 골비후, 석회영상을 볼 수 있다.

그림 4 수막종의 CT영상

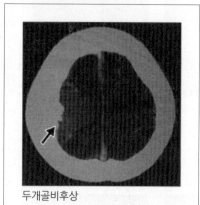

두개골비후상

저(低)신호라면 딱딱한 종양일 가능성이 높다.

뇌혈관촬영

- 수막종은 일반적으로 경막에 영향을 주는 중 경막동맥에서 혈류를 받기 때문에, 외경동맥 촬영에서 종양농염상(sun burst appearance)을 볼 수 있다(그림 5).
- 가끔 내경동맥에서 혈류를 받아 천막(소뇌천막)이나 대뇌겸을 경유하여 종양에 혈류를 전달해 주는 경우나, 전대뇌동맥이나 중대뇌동맥이 직접 종양에 혈류를 전달하는 경우도 있다.

치료

수술

1. 증상이 발현해 있는 경우

- 증상을 나타내는 수막종이라면 어떤 크기라도 보통은 개두술을 고려한다.
- 적출할 때는 부착된 경막과 함께 종양을 적출하는 것이 이상적이지만, 때때로 부착된 경막이나 종양 자체가 어쩔 수 없이 잔존하게 되는 경우가 있다.
- 수막종의 재발에 관해서는 적출의 정도(Simpson Grade, 표 1)에 따라 결정되고, 재발된 경우의 병리학적 악성도는 첫 회 수술보다 높은 경우가 많다.

그림 5 뇌혈관조영(외경동맥촬영)

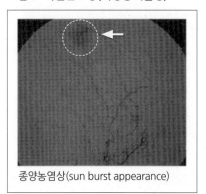

종양농염상(sun burst appearance)

표 1 Simpson의 수술적출 등급과 5년재발률

Simpson Grade		5년재발률
등급 Ⅰ	종양의 육안적 전적출에, 경막부착부 및 이상 두개골의 제거	9%
등급 Ⅱ	종양의 육안적 전적출에, 경막부착부의 전기소작술	19%
등급 Ⅲ	경막내 종양만 제거	29%
등급 Ⅳ	종양 자체의 부분절제	39%
등급 Ⅴ	생검(biopsy)의 유무에 상관없이 종양의 단순 감압	

Simpson D. The recurrence of intracranial meningiomas after surgical treatment.mJ Neurosurg Psychiatry 20:22-39,1957.

2. 무증상인 경우

● 무증후성 병변의 치료 적응에 관해서는 기록된 것이 적다.

● 환자연령이나 종양증식 속도, 동반하는 뇌부종의 정도, 증상이 표면화된 경우의 후유장애 등을 종합적으로 고려하여 수술적응을 결정한다.

방사선치료

● 수술이 곤란한 소병변이나 잔존 종양병변에 유효하다.

간호 포인트

● 수막종 환자는 수술 후 경련과 폐경색(pulmonary infarction) 간호가 중요하다.

● 양쪽 모두 다른 뇌신경외과수술의 수술 후와 비교해 쉽게 일어나는 경향이 있으므로, 꼭 이 두 가지에 주의해야 한다.

(山口竜一)

뇌종양③ : 뇌하수체선종
brain tumor : pituitary adenoma

point	
● 뇌종양은 두개내(뇌실질, 수막, 뇌하수체, 뇌신경)에 발생한 종양을 총칭하는 용어이다. ● 발생하는 증상은 비기능성으로는 종괴효과(시야장애나 시력저하), 기능성으로는	과잉생산된 호르몬에 의한 증상(말단비대증, 쿠싱병, 유즙분비나 월경이상 등)이다. ● 치료로서 외과적 적출(특히 경접형골적 접근법을 이용하는 종양적출술)과 약물요법이 행해진다.

뇌하수체선종이란

● 뇌하수체선종은 뇌하수체전엽에서 발생한 양성종양이다.
● 뇌하수체선종은 호르몬의 과잉분비를 기준으로 하여 기능성선종과 비기능성선종으로 크게 나뉜다(표 1).
● 뇌하수체전엽으로부터는 성장호르몬, 부신피질자극호르몬, 프로락틴, 갑상선자극호르몬, 성선자극호르몬의 5종류가 분비된다. 기능성선종으로는 그 중의 앞의 3가지가 많으며, 뒤의 2가지는 드물다.

증상

비기능성선종

● 압박증상인 시야장애나 시력저하가 발생한다.
● 특히 시교차가 안쪽에서 압박되기 때문에 양이측(兩耳側)반맹(bitemporal hemianopia)을 나타낸다.

기능성선종

● 과잉분비된 호르몬증상을 나타낸다(그림 1).
 · **말단비대증(acromegaly)** : 특징적인 얼굴 모양이나 손가락의 확대가 서서히 진행된다. 당뇨병·고혈압 등의 대사증후군이 확인되는 경우도 있다.
 · **쿠싱병** : 중심성비만이 특징적이다.
 · **프로락틴분비종양(prolactinoma)** : 프로락틴의 과잉분비에 의해 유즙분비나 월경이상이 초래된다.

표 1 뇌하수체선종의 분류

분류		특징	주요 증상
비기능성뇌하수체선종		가장 많다	시야장애
기능성 뇌하수체 선종	성장호르몬생산선종	말단비대증	특징적인 얼굴모양, 손가락의 확대
	부신피질자극호르몬생산선종	쿠싱병	중심성비만
	프로락틴생산선종	프로락틴분비종양	유즙분비, 월경이상
	기타호르몬생산선종	드물다	

그림 1 기능성선종의 대표적인 증상

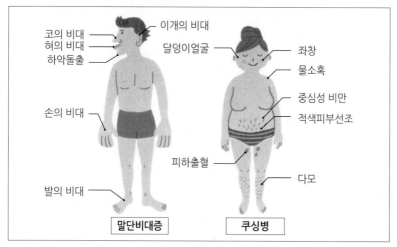

코의 비대
혀의 비대
하악돌출
이개의 비대
달덩이얼굴
손의 비대
발의 비대
좌창
물소혹
중심성 비만
적색피부선조
피하출혈
다모

말단비대증 | 쿠싱병

그림 2 비기능성뇌하수체선종

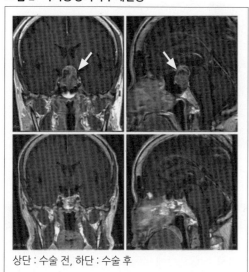

상단 : 수술 전, 하단 : 수술 후

그림 3 기능성뇌하수체선종의 미소선종

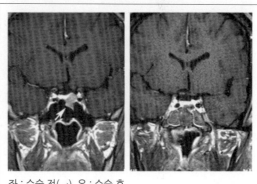

좌 : 수술 전(→), 우 : 수술 후

진단

혈액검사

● 혈액검사에서는 호르몬의 과잉분비가 확인된다.
● 말단비대증이나 쿠싱병 등은 호르몬부하시험으로 내분비기능을 자세하게 조사한다.

영상검사

● 보통은 조영MRI로 뇌하수체부에 종양을 확인함으로써 쉽게 진단이 가능하다(그림 2). 다

만 미소선종(microadenoma)의 경우에는 진단이 어려운 경우가 있다(그림 3).

치료

수술

● 외과적 적출(특히 경접형골적 접근법을 이용하는 종양적출술)이 제1선택이 된다(그림 4).
● 이전에는 상구순점막하에서 비강으로 접근하

그림 4 경접형골적 접근법을 이용하는 종양적출술

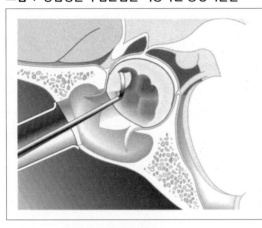

① 한쪽의 비강으로 부비강의 하나인 접형골의 공동을 경유해서 뇌하수체에 도달한다.
② 뇌하수체의 경막을 절개하면 죽상의 종양이 나오므로 그것을 적출하고, 최종적으로는 지주막하강과의 경계인 안격막이 노출할 때까지 적출한다.
③ 안격막에 소공이 열려 뇌척수액루를 일으킨 경우에는 복부에서 채취한 지방을 충전하고 수술 후의 뇌척수액루를 예방한다.
④ 정상인 뇌하수체는 확인하여 보존한다.
⑤ 측방의 해면정맥동으로부터의 출혈이 확인된 경우에는 충분히 지혈한다.
⑥ 수술부위를 닫고 비강 내에는 거즈를 넣어 수술을 종료한다.

그림 5 프로락틴분비종양에 대한 약물치료의 효과

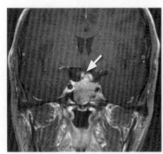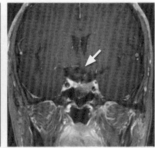

좌 : 진단 시(프로락틴 수치 5406 ng/ml),
우 : 카바살 10개월 복용 후 프로락틴 수치 411 ng/ml

였으나, 현재는 현미경하에 비강으로 접근하는 것이 주가 되었다. 내시경하에서 실시하거나 종양의 진행방향에 따라서는 종래의 상구순점막하 접근법을 이용하는 경우도 있다.

약물요법

● 수술로 적출이 곤란한 부위나 수술 후의 재발 등에 대해서는 약물치료나 방사선치료를 실시한다.
● 프로락틴분비종양에 대해서는 카베골린(카바살)이나 브로모크립틴메실레이트(팔로델)등의 약물이 아주 유효하다. 큰 종양이라도 쉽게 축소되며 거의 소실되는 경우도 있기 때문에, 이 약물들이 보통 제1선택제가 된다(그림 5).

간호 포인트

● 뇌하수체선종에 수술 시에는 개두술과 달리 관찰해야할 포인트가 몇 개 있다. 이것을 알아두자.

요붕증(diabetes insipidus), 뇌하수체기능부전

● 뇌하수체후엽에서의 항이뇨호르몬 분비에 장애가 생기면 요붕증을 일으킬 수 있다.
● 수술 후는 요의 양을 1시간 마다 체크하고 소변량은 200mL 이상이면서 요비중이 1.010 이하인 상태가 2시간 지속되는 경우, 바소프레신(피토레신) 2단위를 피하에 주사한다. 피토레신이 계속적으로 필요한 경우는 데스모프레신 점비제로 바꾼다.

그림 6 수술 후 출혈의 CT

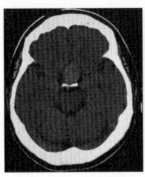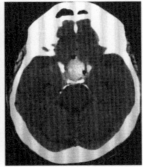

좌 : 뇌하수체선종술 전, 우 : 수술 후

- 요량이 어느 정도 관리되면 체크의 횟수를 서서히 줄여도 좋다.
- 수술 후 며칠~1주일 정도 경과한 후에 스테로이드의 감량에 맞춰 요량이 증가하는 경우도 있으므로, 수술 직후에 문제가 없는 경우라도 퇴원까지는 꼼꼼하게 체크할 필요가 있다.
- 수분류 섭취량이 많아서 생기는 다뇨와 구별하기 위해 수분섭취량도 확인한다.

뇌척수액루

- 수술 중에 뇌척수액루가 있는 경우 수술 후에도 주의가 필요하다. 수술 중에 뇌척수액루가 없으면 수술 후에 발생할 가능성은 낮다.
- 목 안이나 코에 액체가 똑똑 떨어지는 느낌이 없는지 확인한다. 만약 있는 경우에 혈당용 테스터기로 분비액 속의 당분을 검출하는 것이 간편하다.
- 수술 직후에 출혈이 섞여 있으면 혈액 속의 당이어도 테스테입의 소견이 양성으로 나타나기 때문에, 반드시 뇌척수액루의 검출로 연결되는 것은 아니다.

수술 후 출혈

- 수술 후 출혈의 조기발견을 위해 의식수준이나 시력의 급격한 저하가 있는지 확인한다. 저하가 있는 경우는 바로 두부CT검사를 실시한다(그림 6).

(丸山啓介)

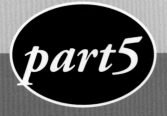

뇌신경질환의
수술과 치료

개두술
craniotomy

point
- 개두술은 두개골을 절개하여 두개내 병변에 접근하는 방법이다.
- 대표적인 수술 방법으로는 전두측두 개두, 양측전두 개두, 측두 개두, 후두 개두, 정
- 중후두하 개두, 외측후두하 개두가 있다.
- 간호사는 두개 내의 상황을 예측할 필요가 있다.

개두술이란

- 개두술은 두개저의 외과해부의 발전과 함께 진보해 왔다고 해도 과언이 아니다. 이것은 뇌신경외과수술이 뇌실질내 병변만이 아니고 뇌실질외 병변이나 혈관병변을 다루는 일이 많고, 뇌를 손상시키지 않고 그 병변에 도달하기 위해 시행착오가 되풀이되었기 때문이다.
- 뇌실질 내 병변이 종양인 경우 반드시 뇌로 들어가기 때문에, 개두부위는 가장 병변에 가까운 장소(또는 그곳이 신경학적으로 중요한 경우에는 그곳을 약간 피한 부위)가 된다.
- 한편 뇌실질외 병변이나 혈관병변인 경우 기본적으로 치료의 대상이 되는 것은 경막 주변(수막종)이나 뇌신경 근처(신경초종이나 뇌하수체선종), 혈관(뇌동맥류)등 뇌연막보다 외측에 있는 구조물이 된다. 그 병변에 뇌를 손상시키지 않고 도달하기 위해 발전한 것이 두개

저외과이다.
- 두개저외과는 두개저의 일부를 절개하는 것에 의해 뇌나 신경의 틈을 이용하여 병변에 도달하는 수단이다. 본 장에서는 두개저를 포함한 대표적인 개두술을 소개한다.

개두술의 계획(표 1)

- 뇌신경외과 수술을 계획할 때에 중요한 것은 다음의 5가지를 순서대로 검토하는 것이다. 이 순서를 소홀히 하면 현미경조작을 하기 힘들고(체위가 나쁜 경우), 필요한 개두가 잘 되지 않는(피부절개 범위가 좁은 경우) 등의 문제가 발생할 수 있다.
  ① 주로 현미경수술 : 뇌동맥류라면 결찰술을 하는 순간(수술시야를 결정)
  ② 그에 필요한 진입로를 검토
  ③ 진입로에 필요한 개두를 고려
  ④ 개두에 필요한 피부절개를 고려

표 1 개두술의 계획

	계획의 검토순서	계획 예시 : 중대뇌동맥류 (우) 수술의 경우
①	수술 시야를 결정한다.	중대뇌동맥류를 결찰하는 순간의 시야
②	위의 ①에 필요한 진입로를 검토한다.	수술 시야에 도달하기 위한 실비우스열을 나누는 진입로(transsylvian approach)
③	진입로에 필요한 개두를 고려한다.	실비우스열이 충분히 노출된 개두(우전두측두 개두+접형골익의 삭제)
④	개두에 필요한피부절개를 고려한다.	우전두측두 개두를 하기 위한 피부절개범위
⑤	위의 모든 사항을 실시하는 데 필요 충분한 체위를 취한다.	앙와위로 두부를 좌로 30~45도 회전시킨다.

⑤ 위에 서술한 모든 것을 실시하는 데에 필요 적절한 체위
- 두부고정의 방법은 현미경조작을 하는 경우는 보통 3점핀으로 고정하고, 현미경조작을 하지 않는 경우(경막외·경막하 혈종이나 감압개두술 등)에는 편자형 베드레스트를 사용한다.

수술 방법

전두측두 개두(pterional approach, 그림 1)
- 뇌신경외과의가 가장 빈번하게 실시하는 개두술로 실비우스열을 갈라 병변에 도달하는 방법이다.
- **체위** : 앙와위에서 두부는 우 또는 좌로 30~45도 회전시킨다.
- **개두** : 두피에 표시선을 따라 실비우스열을 중심으로 주먹만한 크기로 개두를 하는 것이 일반적이다. 대형병변이나 감압술 등을 고려하는 경우는 크게 개두한다.
- **피부절개** : 이주(tragus)전방 1cm에서 정중까지, 반원형의 모발범위 내에 피부절개를 한다.
- **도달 가능한 범위** : 수술 시야가 얕은 순서로 중대뇌동맥→내경동맥→시신경과 시교차 주위→뇌하수체 근방→전교통동맥이다.
- **도달 가능한 병변** : 혈관병변에서는 내경동맥류, 중대뇌동맥류, 전교통동맥류, 뇌기저동맥류(최근에는 코일색전술이 일반적이다) 등. 종.

양에서는 접형골연 수막종, 안결절부 수막종, 두개인두종, 라스케낭, 뇌하수체선종. 기능적 질환에서는 선택적편도해마적출술(측두엽간질).
- 추가로 안와외측골이나 협골을 벗어나 (orbitozygomatic approach), 전상돌기삭제 (dolenc approach)등의 두개저외과수기를 추가하면 도달 가능한 범위를 확대시킬 수 있다.

양측전두 개두
(anterior interhemisheric approach, 그림 2)
- 전두부의 대뇌반구간열을 이용한 접근이다.
- **체위** : 앙와위로 두부는 정중고정하지만 경부는 병변을 감안하여 전굴이나 후굴시킨다.
- **개두** : 정중을 중심으로 하여 개두한다. 개두의 크기는 가르는 대뇌반구간의 길이에 따른다.
- **피부절개** : 모발범위 내로 좌우대칭인 반원형의 피부절개를 실시한다.
- **도달 가능한 범위** : 수술 시야가 얕은 순서로, 전대뇌동맥→후신경→전두개저→시신경과 시교차주위→뇌하수체근방→전교통동맥→제3뇌실이다.
- **도달 가능한 병변** : 혈관병변에서는 전대뇌동맥류, 전교통동맥류, 뇌기저동맥류(제3뇌실 경유) 등. 종양에서는 후와수막종, 안결절부수막종, 두개인두종, 라스케낭, 뇌하수체선종 등.
- 추가로 양측안와내측연을 빼고(basal interhemisperic approach), 두정부 근처에

그림 1 전두측두개두

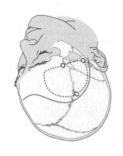
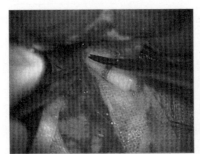
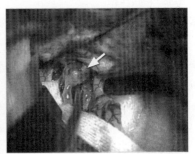

실비우스열의 개방

중대뇌동맥류를 확인

그림 2 양측전두개두

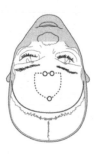
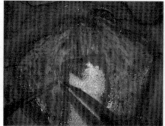
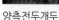
양측전두개두

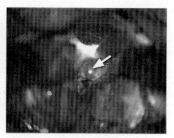
대뇌반구간열의 전교통동맥류

그림 3 측두개두

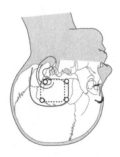
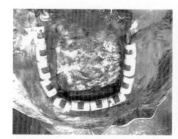

측두개두

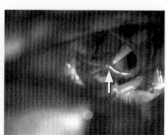
측두엽하면과 천막(소뇌천막) 사이로
뇌기저동맥류를 확인

서 개두하는 등 방법을 시행하면, 측뇌실경유 (tansventriculer approach)로 제3뇌실에 도달할 수 있다.

측두 개두(temporal approach, anterior petrosal approach, 그림 3)

- 측두엽하면과 측두와를 이용한 접근이다.
- **체위** : 앙와위로 두부는 베개 등을 이용하여 90도 회전한다.
- **개두** : 외이공의 바로 위에 주먹만한 크기로 개두한다.
- **피부절개** : 개두에 맞추어 ㄱ자형 피부절개, 또는 사각형 피부절개를 한다.
- **도달 가능한 범위** : 수술 시야가 얕은 순서로, 측두엽하면→3차신경절→천막(소뇌천막)의 자유연→뇌기저동맥선단부 주변→중뇌이다. 또한 추체골을 떼어내면 뇌기저동맥본간, 안

면·내이신경, 뇌교까지 도달할 수 있다.
- **도달 가능한 병변** : 혈관병변에서는 뇌기저동 맥선단부동맥류, 상소뇌동맥류, 전하소뇌동맥류, 뇌간해면상혈관종. 종양에서는 3차신경초종, 천막수막종, 전정신경초종, 사대부수막종.
- 추가로 추체골선단부를 깎으면(anterior petrosal approach), 뇌교의 전방에서 측방까지 도달할 수 있다.

후두 개두(posterior interhemisheric approach, occipital transtentrial approach, 그림 4)

- 후두부의 대뇌반구간열을 이용한 접근이다.
- **체위** : 복와위로 두부는 30도 정도 회전시킨다.
- **개두** : 정중을 넘어 오른쪽으로 크게 개두한다.
- **피부절개** : 개두에 맞춰 ㄱ자형이나 사다리꼴형으로 피부를 절개한다.
- **도달 가능한 범위** : 수술 시야가 얕은 순서로,

그림 4 후두 개두

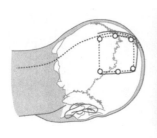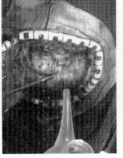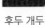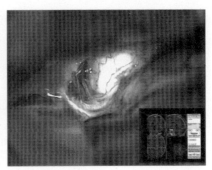

후두 개두   뇌량팽대부에 도달

그림 5 정중후두하 개두

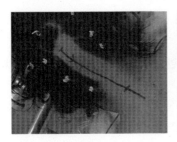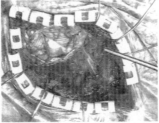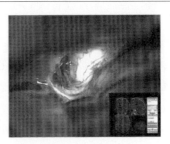

정중후두하 개두   소뇌충부와 소뇌반구

후두엽반구간→갈렌(Galen)정맥→송과체→소뇌천막면→소뇌각→교배측이다.

- **도달 가능한 병변** : 혈관병변에서는 갈렌정맥류, 뇌간해면상혈관종. 종양에서는 송과체부종양, 천막(소뇌천막)수막종, 간뇌부종양.
- 추가로 천막을 가르면(occipital transtentrial approach), 소뇌의 천막면과 소뇌각까지 도달할 수 있다.

정중후두하개두
(midline suboccipital approach, 그림 5)

- 대후두융기에서 하방(후두하)을 개두하는, 주로 소뇌병변에 대한 접근이다.
- **체위** : 복와위에서 두부는 전굴시킨다(concord position).
- **개두** : 정중을 넘어 좌우대칭의 개두, 특히 대

후두공을 개방한다.

- **피부절개** : 정중에 직선으로 피부를 절개한다.
- **도달 가능한 범위** : 수술 시야가 얕은 순서로, 소뇌반구→소뇌충부→연수배측→제4뇌실→교배측이다.
- **도달 가능한 병변** : 혈관병변에서는 후하소뇌말초의 동맥류, 연수·교의 해면상혈관종. 종양에서는 소뇌반구종양, 소뇌충부종양, 제4뇌실종양. 기능적 질환에서는 키아리기형.
- 추가로 관추나 축추의 추궁절제를 하면 하위 연수나 경수병변까지 도달 가능하다.

외측후두하 개두
(lateral suboccipital approach, 그림 6)

- 대후두융기에서 하방(후두하)으로 유양돌기 후방을 개두하는, 주로 소뇌반구병변 또는 소

그림 6 정중후두하개두

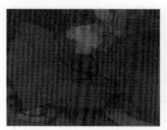 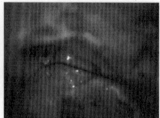 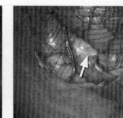

외측후두하개두 　　　　　　　소뇌교각부에서 종양을 적출

뇌교각부병변에 대한 접근이다.

● **체위** : 측와위로 두부를 체위와 나란히 위치시킨다.

● **개두** : 유양돌기후방에서 정중을 넘지 않는 개두범위. 때론 대후두공을 개방한다.

● **피부절개** : 개두야를 중심으로 S자 또는 L자로 피부를 절개한다.

● **도달 가능한 범위** : 수술 시야가 얕은 순서로, 소뇌반구→소뇌교각부(3차신경, 전하소뇌동맥, 안면·내이신경, 후하소뇌동맥, 설인·미주·부·설하신경, 뇌저동맥)→교외측이다.

● **도달 가능한 병변** : 혈관병변에서는 추골동맥해리, 후하소뇌동맥류, 연수·교의 해면상혈관종. 종양에서는 전정신경초종, 추체부수막종, 사대부수막종, 기능에서는 3차신경통, 안면경련.

● 추가로 대후두공의 개방과 경정맥결절의 제거를 이용하면 far lateral approach가 된다.

경접형골동 접근
(transsphenoidal approach)

● 일반적으로는 「개두술」이라고는 부르지 않지만, 대중적이므로 소개한다. 비강 또는 구순점막을 경유해서 뇌하수체병변에 도달하는 접근법이다.

● **체위** : 측와위에서 두부는 약간 오른쪽으로 기울인다.

● **개두** : 접형골동전벽과 터키안을 10~15mm 사방에서 개두한다.

● **피부절개** : 상구순점막 또는 비강점막으로 접근한다.

● **도달 가능한 범위** : 수술 시야가 얕은 순서로, 접형골동, 내경동맥, 뇌하수체, 안결절, 시교차와 시신경, 뇌기저동맥본간, 교전면이다.

● **도달 가능한 병변** : 혈관병변에서는 뇌기저동맥류, 연수·뇌교의 해면상혈관종. 종양에서는 뇌하수체선종, 두개인두종, 라스케낭, 안결절수막종, 사대부수막종, 척삭종.

합병증

● 개두술의 합병증은 수술 중·수술 후의 두개내출혈, 뇌경색이다.

간호 포인트

● 의식수준, 활력징후, 신경학적 증상의 변화에 따라 두개내에서 무슨 일이 일어나고 있는지 예측할 수 있도록 관련지식을 익혀 두어야 한다.

(山口竜一)

신경내시경수술
neuroendoscopic surgery

point
- 신경내시경수술은 내시경을 뇌실이나 비강 등의 공간을 통해 뇌의 심부에 삽입하여 수술하는 방식이다.
- 대표적인 수술로는 내시경적혈종제거술, 내시경적제3뇌실저개창술, 뇌실내종양생검술, 뇌실내낭포개창술, 뇌하수체종양에 대한 내시경하경비접형골적종양적출술, 뇌동맥류 결찰술의 보조적 이용 등이 있다.
- 간호 포인트는 엄격한 혈압관리, 신경증상 악화의 조기발견이라는 두 가지 사항이다.

신경내시경수술이란

- 신경내시경수술은 내시경을 뇌실이나 비강 등의 공간을 통해 뇌의 심부에 삽입하여 수술하는 방식이다. 최근에는 저침습적인 수술 방법을 선호하기 때문에 그 수요는 계속 증가하고 있다.
- 사용하는 내시경을 2종류로 크게 나누면 연성경과 경성경이다.
- 내시경의 최대의 이점은 측방을 충분히 관찰할 수 있다는 점이다.

적응

- 가장 빈번하게 행해지는 수술은 뇌내출혈·뇌실내출혈에 대한 내시경적 혈종제거술일 것이다. 적응은 기관의 방침에 따르지만 혈종벽으로부터의 출혈을 멈출 수 있는 범위에서 실시하는 것이 일반적이다. 시상출혈이 뇌실 내로 흘러 뇌실 내 출혈이 폐쇄성 수두증의 원인인 경우에는 내시경으로 적극적으로 제거하기도 한다.
- 수두증 중에 중뇌수도 협착 내지는 폐쇄에 의한 폐쇄성 수두증에 대해서는 내시경적 제3뇌실저개창술을 시행한다. 수액의 통과장애를 대처하는 것이 목적이기 때문에, 흡수장애가 원인으로 생긴 정상압 수두증에는 보통 적용하지 않는다.

- 뇌실내나 송과체부의 종양에 대해서는 생검술이 적용된다.
- 뇌실내의 낭포에 대해서는 내시경적으로 개창술이 행해진다.
- 뇌하수체종양에 대한 내시경하 경비접형골적종양적출술이나, 뇌동맥류 결찰술 등에 보조적으로 사용되는 경우가 있다.

수술 방법

내시경적혈종제거술(그림 1)

① 피각출혈에서는 정중에서 3cm 외측인 헤어라인(hair line)에서 3cm 피부를 절개하고 천두한다.

② 혈종을 시험천자하고, 내시경을 조작하는 공간을 만들기 위한 투명한 시스(sheath)를 삽입한다.

③ 경성경을 삽입하고 시스 너머로 혈종과 정상뇌조직과의 경계를 보면서 혈종을 흡인한다. 출혈원이 되는 혈관은 응고지혈 한다.

④ 시스의 각도를 여러방향으로 돌리면서 혈종을 제거한 후 상처를 닫는다.

내시경적제3뇌실저개창술(그림 2)

① 보통 우전두부의 정중과 헤어라인(hair line)

그림 1 내시경적혈종제거술

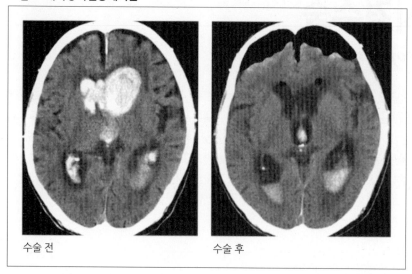

수술 전   수술 후

그림 2 내시경적제3뇌실저개창술의 경로

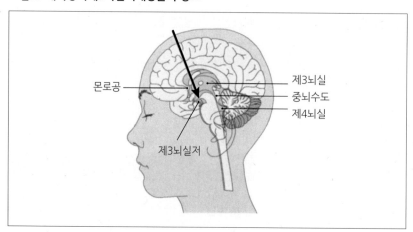

몬로공

제3뇌실저

제3뇌실
중뇌수도
제4뇌실

에서 3cm 부위(Kocher's point)에서 3cm 피부를 절개하여 천두한다.

② 시험천자로 뇌실에 도달한 후 뇌실 내로 전용 시스(sheath)를 삽입한다.

③ 연성경을 삽입하고 측뇌실 내까지 나아간다. 해부학적 관계에서 몬로공을 확인하고 그곳을 경유하여 제3뇌실에 도달한다.

④ 제3뇌실의 저부에서 양쪽의 유두체의 약간 전방정중부에 소공(小孔)을 열고 풍선(balloon)으로 확대한다.

⑤ 얇아진 뇌실저의 조직이 수액의 교통으로 박동하는 것을 확인하면 유효하다고 판단하여,

내시경을 발관한 후 상처를 닫는다.

● 액체 중에서 선명한 시야를 확보하기 위해 뇌실내의 조작은 최근 개발된 인공수액으로 적절하게 세정하면서 한다.

뇌실내 종양생검술 (그림 3), 뇌실내 낭포개창술

① 대부분의 경우 좌우 어느 쪽이든 Kocher's point를 통해 연성경을 삽입한다.

② 종양이나 낭포에 도달하면 종양조직을 겸자로 채취하거나 낭포벽을 개창한다.

③ 출혈점을 지혈하고 상처를 닫는다.

그림 3 뇌실내종양생검술

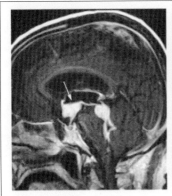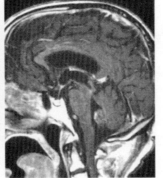

수술 전(→종양)　　　방사선·화학요법 후

그림 4 뇌하수체 종양에 대한 내시경하 경비접형골적 종양적출술

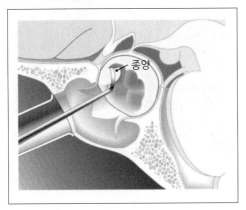

종양

● 뇌실내의 조작은 인공수액으로 적절하게 세정 하면서 실시한다.

뇌하수체종양에 대한 내시경하경비접 형골적종양적출술(그림 4)

● 내시경 단독으로 실시하는 경우와 현미경수술 을 보조하는 수준으로 이용하는 경우가 있다.
● 내시경 단독으로 하는 경우 : 좌우 어느 쪽이 든 비공을 통해 비강 및 부비강을 경유하여 뇌 하수체에 도달하고 종양을 적출한다.
● 내시경을 보조적으로 이용하는 경우 : 해면정 맥동이나 내경동맥의 주위를 직접 보면서 적 출한다.
● 뇌동맥류 결찰술 등에서의 보조적 용법

● 개두술 후 결찰술이나 종양적출 등을 할 때 에, 마주한 수술 시야에서는 관찰이 곤란한 측면이나 이면을 관찰하는 데 이용되는 경우 가 있다.

합병증

● **내시경 통과부위의 손상** : 뇌실 내의 구조물로 서 몬로공을 형성하는 뇌궁이나 뇌실벽의 정맥 의 손상은 기억장애를 일으킬 가능성이 있다.
● **수술 후 출혈** : 현미경수술보다는 확실한 지혈 조작이 어렵기 때문에 출혈의 위험성이 있다.
● **전해질이상** : 뇌실 내를 생리식염수로 세정했 던 시기에는 전해질이상이 자주 발생했으나, 인공수액이 개발된 이후에는 거의 볼 수 없게 되었다.
● 뇌하수체종양의 합병증에 관해서는 해당항목 을 참조할 것.

간호 포인트

● 수술 후 출혈을 예방하기 위해 혈압관리가 가 장 중요하다.
● 신경증상악화의 조기발견을 위해 노력해야 한다.

(丸山啓介)

정위수술
stereotactic neurosurgery

point
- 정위수술은 수술 전에 영상촬영을 하여 표적(target)을 결정하고, 뇌내의 표적으로 하는 부위에 정확히 접근하는 수술 방법이다.
- 대표적인 수술 방법으로는 정위적뇌종양생검술, 뇌심부자극요법, 정위적혈종제거술, 정위방사선치료가 있다.
- 간호 포인트는 수술 후 24시간 이내의 신경증상의 악화에 주의할 것, 자극전극 삽입 시 감염징후의 조기발견에 노력할 것의 2가지이다.

정위수술이란

- 정위수술은 뇌내의 표적으로 하는 부위에 정확하게 접근하는 수술 방법이다. 특히 대뇌기저핵이나 시상, 뇌간 등 보통의 개두술에서는 접근이 곤란한 심부의 병변을 대상으로 하는 경우가 많다.
- 정위수술의 큰 특징은 정밀도가 아주 높다는 것이다.

적응

- **뇌종양에 대한 정위적생검술 :** 대뇌기저핵이나 시상, 뇌간 등 보통의 개두술에서는 도달하기가 곤란한 심부의 종양이 적용대상이다.
- **불수의운동에 대한 심부뇌극극술 :** 파킨슨병, 본태성진전, 근긴장이상 등의 불수의운동 중, 약물요법에 저항성이 있는 것이 대상이 된다. 다만 파킨슨병인 경우에는 약물에 반응이 느릴 정도로 병이 진행된 상태에서는 효과를 기대하기 어렵다.
- **뇌내출혈에 대한 정위적혈종제거술 :** 비교적 작은 뇌내출혈에 대해 실시한다. 최근에는 내시경적 혈종제거술로 변환되고 있는 추세이다.
- **정위방사선치료 :** 3cm 이하의 경계가 명료한 종양이나 뇌동정맥기형으로 수술의 위험성이 큰 경우에 적용한다. 전이성 뇌종양에서는 개수가 3개 미만인 경우에 실시하는 것이 일반적이다. 종양이 큰 경우에는 적출술, 개수가 많은 경우는 전뇌조사를 한다. 보험적용은 안되지만 삼차신경통이나 파킨슨병 등의 기능적 질환에 대해서도 유효하다.

수술 방법

- 다음에 나오는 모든 수술 방법에 있어서 공통의 단계로 되는 것이 표적의 결정이다(그림 1).
- 구체적으로는 두부에 국소마취를 하고 금속프레임(렉셀프레임 등)을 고정한 후, MRI나 CT를 촬영하고 네비게이션 영상을 통해 표적을 결정하고 그 좌표를 산출한다.

그림 1 프레임 고정

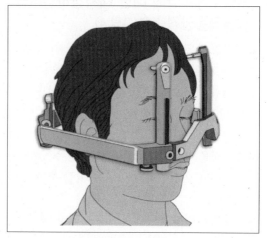

정위적뇌종양생검술(그림 2)

① 수술실에서 국소마취하에 피부를 3cm 정도 절개하여 천두하고, 먼저 설정한 좌표와 각도에 생검침을 삽입하여 조직을 채취한다.

② 신속진단으로 종양이 채취되고 있는 것을 확인한 후 침을 제거하고 상처를 닫는다.

● 소뇌나 뇌간병변의 경우는 전신마취를 한 후 복와위에서 수술한다.

● 뇌심부자극요법(deep brain stimulation : DBS 그림 3)

① 천두한 후 기록전극을 정확하게 삽입하고 전극의 선단으로 뇌세포의 미세한 전기활동을 기록하면서 마이크로 단위로 전극을 진행한다.

② 기록되는 파형을 이용하여 목적으로 하는 표적의 부위(시상하핵이나 담창구내절(淡蒼球 內節) 등)를 확인한다.

그림 2 정위적뇌종양생검술

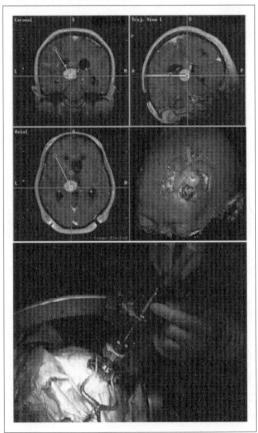

③ 같은 부위에서 전극을 통해 자극을 주고, 증상이 개선되는지를 확인한다.

④ 최적의 위치를 정하면 그 깊이에 자극전극을 삽입한다.

⑤ X선으로 위치를 확인함과 동시에 시험적으로 자극을 주고 증상이 개선되는지를 확인한 후 상처를 닫는다.

정위적혈종제거술

① 천두한 후, 정위적뇌종양과 마찬가지의 요령으로 혈종의 중심에 혈종흡인용 침을 삽입하고 혈종을 흡인한다.

② 같은 부위에 배액관을 유치하여 수술 후에도 혈종의 배출을 촉진시킨다.

정위방사선치료(그림 4, 5)

● 뇌동정맥기형의 경우에는 표적결정 시에 MRI에 이어 뇌혈관촬영도 실시한다.

① MRI·뇌혈관촬영의 영상데이터를 전용 방사선치료계획 컴퓨터에 입력하여 위치·조사하는 선량을 설정한다.

② 위의 내용에 따라 방사선 치료장치(감마나이

그림 3 뇌심부자극요법

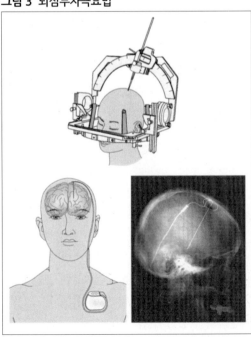

그림 4 정위방사선치료장치

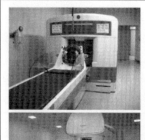
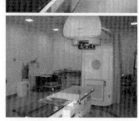
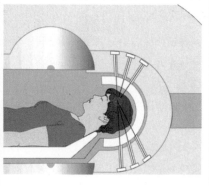

좌상 : 감마나이프, 좌하 : 선형가속기(linac), 우 : 감마나이프의 구조

그림 5 정위방사선 전후의 영상

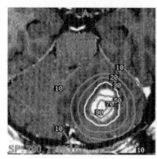
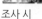
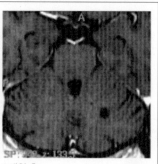

조사 시　　　　　　3개월 후

프, 직선가속기 등)에 환자의 두부를 고정하고 정확하게 조사(照射)한다.

합병증

● 최대의 위험인자는 수술 후 출혈이다. 정위수술은 기본적으로 수술부위를 직접 보지 않고 수술적 조작을 하므로 출혈의 유무를 충분히 판단할 수 없기 때문이다.
● 심부자극요법에서는 자극장치를 삽입하기 때문에 감염의 위험성이 있으며, 만일 감염된 경우에는 자극장치를 제거해야만 한다.
● 생검침, 전극의 통과점, 표적의 손상증상이 일어날 수 있다. 그러나 대부분의 경우는 컴퓨터 상으로 위험한 부위를 피해 통과점을 설정함으로써 예방이 가능하다.
● 정위방사선치료로 치료 후 반 년~수 년이 경과하면, 방사선장애나 방사선에 의한 2차성 발암의 위험성이 있을 수 있다.

간호 포인트

● 수술 후 24시간 이내에는 수술 후 출혈에 의한 신경증상의 악화에 주의한다.
● 자극장치를 삽입한 경우에는 1주일 전후로 감염징후의 조기발견에 노력해야 한다.
● 정위방사선치료 시에는 대부분의 경우 2박3일 정도의 입원을 하게 된다. 그래서 합병증이 입원 중에 보이는 일은 거의 없다.

(丸山啓介)

뇌혈관내 치료(뇌혈관 내 수술)
Intravascular surgery

point

● 혈관내수술은, 여러 뇌혈관질환에 대해서 침습성을 최소한으로 하기 위해, 혈관에 카테터를 삽입하고 치료하는 방법이다.

● 혈관내 치료는 색전술(뇌동맥류내코일색전술 등)과 혈행재건술(혈전용해술, 혈관형성술)로 크게 구분된다.

● 수술 중에 동맥류파열, 혈관천공, 혈전·색전증이 발생할 경우는 응급개두술이나 추가치료가 필요하게 된다. 수술 후도 혈전·색전성합병증의 발생 가능성을 고려한 관찰이 필요하다.

뇌혈관내 치료란

● 뇌혈관내 치료(뇌혈관내 수술)란 뇌혈관(심장에서 뇌로 흐르는 혈관 및 두개내혈관)에 생긴 여러 가지 혈관성 병변을 주로 대퇴부의 동맥으로 유도한 카테터를 이용하여 치료하는 방법이다. 기본적 수기방법은 뇌혈관촬영의 연장선상에 있다고 해도 좋다.

● 혈관내 치료의 방법은 1960년대부터 개발되었으나, 혈관촬영장치(DSA장치)나 뇌혈관내 치료에 사용하는 기재(마이크로카테터 등)의 진보에 의해 1980년대 후반부터 세계의 주요 시설에서도 행해지게 되었고, 현재 뇌혈관내 치료를 시행하는 의사를 육성함과 더불어 일본에서도 활발하게 행해지고 있다. 특히 뇌동맥류에 대한 동맥류내 색전술은 이 영역을 크게 발전시켜가고 있다.

● 뇌혈관내 치료의 특징은 보통 뇌신경외과적수술과 달리 개두술을 하지 않기 때문에 전신마취가 꼭 필요한 것은 아니고, 국소마취로 시행가능하다는 것이다. 따라서 전신마취가 위험한 중증의 심폐질환을 동반한 환자나 고령인 환자에게도 비교적 안전하게 실시할 수 있다. 또 외과적 치료와 비교하여 입원기간을 단축하는 것도 큰 장점이다. 그러나 메스를 사용하지 않는다고 해도 수술이기 때문에 치료에 있어서는 장점·단점을 충분히 이해하고 외과적 수술 이상으로 신중하게 실시해야 한다.

● 뇌혈관내 치료는 크게 다음의 2가지로 나눌 수 있다.

① **색전술** : 혈관성병변을 색전물(색전물질)로 폐색한다.

② **혈행재건술** : 혈전이나 색전에 의해서 폐색한 혈관에 혈전용해제(유로키나제나 t-PA[tissue plasminogen activator : 조직플라스미노겐활성화인자] 등)을 국소적으로 투여하고 재개통시키는 혈전용해술이나, 좁아진 혈관을 풍선카테터나 스텐트를 이용하여 확장하는 혈관형성술이다.

대표적인 치료법

색전술, 뇌동맥류내 코일색전술(그림 1)

● 색전술은 두개내출혈을 일으키는 뇌동맥류나 뇌동정맥기형 등의 치료에 시행된다.

● 특히 뇌동맥류에 대해서는 1991년에 혁신적이라고도 할 수 있는 GDC코일(guglielmi detachable coil : GDC)을 이용한 색전술이 개발된 이후, 종래에는 외과적 치료(개두결찰술)

그림 1 뇌동맥류내색전술

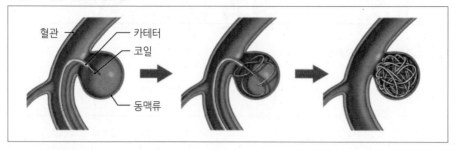

혈관 ─ 카테터
코일
동맥류

표 1 뇌동맥류내 코일 색전술의 장점과 단점

장점	단점
● 개두를 할 필요가 없다	● 단기간에 동맥류의 재발이 있을 수 있다
● 전신마취가 반드시 필요한 것은 아니다	● 장기적인 치료효과는 명확하지 않다
● 전신마취로 인한 합병증이 없다	● 모양·크기·위치에 따라 색전이 불능한 예가 있다
● 동맥류 근처의 혈관 보존이 가능하다	● 뇌경색이나 혈관폐색이 일어날 수 있다
● 뇌의 압배(retraction)는 불필요하다	● 수술 중 출혈에 대응이 곤란하다
● 비용이 수술보다 적게 든다	● 집도의나 시설의 기술수준에 따라 차이가 난다

가 곤란했던 경우에도(예 : 뇌기저동맥선단부 동맥류, 그림 2) 비교적 안전하면서도 유효하게 동맥류내 코일색전술을 실시할 수 있게 되었다.

1. 뇌동맥류의 경우

● 뇌혈관내 수술은 원래 지주막하 출혈로 발생한 파열뇌동맥류에 있어서도 단시간에 시행가능한 치료방법으로서, 이미 많은 사람들이 이 치료를 받고 있다.

● 코일색전술 대 동맥류 결찰술의 비율은 유럽 여러 나라에서는 약 8:2, 미국에서는 6:4이다. 우리나라에서는 2:8 정도이지만, 가까운 미래에 반드시 역전될 것으로 추측된다. 코일색전술과 동맥류 결찰술의 장점과 단점은 표 1에 나와있다.

● 최근에는 뇌동맥류내코일색전술이 까다로운 「wide neck(목이 넓은)」 동맥류에 대해서 풍선이나 스텐트 등을 보조적으로 사용함에 따라, 보다 많은 뇌동맥류를 치료할 수 있게 되었다.

2. 뇌동정맥기형인 경우

● 뇌혈관내 치료와 정위적방사선치료(감마나이프가 대표적이다)나 외과적 치료(개두적출술)

를 조합하여, 합병증 발생은 낮고 치료율을 높일 수 있게 되었다.

● 특히 일본에서도 최근에 사용할 수 있게 된 액체색전물질(오닉스, onix)의 등장에 따라, 색전술의 폭이 넓어지고 있다.

혈전용해술(경피적혈행재건술 : PTR)

● 급성 주간뇌혈관의 폐색은 주로 심장질환(심방세동 등)에 의해 심장 내에서 만들어진 혈전(색전)이 떨어져 나와서 일어난다. 혈전용해술(percutaneous revascularization : PTR)은 이 혈전 속 또는 원위(遠位)에 마이크로카테터를 유도하여, 혈전용해제를 국소동맥내 투여하는 치료법이다.

● 사회복귀율은 중대뇌동맥(뇌내의 주요 혈관의 하나)의 폐색을 예로 들면 종래의 보존적 치료에서는 20% 전후로 낮은 비율이지만, 혈전용해술이 성공하면 50~60% 이상까지 끌어올릴 수 있다.

● 진단에 필요한 뇌혈관촬영에 이어서 단시간에 시행 가능한 혈전용해술(그림 3)의 역할이 중요하다. 그러나 폐색부위에서 혈전을 용해하는 방법은 뇌혈관이 폐색(뇌색전증)되고 뇌경

그림 2 뇌기저동맥선단부동맥류

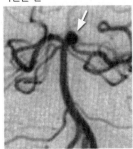
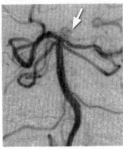

색전술 전 · 색전술 후

그림 3 혈전용해술의 실제

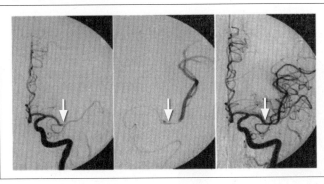

64세 남성. 심방세동이 있고 갑작스런 우측 편마비와 실어증으로 발병했다. 진단확정 시 이미 3시간 이상을 경과했기 때문에, 뇌혈관촬영에 이어서 마이크로카테터를 통해 유로키나제를 투여하는 화학적 혈전용해술을 실시하고, 마이크로카테터 및 마이크로 가이드와이어에 의한 기계적 혈전파쇄술을 시행하여 혈행의 재개를 확인했다. 신경손상증상을 거의 남기지 않고 퇴원했다.

색이 완전해 지는 극히 단시간 내(발병하고 나서 몇 시간 이내)에 치료를 완료해야만 한다. 따라서 발생부터 바로 뇌혈관내 치료가 가능한 병원을 방문하는 것이 중요하다.

● 2005년에 허혈성 뇌혈관장애(뇌경색)에 대한 t-PA의 정맥내투여가 보험 적용되면서 뇌경색 치료는 새로운 단계를 맞이하였고, 기계적으로 혈전을 회수·흡인하는 기구(그림 4)가 개발되어 유효성이 나타나고 있다.

경피적혈관형성술(PTA), 경동맥스텐트유치술(CAS)

● 동맥경화 등의 원인으로 혈관의 직경이 가늘어지면 뇌경색이 발생할 가능성이 증가한다. 경피적 혈관형성술이나 경동맥 스텐트유치술은 협착된 혈관을 확장하는 것으로 재협착을 막는 방법이다.

1. 경피적 혈관형성술(percutaneous transluminal angioplasty : PTA)

● 경피적 혈관확장술은 풍선카테터를 이용하여 협착된 혈관을 확장하지만, 기구의 발전이나 기술의 진보에 따라 비교적 혈관경이 굵은 경부의 뇌혈관(경동맥협착증)뿐만 아니라, 직경이 가느다란 두개내뇌혈관(지주막하출혈 후의 뇌혈관연축 등)에 대해서도 실시가능하게 되었다.

● 최근에는 확장한 혈관경을 장기간에 걸쳐 유지하고 재협착을 예방하기 위해 스텐트(금속제의 그물망 통)를 사용하기 시작했다. 경피적 혈관형성술에 의해 뇌경색의 발생빈도가 저하될 것이라고 기대하고 있다.

2. 경동맥스텐트유치술(carotid artery stenting : CAS)

● 경동맥협착증에 대해서는 종래부터 경동맥내막박리술이 시행되어 왔으나, 2008년 4월부터

5 뇌신경질환의 수술과 치료

그림 4 혈전회수·흡인기구

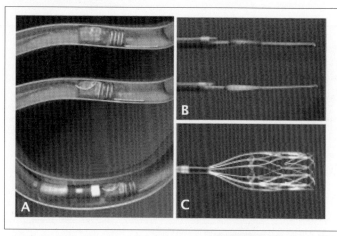

A : 메르시 리트리발 시스템(센추리메디컬 주식회사)
B : 페넘브라 시스템의 기계적 파쇄용 카테터(주식회사 메디코스히라타)
C : 페넘브라 시스템의 혈전회수 링(주식회사 메디코스히라타)

그림 5 스텐트를 이용한 경피적혈관형성술 : 경동맥스텐트유치술(CAS)

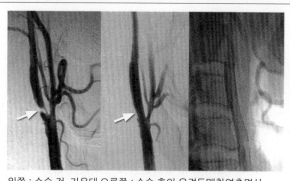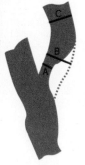

*경동맥의 협착도 측정법(NASCET법):(1-A/C)×100% 혈관조영에서의 협착도를 30~49%까지를 경도, 50~69%까지를 중등도, 70% 이상을 고도 협착이라고 한다.

왼쪽 : 수술 전, 가운데·오른쪽 : 수술 후의 우경동맥촬영측면상
58세 남성. TIA로 발병하였다. 위험인자로서 고혈압증·지질이상·당뇨병·비만·음주·흡연력을 가지고 있고, 관상동맥경화증(3지병변)도 있으며 원래는 CABG를 시행할 예정이었다. 경동맥초음파로 양측내경동맥고도협착증(우측 NASCET* :94%, 좌측 마찬가지로 85%)을 확인하고 CABG 중의 혈압저하에 의한 뇌순환저하를 염려하여 경동맥협착증에 대해서 CAS(보다 고도인 우측에 먼저 시행하고 3주일 후 좌측에 시행한다)를 선택하였다.

*CABG : Coronary artery bypass graft

는 증례에 따라서는 CAS의 보험 승인이 인정되어 전국에서 급속도로 보급되고 있다(그림 5).
● 증후성 두개내 동맥협착증에 대한 CAS에 대해서는 임상시험이 개시된 단계여서, 앞으로의 발전이 기대된다.

기타

● 그 밖에 뇌혈관내 치료가 유효한 질환은 다음과 같다.
· 색전술 : 경막동정맥루, 경동맥해면정맥동루, 외상성경동맥해면정맥동루, 척수동정맥기형, 수막종의 영양혈관(주로 중경막동맥 등)에 대한 색전술.
· **혈전용해술** : 뇌정맥동혈전증 등.

합병증

● 혈관내 치료는 개두술에 비해 침습성이 낮은 치료법이지만, 위험성이 낮은 치료는 아니다. 수술 중의 혈전·색전증, 동맥류의 파열, 혈관 천공 등, 추가치료나 응급개두술이 필요한 경

우가 있다. 또 수술 후 아급성기·만성기에서의 혈전·색전성 합병증이 발병하는 경우도 있으니 수술 후의 관리도 중요하다.
● 혈관내 치료의 수술 전, 수술 중·수술 후에는 항혈소판제, 항응고제가 투여되고 있으며, 혈관촬영검사보다 굵은 기구를 사용하기 때문에, 치료 후에 혈관천자부에서 출혈에 의한 쇼크 등의 합병증도 발생할 수 있다.

간호 포인트

● 색전술을 시행하는 중에 동맥류파열, 혈관천공 등의 경우 응급개두술이 필요한 경우가 있다. 혈전·색전증의 발생 시에 혈전용해술 등 추가치료가 필요해진다. 경동맥 스텐트유치술의 경우 치료 중에 혈관반사에 의해 서맥, 혈압저하가 일어나기 때문에, 아트로핀황산염을 투여하거나 사전에 일시적 페이싱하에 실시하는 경우가 있다.

● 색전술, 혈행재건 후에는 항혈전요법을 하고 있어도 혈전·색전성 합병증의 발생 가능성이 있어서, 의식수준의 변화, 편마비의 발생 등 세심한 신경증상의 관찰이 필요하다.
● 뇌혈관내 치료는 여러 뇌혈관질환에 대해서 침습을 최소한으로 하는 수술이다. 적응범위는 더욱 확대되어 종래의 외과적 치료에서는 치료가 곤란했던 경우에 대해서도 안전하면서도 유효하게 치료를 할 수 있게 된 것뿐만 아니라, 현재는 뇌동맥류나 뇌동정맥기형, 또 두개내외 동맥경화증의 대부분은 뇌혈관내 치료 수기를 이용하여 치료할 수 있게 되었다.
● 뇌혈관내 치료는 하루가 다르게 혁신을 이루고 있는 최첨단의료분야의 하나이다. 앞으로는 더욱 많은 뇌혈관질환 환자들의 치료를 가능하게 할 방법으로서 기대되고 있다.

(佐藤栄志)

단락술
shunt procedure

point
- 단락술은 과잉 저류한 뇌척수액을 지속적으로 유도하기 위해 뇌척수액강과 체강을 단락관으로 연결한 방법이다.
- 단락술에는 뇌실-복강션트(V-P션트), 뇌실-심방션트(V-A션트), 요부지주막하강-복강션트(L-P션트)가 있다.
- 간호 포인트는 수두증 증상의 추이에 주의하여 관찰하는 것, 감염징후의 출현에 주의를 기울이는 것, 충분한 통증대책을 마련하는 것 등 3가지이다.

단락술이란

- 단락술은 뇌척수액강(뇌실이나 지주막하강)과 두개외의 체강을 단락관으로 연결함으로써 과잉 저류한 뇌척수액을 지속적으로 유도하는 방법이다.
- 간편하면서도 확실해서 가장 일반적으로 행해지는 방법이다.

종류

- 단락술에는 다음의 종류가 있고 연령·질병의 상태 등에 따라 수술방법이 결정된다(그림 1).
  ① 뇌실-복강션트(Ventriculo-Peritoneal shunt : V-P션트)
  ② 뇌실-심방션트(Ventriculo-Atrial shunt : V-A션트)
  ③ 요부지주막하강-복강션트(Lumbo-P[eritoneal shunt : L-P션트]

적응

- 모든 수두증에 대해 적용된다. 다만 비교통성 수두증인 경우 L-P션트술은 적용하지 않는다.
- 뇌실계의 폐색(특히 중뇌수도폐색)이 원인인 수두증에 대해서는 제3뇌실저 개창술이 유효하며, 치료효과가 불충분한 경우는 단락술이 많이 시행한다.
- 선천성수두증으로 영유아기에 단락술을 받은 경우, 성장하면서 단락관이 짧아지기 때문에 연장술, 또는 교환이 행해지는 것이 일반적이다.

션트밸브

- 션트밸브는 고정압식과 압력조절식으로 나뉜다. 최근에는 압가변식이 주류이다.
- 고정압식을 선택하는 경우 수술 전에 요추천자로 수액압을 측정하여 적정압을 파악해야 한다.
- 압가변식은 MRI 시행 후에 압설정이 변화되어 있을 가능성이 있기 때문에, X선이나 압력조정기로 확인, 조정이 필요하다(그림 2).

그림 1 션트수술 방법

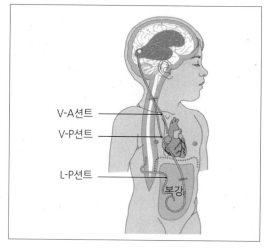

V-A션트
V-P션트
L-P션트
복강

그림 2 션트밸브

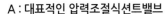
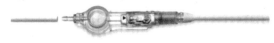

A : 대표적인 압력조절식션트밸브

B : 밸브의 X선영상

내부의 원반의 방향에서
압을 파악한다.

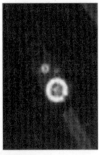

C : 압력설정용 기계(밸브프로그래머)

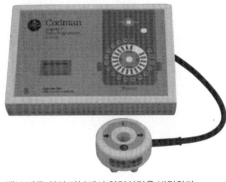
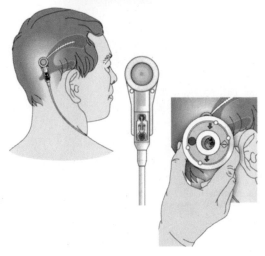

밸브 바로 위의 피부에서 압력설정을 변경한다.

수술 방법

V-P션트(그림 3)

1. 체위

● 측뇌실의 전각에서 뇌실관을 삽입하는 방법과 후각에서 뇌실관을 삽입하는 방법이 있다. 둘 다 체위는 앙와위이고 베개를 넣어 두부는 거의 90도 옆으로 향한다.

● 경부를 신전시켜 경부의 피부를 신장시키는 것이 중요하다.

2. 접근법

● 전각천자의 경우는 대천문보다 전방 2횡지·측방 2횡지를, 후각천자의 경우는 대후두융기에서 상방 4횡지·측방 4횡지를 천자점으로 하여 그것을 에워싸는 듯이 피부를 절개한다.

● 전각천자의 경우는 션트밸브를 유치할 수 있는 중계점이 필요하다.

● 복부에는 방정중절개, 교차절개, 상복부정중 절개를 많이 이용한다.

3. 수술의 실제

① 두부피부절개·천두를 하고, 복부도 복막절개까지 한다.

② 패써(passer)로 션트시스템을 피하 통과시켜 뇌실관을 유치 가능한 상태로 해 놓고 나서 경막을 절개한다.

③ 시험천자를 하여 뇌척수액의 배출을 확인한 후에 뇌실관을 유치한다. 초음파로의 유치나 뇌실관유치 후에 X선이나 투시로 선단이 맥락총이 없는 측뇌실전각에 위치하는 것을 확인하는 것이 바람직하다.

그림 3 V-P션트

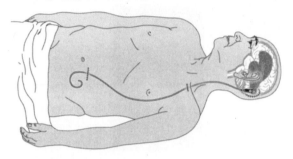

A : 체위, 피절(좌후각천자 시)

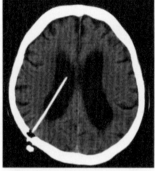

B : 수술 후의 두부CT상

● 우측뇌실내에 튜브가 유치되어
있다.

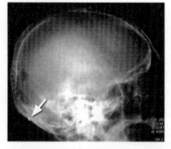

C : 수술 후의 두부X선상

● 두개골에 한 군데 구멍이 뚫리고 튜브
가 두개내에 유치되어 있다.
● 션트밸브가 후두부에서 확인된다.

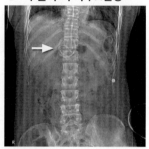

D : 수술 후의 복부X선상

● 복강 내에 튜브가 유치되어
있다.
● 장관의 연동운동에 의해, 튜브는
이동한다.

④ 뇌실관을 위치시킨 후에 복강관에서의 뇌척
수액의 자연유출을 확인하면 복강관의 유치
로 이동한다. 복강관은 복부창 부위에 따라
달라지기는 하지만, 더글라스와나 모리슨와
등을 향해 유치하는 경우가 많다.

4. 수술 후
● 수술 후에는 장관운동음이나 X선을 통해 마
비성 장폐색이 없는 것을 확인한 후에, 금식을
해제한다.

V-A션트
1. 체위
● 측뇌실의 전각에서 뇌실관을 삽입하는 방법
과, 후각에서 뇌실관을 삽입하는 방법이 있다.
양쪽 모두 체위는 앙와위로, 베개를 넣어 두부

는 거의 90도 옆을 향한다.
● 경부를 신전시켜 경부의 피부를 신장시키는
것이 중요하다.

2. 접근법
● 뇌실천자의 방법·밸브유치에 관해서는 V-P션
트와 마찬가지이다.
● 경부는 횡절개나 종절개 모두 상관없다.

3. 수술의 실제
● 두부조작은 V-P션트와 마찬가지이다.
● 경부는 경정맥과 그것에 이어지는 안면정맥을
노출하고, 안면정맥에서 투시하에 우심방까지
가이드와이어를 위치시킨 후 심방관을 유치한
후 밸브에 연결시킨다.

4. 수술 후

● 수술 후에는 X선으로 우심방 내의 위치를 재확인한다.

L-P션트

1. 체위

● 보통 천자(요추천자)는 측와위에서, 복부조작은 앙와위에서 한다(측와위인 채로 실시하는 것도 가능하다).

2. 접근법

● 측와위를 취해 요추천자가 가능한 상태가 되면, 제 2/3, 3/4, 4/5요추 사이 중 하나를 천자한다.
● 천자 후, 체위를 앙와위로 변경하고(측와위인 상태 그대로도 가능하다), 복부조작을 한다. 복부조작은 V-P션트와 마찬가지이다.

3. 수술의 실제

① 우선 요추천자를 하고, 그 후에 요추관을 유치한다.
② 뇌척수액의 자연배액을 확인한 후, 측복부에 중계점을 놓고 요부관에 연결한 밸브, 복강관을 피하에 매몰, 상처를 닫는다.
③ 앙와위를 다시 취하고 개복을 하여 복부에 유치한다.

4. 수술 후

● 수술 후관리는 V-P션트와 마찬가지이다.

합병증

션트기능 부전

● 션트기능 부전이란 위치한 단락이 폐색(맥락총, 고단백성수액, 혈종·피브린괴 등에 의해)되거나, 분리, 이동 등에 의해 정상적인 기능을 하지 못하는 것을 말한다.
● 폐색부위에 따라 달라지긴 하지만, 재수술이 필요해지는 경우가 많다.

감염

● 감염은 수술 시에 세균정착, 창상감염, 수막염으로의 파급 등이 원인이 된다.
● 션트 시스템은 체내이물(異物)이고 항생제치료에 의해 개선되는 비율이 낮아, 보통 제거가 필요하다. 감염이 조절될 때까지 재수술은 어렵다.
● 중증화된 경우 V-P션트나 L-P션트의 경우에는 복막염이, V-A션트인 경우에는 패혈증이 합병증으로 나타나서, 치명적인 상태로 진행되는 경우도 있으므로 수술 전에는 뇌척수액 소견을 확인할 필요가 있다.

뇌척수액의 과잉배액

● 밸브의 수액압 설정이 맞지 않아 뇌척수액이 과도하게 유출되고 있는 상태를 말한다.
● 저두개내압증후군의 원인이 되어 두통·구토 등의 증상을 일으키는 것 뿐만 아니라, 경막하혈종의 저류 등이 일어나는 경우도 있다.
● 특히 젊은 층에서의 장기간의 뇌척수액 과잉배액은 좁은뇌실증후군(slit ventricle syndrome)을 일으키고, 뇌실의 순응도(compliance) 저하로 인해 뇌실확대가 없는 두개내압 항진증상을 일으키는 경우도 있다.

소화관합병증(V-P션트, L-P션트의 경우)

● 수술조작이나 튜브의 자극에 의한 소화관 천공이나 복막염, 개복에 의한 마비성 장폐색이 동반될 가능성이 있다.

간호·관찰의 포인트

수두증 증상의 추이

● 「수두증 증상이 개선되고 있는가」를 확인하는 것이 중요하다.
● 다시 악화되는 경우에는 션트기능부전도 고려할 필요가 있다.
● 폐쇄성 수두증의 경우, 션트기능부전은 급속한 두개내압 항진증상을 일으킬 가능성이 있

기 때문에 특히 주의가 필요하다.

감염징후

● 션트는 체내의 이물질이므로 복막염이나 패혈증이라는 중증의 감염증을 일으킬 가능성이 있다.

● 감염징후를 조기에 파악하는 것이 중요하다.

통증대책

● 카테터를 피하에 유치할 때의 피하박리, 복부의 상처는 보통의 두부수술보다 통증이 강할 때도 있다.

● 통증관리에 유의한다.

(田中雅樹)

약물치료
drug treatment

point
- 뇌신경외과 영역에서 사용되는 주요 약제는 진정제, 진통제, 혈압강하제, 고장액 요법, 항혈전제, 항전간제 등 다방면에 걸쳐져 있다.
- 항혈전제를 사용하는 환자의 경우, 내시경검사를 할 때나 출혈이 발생한 경우에는 약을 중단하거나 길항제를 사용할 필요성이 있다는 것을 안다.
- 사용되는 약제는 질환이나 환자의 상태, 병기(病期) 등에 따라 달라진다.

- 뇌신경외과 영역의 약물치료는 수술 여부에 관계없이 다방면으로 나눠져 있다. 게다가 기관·의사에 따라서 사용법에도 약간의 차이가 있는 것이 현실이다.
- 각종 임상 매뉴얼에는 약사법에 따른 세세한 사용방법이 「○mg/kg/h」 등으로 기재되어 있다. 이들은 학술적으로는 올바른 표현이지만, 임상에서는 사용하기가 어렵다.
- 본 항에서는 현장에서의 사용현황, 또 투여기간의 목표, 빈도, 중지감량의 기준에 대해 분야별로 정리하여 해설해 두었다. 또한 약제의 사용량은 모두 「환자 체중 50kg」로 기준을 잡아서 기재하였다.

진정제(표 1)

- 뇌신경외과 영역에 있어서 진정제를 사용하는 것은 다음과 같은 경우이다.
  - ① 뇌동맥류 파열 등에 의한 지주막하출혈 초기대응 시, 수술 전후에 안정이 유지되지 않는 경우 등, 혈압을 내리기 위해 안정이 필요한 경우.
  - ② 병동 내에서의 섬망(예 : 만성경막하혈종술 시행 후, 외상두부 외상 후 안절부절 못함 등).

「혈압강하를 위한 안정유지」에 사용하는 약제

- 프로포폴(Propofol) : 1%디프리반에는 20mL와 50mL의 두 가지 규격이 있다. 장점은 흡수속도가 빠르고 깨어나기 쉽다는 점이고, 단점은 결과적으로 20~30mL/hour로 용량부하가 걸리는 점이다.
- 디아제팜(Diazepam) : 24시간에 합계 3A를 한도로 한다. 효과가 없는 경우는 다른 약제를 사용한다.
- 미다졸람(midazolam) : 장점은 근육주사로 사용 가능하다는 점이고, 단점은 프로포폴에 비해 약효의 각성이 늦다는 점이다.
- 티오펜탈나트륨(thiopental sodium) : 중증 두부외상 시의 급성뇌부종, 전간중적발작(status epilepticus) 시에 바비튜레이트(barbiturate)를 실시할 때에 사용한다. 호흡억제가 있기 때문에 인공호흡기 관리하에서 투여한다. 동반되는 합병증의 관리를 중점적으로 한다.

「섬망 출현 시」에 사용하는 약제

1. 긴급

- 정신증상이 심하고 안정을 유지할 수 없으며, 체간억제 등 물리적 억제가 어려운 경우를 가리킨다.
- 정맥혈관이 확보되지 않은 경우에는 우선 미다

표 1 진정제의 사용례

목적	사용되는 경우		투여례
혈압강하를 위한 안정유지	뇌동맥류 파열에 의한 지주막하출혈의 초기 대응, 수술 전후에 안정을 유지할 수 없는 경우	프로포폴(1%디프리반) [10mg/mL]	● 도입 : 3mL를 iv(정맥주사) ● 유지 : 5~30mL/hour ● 유지요법 중에 깨어나는 경우 : 2mL 정맥주사하고, 2mL/hour씩 증량한다
		디아제팜(호리존, 세르신) [10mg/1mL/A]	● 10mg/1A를 iv ● 24시간에 합계 3A가 한도이다
		미다졸람(도미컴) [10mg/2mL/A]	● 도입 : 1A를 iv 투여한다 ● 유지 : 5A를 생리식염수 40mL에 용해 (50mg/50mL)하고 1mL/hour~9mL/hour로 사용
		티오펜탈나트륨(라보날) [0.5g/A]	● 도입 : 1A(0.5g)를 증류수 20mL에 용해하고, 2~4mL를 iv 투여한다 ● 유지 : 2~12mL/hour ● 뇌파검사를 하여 suppression burst의 파형이 나타날 때까지 적용한다고 하지만, 그렇게까지 투여량을 늘리지 않는 경우가 많다
섬망 출현 시	긴급시	말초루트 없음	● 도미컴 0.5A를 근육주사 한 후, 일시적으로 안정을 유지하고 나서 정맥혈관 확보
		말초루트 없음	● 세레네이스 1A 또는 호리존 1A를 생리식염수 50mL에 용해하여 div(점적정주)한 후, 사일러스 1A에 생리식염수 100mL를 더하여 10mL씩 div한다
	만성기	티아프리드염산염(그라마릴) [25mg]	● 75~150mg/day
		리스페리돈(리스페달) [1mg]	● 2~12mg/day
		할로페리돌 (세레네이스)	● 0.75~2.25mg/day

* 체중 50kg 기준

졸람을 근육주사로 놓고 나서 정맥주사를 확보한다.

● 정맥혈관이 확보된 경우에는 할로페리돌(haloperidol) 또는 디아제팜의 점적정주 후, 플루니트라제팜을 점적정주한다.

● 어느 경우에나 산소포화도, 심박수를 모니터링하면서 호흡억제에 주의해야 한다.

2. 만성기

● 티아프리드염산염, 리스페리돈, 할로페리돌을 사용한다. 투여량은 증상을 보면서 적절하게 증감한다.

진통제(표 2)

● 통증에 의해 각종 정상적인 활동에 지장이 생기기 때문에, 먼저 「대증요법」을 실시하여 통증을 경감시키면서, 「근본요법」을 이용하여 통증의 원인에 대한 치료를 시행한다.

● 통증에는 여러 가지가 있지만, 본 장에서는 실제로 병동업무에서 이용되는 처방례를 중심으로 서술하였다.

NSAIDs(비스테로이드성 소염진통제)

● 대증요법으로 일반적으로 사용되는 것은 비스테로이드성 소염진통제(nonsteroidal anti-inflammatory drugs : NSAIDs)이다. NSAIDs는 아주 사용하기 쉽고 부작용이 적다는 점에서 널리 사용되지만, 어디까지나 대증요법일 뿐이다. 「어떤 원인으로 일어나는 통증인가」를 명확하게 밝혀내는 것이 중요하다.

● 내복 가능한 경우 ① 록소프로펜나트륨수화물, ② 멜록시캄, ③ 디크로페낙나트륨을 사용한다. ①→③의 순서로 진통효과는 강하지만 위점막이 손상되기 쉬우므로 위를 보호하는

표 2 진통제의 사용례

분류			투여례	
NSAIDs	내복 가능	경구제	록소프로펜나트륨수화물(록소닌) [60mg]	● 1회 1정 ● 1일 3회까지, 6시간 이상 간격을 둔다
			멜록시캄(모빅) [10mg]	● 1회 1정 ● 1일 1회, 아침에 복용
			디크로페낙나트륨(볼타렌) [25mg]	● 1회 1정 ● 1일 2회까지, 8시간 이상 간격을 둔다
	내복 불가능	좌제	인도메타신나트륨(인다신) [25mg]	● 1회 1개 ● 1일 3회까지
			디크로페낙나트륨(볼타렌) [25mg]	
		주사제	플루비프로펜악세틸(로피온)	● 1A를 생리식염수 100mL에 용해하고, 1일 3회까지 사용한다
NSAIDs 이외	NSAIDs로는 대응 불가능한 통증		염산펜타조신(소세곤, 펜타진) [15mg]	● 1A 15mg을 iv로 투여한다 ● 6A를 생리식염수 100mL에 용해하고, 10mL/hour로 지속적으로 주입한다

표 3 혈압강하제의 사용례

목적			투여례
긴급강압 시	니카르디핀염산염(페르디핀 등)		● 원액 2~18mL/hour로 투여한다. 적절하게 1~2mL를 iv하고, 서서히 목표로 하는 혈압이 될 때까지 증감한다 ● 생리식염수 등을 20mL/hour로 투여하고, 이 side로 투여하면 된다
	니트로글리세린(밀리스롤)		● 원액 1~15mL/hour로 투여한다
아급성기 ~만성기	칼슘길항제		● 암로디핀베실산염(암로딘) ● 니페디핀(아달라트CR) ● 베니디핀염산염(코닐)
	안지오텐신-2 수용체길항제(ARB)		● 칸데사르탄실렉세틸(브로프레스) ● 발살탄(디오반) ● 텔미살탄(미카르디스) ● 이베사탄(이루베탄) ● 올메살탄메독소밀(올메텍)
	이뇨제		● 푸로세미드(라식스)
		ARB+ 이뇨제	● 칸데사르탄실렉세틸+히드로클로로티아지드(에카드) ● 로살탄칼륨+히드로클로로티아지드(프레미넌트)

약물이 추가로 필요하다.
● 내복이 불가능한 경우는 좌제(인도메타신 또는 디크로페낙나트륨) 또는 주사약(플루비프로펜)이 사용된다.

NSAIDs 이외의 약제

● 뇌신경외과 영역에서 NSAIDs이외에 사용하는 약제로는 펜타조신이 대표적이다. 펜타조신은 NSAIDs로는 대응할 수 없는 경우(지주막하 출혈에 의한 두통의 초기대응 등)에 사용한다.

● 뇌신경외과 영역의 말기 환자는 뇌에서 유발되는 통증이 문제가 되기 전에 의식장애가 선행되기 때문에, 다른 장기의 암환자와 비교해 마약을 이용하는 일은 적다.

혈압강하제(표 3)

● 혈압을 내리는 경우는 현장에서는 많이 있으며, 경우마다 사용법·약제의 종류가 다르다.

긴급강하 시

- 뇌출혈이나 지주막하출혈 등의 초기대응에는 니카르디핀염산염이나 니트로글리세린이 이용된다.
- **니카르디핀염산염** : 칼슘길항제이다. 동맥을 확장시켜 혈압을 저하시킨다. 정맥염을 일으키기 쉬우므로 생리식염수 등을 흘려 보내고 수액의 side로 투여하는 것을 권장한다.
- **니트로글리세린** : 주로 정맥계를 확장시켜 심장으로 돌아오는 부담을 줄여서 혈압을 저하시킨다. 니카르디핀염산염으로도 혈압이 잘 내려가지 않는 경우에 사용한다.

아급성기 ~ 만성기

- 급성기의 치료가 종료되면 내복제를 투여한다. 뇌신경외과 영역에서 사용되는 약제는 칼슘길항제, 안지오텐신-2 수용체길항제(angiotensin Ⅱ receptor blocker : ARB), 이뇨제이다.
- **칼슘길항제** : 속효성이 있어서 투여하고 바로 효과를 볼 수 있다. 자주 사용되는 것은 ① 암로디핀베실산염, ② 니페디핀, ③ 베니디핀염산염 등이다. 작용시간은 ①→③의 순으로 길어진다.
- **ARB** : 투여하고 나서 작용이 나타날 때까지 7~10일이 걸린다. ARB는 안지오텐신(전신의 혈관을 축소시키고, 심장에 혈액을 모아 혈압을 올리는 작용을 가진 호르몬)의 작용을 억제하는 약제로서, 심장의 부담을 경감시키고 전신의 동맥경화 발생을 억제한다. 장기적으로는 이 약제로 조절하는 것이 표준이라고 할 수 있다. 앞서 말한 칼슘길항제는 서서히 줄여서 ARB 단독으로 치료하는 경우도 많다.
- **이뇨제** : 칼슘길항제나 ARB로도 혈압조절

이 안 되는 경우, 이뇨제를 추가한다. 다만 이뇨작용에 의한 탈수에 주의해야 한다. 현재는 ARB와의 합성제제가 개발되어 쉽게 사용할 수 있게 되었다.

고장액 요법(삼투압이뇨제, 표 4)

- 삼투압이뇨제는 두개골내의 압력을 내리기 위해 사용한다. 뇌자체가 부종을 동반하는 경우뿐만 아니라, 개두술 중에 뇌압을 일시적으로 내려서 뇌내조작을 쉽게 할 목적으로 사용하는 경우도 있다.
- **글리세롤** : 3~4시간에 걸쳐서 효과가 지속되기 때문에, 2~3일 이상 사용할 예정이 있는 경우에 적당하다.
- **D-만니톨** : 효과가 급속히 나타나지만 글리세롤에 비해 작용시간이 짧다. 급속한 혈관내 탈수 때문에 반동현상으로서 혈관 내의 순환혈장량이 증가하고, 뇌압이 반대로 상승하는 경우도 있다.

항혈전제(표 5)

- 항혈전제는 뇌경색 등 허혈성 질환에 대한 치료에 사용한다.
- 혈전용해제(rt-PA, 유로키나제)에 대해서는 뇌경색 급성기의 치료항목을 참조할 것.

주사제제

- 심원성 뇌색전증의 재경색 예방에는 헤파린의 지속투여, 발생 48시간 이내의 뇌혈전증 급성기에는 아가트로반 수화물의 지속투여 또는

표 4 고장액 요법(삼투압이뇨제)의 사용

종류	투여
글리세롤(글리세린 등. 각종 제네릭약품 있음)	● 1일량 최대 800mL를, 1일 3~4회로 나누어 투여
D-만니톨(만니트 등. 각종 제네릭약품 있음)	● 1일량 최대 800mL를, 1일 3~4회로 나누어 투여

표 5 항혈전제의 사용례

종류		사용되는 경우		투여례
주사		심원성뇌색전증 (재경색 예방)	헤파린나트륨 (노보헤파린) [5000단위/5mL]	● 헤파린나트륨5000~15000단위를 24시간에 걸쳐 투여한다 ● 혈액검사에서 APTT(활성화부분트롬보플라스틴간)가 전 수치의 2배가 될 때까지 투여한다
		발병 48시간 이내의 뇌혈전증 급성기	아가트로반수화물 (슬로논) [10mg/2mL]	● 처음 2일간은 60mg/day를 생리식염수 36mL에 희석하여 24시간에 걸쳐 투여한다. 그 후에는 10mg/2mL의 1일 2회 투여를 5일간 실시한다 ● 시설에 따라서는 5일간 투여하지 않고, 헤파린 나트륨의 지속투여를 하는 경우도 있다(항응고작용의 효과를 기대하기 때문이다)
내복제	항혈소판제	심원성색전증의 재발 예방	오자그렐나트륨 (카타클로트) [40mg/1바이알]	● 뇌혈전증의 경우 : 1회 80mg을 1일 2회·조석으로 투여한다. 이것을 1~2주간 실시한다 ● 시설에 따라 투여기간에 차이가 있다
			소규모의 뇌혈전증, 초발 뇌혈전증	● 아스피린(바이아스피린 100mg, 바파린 81mg)
			재발 또는 재발이 강하게 의심되는 경우	● 클로피도그렐황산염(플라빅스75mg)=Ⓐ
			천통지, 열공뇌경색	● 처음 2일간은 60mg/day를 생리식염수 36mL에 희석하여 24시간에 걸쳐 투여한다.
			바이패스술·CEA*술 후	● 아스피린(바이아스피린100mg) or Ⓐ
			내경동맥스텐트 유치술 수술 후	● 아스피린(바이아스피린 100mg)+클로피도그렐황산염(플라빅스 75mg)
	항응고제	뇌혈전증의 재발 예방		● 와파린칼륨(와파린) : 1~4mg/day를 1일 1회 석식에 투여한다. 1~2mg/day로 시작하여, 4~7일 간격으로 혈액응고검사로 INR을 측정하면서 1.5~2.5로 투여량을 조절한다 ● 다비가트란에텍실레이트메탄설폰산염(프라작사150mg) : 300mg/일을 2회로 나누어 투여한다

*CEA(carotid endarterectomy) : 경동맥내막절제술

오자그렐나트륨 투여로 구분하여 사용된다.

● 병원에 따라 사용법에 차이가 있으며, 표 5에 제시된 내용은 교린대학병원에서의 사용법이다.

내복제의 경우

● 항혈소판제와 항응고제가 대표적이다.

● 혈전은 동맥경화 등의 영향으로 인해 손상을 입은 혈관벽을 수복할 때, 그 부위에 혈소판이 응집하고 거기에 응고인자에 의해 활성화된 피브린이 흡착하여 발생한다고 알려져 있다.

● 임상시험에 의해 심원성 색전증의 재발예방에는 항응고제가, 뇌혈전증의 재발예방에는 항혈소판제가 유효하다고 알려져 있다. 따라서 재발예방의 관점에서 뇌경색의 발생형 진단이 중요하다.

1. 항혈소판제

● 항혈소판제의 종류는 다양하지만, 주로 사용하는 것은 아스피린(저용량), 클로피도그렐황산염, 실로스타졸이다.

● 뇌경색의 정도, 전신상태, 질병상태에 따라 구분하여 사용한다.

2. 항응고제

● 사용되는 약제 중에서는 와파린칼륨(warfarin)이 대표적이다. 와파린칼륨을 투여할 때는 혈액응고검사에서 INR 1.5~2.5의 범위가 되도록 정기적인 검사가 필요하다.

● 투여 시에 혈액응고검사가 불필요하다고 알려진 약제가 2011년 1월에 승인된 다비가트란에텍실레이트메탄설폰산염이다. 식사제한(낫토의 금지)이 없는 반면, 약효가 12시간으로 짧기 때문에(와파린칼륨의 약효는 36시간),

잊어버리고 먹지 않은 경우에는 뇌색전증이 발병할 위험성이 올라간다. 따라서 환자의 내복순응도, 전신상태를 감안해서 구분하여 사용한다.

● 항응고제의 항혈전작용은 항혈소판제에 비해 강력하기 때문에, 외상·출혈성 병변일 때는 출혈이 악화될 수 있다. 따라서 투여를 시작할 때에는 확실한 적응진단이 필요하다고 할 수 있다.

항혈전제의 효과를 소실시키는 치료 (통칭 : reverse)

● 일본은 고령화 사회가 되었기 때문에, 항혈소판제 투여·항응고요법을 실시하고 있는 고령자도 증가하는 경향에 있다.

● 이런 약제를 사용하고 있는 환자가 내시경검사 등을 받는 경우에는 일시적으로 항혈전제의 효과를 없앨 필요가 있다. 또 이들 환자에게 출혈이 발생한 경우에는 항혈전제의 효과를 소실시키는 치료(급속길항)가 필요하다.

● 다음에 휴약기간·급속길항방법을 제시하였다.

1. 항혈소판제의 경우

● 휴약기간 : 바이아스피린으로는 7일, 플라빅스로는 7~10일, 프레탈로는 48시간 휴약한다.

● 급속길항 : 혈소판수혈 10단위(체중 50kg를 기준으로 설정하였다).

2. 헤파린의 경우

● 휴약기간 : 1.5시간 휴약한다.

● 급속길항 : 헤파린 5000단위에 대해 프로타민황산염 5mL를 정맥내 주사한다.

3. 항응고제의 경우

● 휴약기간 : 와파린으로는 40시간 휴약한다.

● 길항제 : 비타민K제(케이투)10mg을 6시간 간격으로 3회 투여한다.

표 6 항경련제

사용되는 경우	투여
중적발작 (Status epilepticus)	● 디아제팜(호리존) 합계 3A로 사용 ● Diazepam으로 조절되지 않는 경우에는 티오펜탈나트륨(2.5%라보날)을 천천히 지속투여(2~6mL)하고, 인공호흡기 관리를 시행함과 동시에 페니토인(알레비아틴)250mg/생리식염수 100mL를 8시간 간격으로 반복 투여한다 ● 투여 후 16시간 전후로 혈중농도를 측정하고 유효혈중농도에 도달하면 뇌파의 결과를 보면서 라보날 투여를 종료한다
전신성간질	● 제1선택약 : 발프로산나트륨(데파켄) ● 제2선택약 : 알레비아틴
부분발작	● 제1선택약 : 카바마제핀(테그레톨) ● 제2선택약 : 알레비아틴 또는 조니사마이드(엑세그란)
간대성근경련발작	● 클로나제팜(리보트릴)
약제저항성인 경우	● 2제(劑)째로써 : 가바펜틴(가바펜), 토피라메이트(토피나)를 사용한다

표 7 기타 약제

사용되는 경우	투여
지주막하출혈 후 뇌혈관 연축기	● 파스딜염산염수화물(에릴)30mg/A를 생리식염수 100mL에 용해하고, 8시간 간격으로 투여한다 ● 발병부터 14일까지 사용한다
지주막하출혈이나 중증 두부 외상 후 지연성 의식장애	● 프로티렐린주석산염수화물(히르토닌) 2mg 생리식염수 50mL에 용해하고, 1일 1회 투여한다 ● 1개월에 10일간 사용한다

● 급속길항 : FFP8단위를 div한다(체중 50kg를 기준으로 설정하였다).

항간질제(표 6)

● 간질의 진단, 발작 형태의 진단(전신 or 부분, 경직성 or 간대성, 의식장애의 유무, 중적의 유무)이 대전제이다. 투여량은 혈중농도를 지표로 결정한다.
● 중적발작이 디아제팜 투여로 소실되지 않는 경우, 티오펜탈나트륨 지속투여하고 인공호흡기 관리를 실시한다. 동시에 페니토인나트륨 반복투여를 실시하여 16시간 전후로 유효 혈중농도에 도달하면, 뇌파의 결과를 보면서 티오펜탈나트륨 투여를 종료한다. 중적상태에서 개선시기를 예측하고, 간질의 종류에 따라 약제를 선정하는 것이 포인트이다.
● 약제저항성의 경우에는 2제로서 가바펜틴, 토피라메이트를 사용한다.

기타(표 7)

● 파스딜염산염수화물 : 지주막하출혈 후 뇌혈관연축기에 사용하는 약제이다. 혈관연축에 있어서 혈관축소의 최후의 기전을 억제하여 연축을 막는다. 뇌동맥류로부터 지혈이 확실한 경우에 제한적으로 사용되고 있다.
● 프로티렐린주석산염수화물 : 지주막하출혈이나 중증 두부외상 후의 지연성의식장애에 사용된다.

(鳥居正剛)

문헌

1. 松谷雅生, 田村晃 편: 뇌신경외과 주술기관리의 전부 개정 제3판. メディカルレビュー社, 도쿄, 2009.
2. 井林雪郎 편: 파마네비게이터 뇌졸중 편. メディカルレビュー社, 오사카, 2006.

항암화학요법(항암제)
chemotherapy(antineoplastic agent)

point

- 뇌종양의 경우, 항암화학요법은 방사선요법과의 병용을 통해 보다 강한 효과를 얻기 위해 실시된다.
- 항암제는 독특한 부작용(유해사상)을 갖고 있다. 골수억제제에 따른 혈액독성(백혈구감소, 임파구감소, 혈소판감소, 빈혈 등)이나

- 소화기증상(식욕부진, 오심, 구토, 변비, 설사)에 대해서는, 예방적인 대응·증상 출현 시의 신속한 대응이 필수적이다.
- 투약오류가 발생하지 않도록 「5개의 R」에 기초한 순서에 따라 치료를 진행하는 것이 중요하다.

목적과 적응

뇌종양 치료에 있어서 화학요법의 역할

- 뇌에 혈뇌장벽(blood brain barrier : BBB)이 존재하기 때문에, 원래 항암제가 뇌내에 도달하기 어렵다는 불리한 조건이 존재한다.
- 방사선치료와 병용하여 상승효과를 기대한다.
- 방사선치료 후에 「adjuvant chemotherapy」로서 이용하여 종양을 축소 혹은 소멸시킨다.

보험적용이 인정된 약제

1. 악성신경교종

- 2012년 현재 테모졸로마이드(테모달), ACNU(니무스틴염산염 : 니드란), MCNU(라니무스틴 : 사이메린), 인터페론베타(페론), 블레오마이신황산염(블레오)의 보험이 인정되어 있다.
- 다른 항암제와 병용하에서 사용하는 약제로는, 빈크리스틴황산염(온코빈), 염산프로카바진(프로카바진염산염)이 있다.

2. 중추신경계 악성임파종

- 대량 메토트렉세이트(메토트렉세이트)요법이 허락되어 있다.

3. 소아의 악성고형종양(배아세포종이나 수아종 등)

- 다른 항암제와의 병용하에서 시스플라틴(시스플라틴, 란다), 카보플라틴(파라플라틴), 에토포시드(베페시드, 라스테트) 및 이포스파미드(이포마이드)의 보험이 인정되어 있다.

부작용의 이해

- 어떤 항암제든 치료효과와 아울러 각각의 부작용이 있다고 알려져 있다(표 1).
- 골수억제제에 따른 혈액독성(백혈구감소, 임파구감소, 혈소판감소, 빈혈 등)이나 소화기 증상(식욕부진, 오심·구토, 변비, 설사) 등에는 개개의 약제나 환자의 상태에 맞춰 예방투약 또는 수시대응이 필요하다.
- 화학요법이 원인으로 발병하는 2차암을 정리한 보고는 없다. 그러나 방사선치료와 마찬가지로 화학요법 유발암의 가능성은 모든 항암제에 잠재해 있으며, 백혈병 등의 가능성이 지적되고 있다.
- 최근 뇌종양 분야에 있어서 분자표적치료학의 유용성도 보고되어 있다. 악성임파종에 대한 리툭시맙(리툭산)이나 악성신경교종에 대

표 1 뇌종양에 사용되는 대표적인 항암제와 부작용

투여경로	약제	분류	주요 적응	부작용
정주·경구	테모졸로마이드	알킬화제	악성신경교종	임파구감소·뉴모시스티스폐렴
정주	니무스틴염산염		악성신경교종· 핍돌기교종양	간질성폐렴
	이포스파미드		악성신경교종·배아세포종	출혈성방광염
	시스플라틴	백금제제	악성신경교종·배아세포종·수아종	신장애·난청
	카보플라틴			
	빈크리스틴황산염	미소관저해제	수아종	말초신경장애
	메토트렉세이트	대사길항제	악성임파종	간·신장애
정주·경구	에토포시드	토포아이소머라제 II 저해제	수아종·배아세포종	간질성폐렴

분자표적치료제

투여경로	약제	분류	주요 적응	부작용
정주	리툭시맙	CD20	악성임파종	아나필락시스, 발열
	베바시주맙	VEGF	악성신경교종·방사선괴사	고혈압, 단백뇨·비(鼻)출혈·혈전증

※베바시주맙은 현재 보험적용 신청 중에 있다.

한 베바시주맙(아바스틴)은 종래의 세포상해형 항암제에 비해, 표적으로 하는 분자에 선택적으로 작용한다는 점에서 부작용이 적고 효과적이다.

투여 시의 주의점

● 저자의 시설에서는 환자에게 투여되기까지의 순서(순서도) 「5R(정확한 환자·정확한 약물·정확한 용량·정확한 시간·정확한 투여경로)」이 작성되어 있다.

● 모든 항암화학요법은 치료마다 프로토콜로 관리되고, 투여경험이 있는 의료진으로 구성된 병동이나 외래에서의 이중 확인을 기본으로 시행되고 있다.

(小林啓一)

방사선치료법
irradiation therapy

point
- 방사선요법은 악성뇌종양의 수술 후에 행해지는 경우가 많다. 항암화학요법과 병용하여 실시하는 경우도 있다.
- 방사선요법에 의한 부작용이나 합병증(2차암, 혈관장애 등)이 일어날 수 있다.
- 치료효과를 높이고 부작용이나 합병증의 위험을 낮추기 위해 분할조사나 정위조사가 이루어지고 있다.

목적과 방법

- 악성 뇌종양에 대한 수술 후의 방사선요법은 잔존종양세포의 증식억제와 종양의 축소·소실을 목적으로 하여 이루어진다.
- 현재 각 시설에서 일반적으로 이루어지는 방사선요법은 통상조사와 정위조사이다(표 1). 종양에의 효과를 높이기 위해 조사선량을 올리고, 부작용을 경감시키기 위해 분할조사를 선택하거나 조사범위를 국한한다.

치료감수성

- 방사선의 치료감수성은 종양에 따라 다르지만 대부분의 뇌종양에서 효과가 있다.
- 특히 악성임파종이나 수아종, 배아세포종, 폐소세포암의 뇌전이는 감수성이 높아 쉽게 소실된다. 다만 방사선만 단독으로 적용하면 높은 비율로 재발한다(표 2).

방사선의 조사범위

- 일반적으로 정위조사의 치료대상은 종양직경 3cm 이하에서 개수가 적은 것(3~5개 이내)이다. 그 이상에 조사하면 조사 후의 방사선괴사에 따른 주위 뇌로의 영향이나, 치료 후의 괴사에 따른 종양 내 출혈의 위험성이 높아지기 때문이다.

- 뇌척수액을 따라 전이되기 쉬운 종양인 경우에는 척수나 뇌실로의 조사를 계획한다(표 3).

부작용·합병증의 이해

- 방사선요법은 종양주위의 신경세포(뉴런), 신경아교세포(글리아세포) 또는 혈관벽세포에 영향을 미치며, 영구적인 기능저하나 뇌경색이라는 합병증을 일으킨다.
- 3세 미만의 소아에서는 신경·뇌의 발달장애가, 고령자에서는 지연성 뇌장애가 발생한다고 알려져 있다. 부작용의 빈도·정도에 관해서도 이해해 둘 필요가 있다.
- 보통 뇌는 방사선을 견디는 정도가 높지만 수정체나 시신경·두피나 모근은 방사선의 영향을 받기 쉽다.

방사선유발 종양(2차암) 및 혈관장애

- 뇌종양에 대한 방사선치료가 새로운 뇌종양을 유발한다고 알려져 있다. 2차암인 수막종, 신경교종(glioma), 육종 등의 발생이 보고되어 있다.
- 「뇌동맥기형」이나 「뇌경색」, 소아의 경우는 「모야모야병」등의 방사선유발 혈관장애도 주의해

표 1 통상조사와 정위조사

	통상조사 한 방향~여러 방향에서 종양을 포함하여 광범위에 방사선을 조사한다	경위조사 종양에 대해서 저선량의 방사선을 여러 방향에서 집중적으로 조사한다		
		감마나이프	사이버나이프	노발리스
구조	방사선 종양	헬멧 ^{60}Co선원(201개) 종양 반구면에 배치된 ^{60}Co에서 감마선을 집중적으로 조사한다.	리니악 로봇암 종양 로봇암으로 리니악을 조작하고, X선을 여러 방향에서 조사한다.	리니악 종양 리니악에서 발사된 빔의 다발로 여러 방향에서 조사한다.
장치 선원	리니악 (직선가속기)X선	^{60}Co 감마선	리니악X선	리니악X선
두부 고정	페이스마스크 (비침습적)	두개프레임 (침습적)	페이스마스크 (비침습적)	페이스마스크 (비침습적)
조사범위 (경도)	종양을 포함한 광범위 (정도 : 낮다)	종양에 집중 (정도 : 높다)	종양에 집중 (정도 : 높다)	종양에 집중 (정도 : 높다)
표적병변 이외로의 예방효과	있음	없음	없음	없음
방사선 장애의 정도	강하다	약하다	약하다	약하다
특징	비교적 광범위한 병소에 사용한다. 분할조사인 경우 치료기간이 길어진다.	조사범위의 정확도가 높고 선량의 집중이 좋다. 다발병변의 치료가 용이하다. 정위방사선수술만	종양의 위치를 실시간으로 인식하고 보정이 가능하다. 복잡한 모양에도 대응이 가능하다.	적외선으로 환자의 움직임을 조사 전에 확인한다. 종양의 모양에 따라 조사가 가능하다.

표 2 치료감수성

감수성이 높은 종양	배아세포종, 악성임파종, 수아종, 전이성뇌종양(특히 폐소세포암)
감수성은 낮지만 유효하다고 알려진 종양	별아교세포종, 교모세포종, 전이성뇌종양
정위조사의 적응대상인 종양	신경초종, 수막종, 뇌하수체선종, 두개인두종, 혈관아세포종

표 3 조사범위

조사범위	적응	주요 종양
국소조사	국소성으로 분화도가 높은(=악성도가 낮다) 종양	모양세포성별아교세포종, 수막종 등
확대국소조사	침윤성으로 악성도가 높은 종양	교모세포종 등
전뇌조사	뇌 전체에 산재해 있을 가능성이 있는 종양	악성임파종, 전이성뇌종양 등
전뇌실조사	뇌실 주위에 발생하며, 뇌척수액 전이할 가능성이 높은 종양	배아세포종 등
전뇌전척수조사	뇌척수액으로 전이 한(전이할 가능성이 높은) 종양	수아종, 배아세포종 등
정위조사	종양직경이 3cm 이내의 국한종양	수막종, 뇌하수체선종, 두개인두종 등 전이성뇌종양(신세포암 등)

야 할 점이다.

새로운 치료

● 정상조직으로의 조사선량을 억제하면서 병변에 효과적으로 방사선을 조사하는 방법으로서 몇 가지 새로운 치료가 시도되고 있다. 대표적인 치료법을 다음에 기재하였다.

① **세기조절방사선치료(intensity modulated radiation therapy : IMRT)** : 컴퓨터를 이용하는 치료계획과 계획대로의 조사가 멀티리프 콜리메이터라는 장치를 제어하는 것으로 가능하게 되었다. 토모세라피는 이 기술을 도입하고 그 위에 CT와 리니악(방사선직선가속기)을 일체화시킨 장치로, 정확하게 병소부의 조사부위와 모양을 파악하여 집중조사가 가능하다. 조사장치 자체가 나선 모양으로 회전하며 침대를 주위 360도에서 조사할 수 있다.

② **중입자선치료(Heavy ion radiotherapy)** : 입자선치료 중 하나이다. 탄소선 등, X선이나 감마선보다 무거운 입자를 가속해서 사용하는 것으로, 보다 큰 에너지로 조사하는 것이 가능하고 정상조직에 주는 영향을 감소시킬 할 수 있다. 체표에서 일정한 깊이에서 방사선량의 절정이 최대가 되기 때문에 정상조직에의 부담이 적다고 알려져 있다. 종래의 방사선치료에 대해서 감수성이 낮은 종양의 치료에 유용할 것으로 기대되고 있으며, 사대부의 척삭종 등이 좋은 적응대상이라고 알려져 있다.

③ **양성자치료(proton therapy)** : 입자선치료 중 하나이다. 종양의 치료부위에 최대 절정이 오도록 설정하는 것으로, 정상조직으로의 영향을 감소시킬 수 있다. 소아나 안와 근방의 종양 등 치료범위를 좁혀 치료효과를 기대하는 경우에 좋은 적응방법으로 알려져 있다.

④ **보론중성자포획요법(Boron Neutron Capture Therapy : BNCT)** : 비교적 에너지가 낮은 열중성자선을 종양조직에 조사하고, 사전에 종양조직에 흡수시킨 붕소(^{10}B)화합물과의 핵반응에 의해 생성되는 α선과 리튬핵(^{7}Li)을 이용하여 선택적으로 종양세포만에 작용하는 방법이다. 따라서 주위의 정상조직에는 부담이 적은 치료이다.

● 위의 ②~④은 현재 보험미승인이므로, 현재 임상시험이나 비보험으로 치료하는 경우에 한정적으로 시행되고 있다.

(小林啓一)

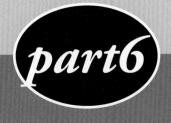

part6

빈도는 낮지만
알아둘 만한
질환과 치료

수막염
cerebral meningitis

point ● 수막염은 뇌신경질환의 감염증으로 수막의 염증으로부터 뇌척수액에 염증이 생기는 질환이다. 경과에 따라 급성(화농성, 바이러스성)과 아급성(결핵성, 진균성)으로 크게 나눈다.
● 일반적으로 수막자극증상(경부경직, Kernig sign, Brudzinski's sign 등), 두통, 발열, 구토 등의 증상이 출현한다.
● 화농성 수막염에서는 항생제 투여가 행해지지만, 바이러스성 수막염에서는 대증요법만 행해진다.

수막염이란

● 수막염은 중추신경계 염증성 질환 중, 수막(연막, 지주막, 경막)에 염증을 일으켰거나, 뇌척수액에 염증이 생기는 질환이다. 그러므로 수액강을 형성하는 뇌나 척수, 뇌신경 등의 염증을 동반한다.

● 중추신경계는 외부와 단절되어 있어서 침입한 세균을 물리칠 인자가 부족하므로, 염증이 생기면 급속하게 악화되기 쉽다. 또 혈뇌장벽(Blood Brain Barrier : BBB)이 존재하기 때문에 치료 시에는 같은 부위에 대해서 투과성이 좋은 항생제를 사용해야 한다.

● 수막염의 분류와 감별진단을 표 1에 제시하였다. 본 항에서는 급성화농성수막염, 바이러스성수막염에 초점을 맞추고 설명하였다.

급성화농성(세균성)수막염

● 수막(leptomeninx)의 급성화농성염증이다.
● 70%는 소아에게 발병한다.

1. 원인균

● 인플루엔자균(Hemophilus influenzae), 수막염균(*Neisseria meningitidis*), 폐렴(연쇄)구균이 70%를 차지한다.

● 출생 3개월까지의 신생아에게서는 대장균(E.coli), B군(용혈성)연쇄상구균(β-Hemolytic Streptoccus)이 많이 확인되며, 산도감염도 적지 않다.

● 출생 3개월 이후의 유아에게서는 인플루엔자간균이 가장 많고, 이외에는 수막염균이 원인이 된다.

● 성인에게서는 폐렴(연쇄)구균이 가장 많이 확인되고, 수막염균도 원인이 된다. 고령자에게서는 그람음성간균이 원인인 경우가 많다.

● 개방성 뇌손상(천통성 뇌손상, 두개저골절 등)에는 포도상구균(Staphylococcus), 연쇄상구균(Streptococcus)이, 수술 후에 생기는 수막염에는 표피포도상구균이 많다.

2. 증상

● 영유아에게서는 발열, 구토, 경련, 의식장애 등을 볼 수 있다. 아동 이후에는 두통, 발열, 구토가 출현한다.

● 다른 증상으로는 경부경직(소아일 경우 나타나지 않을 때도 있다), Kernig sign, Brudzinski's sign, 뇌압상승에 의한 VI · III뇌신경마비도 볼 수 있다.

표 1 수막염의 분류와 감별진단

	분류	세포수	당	수액소견	뇌압/단백
급성	세균성(화농성)	다핵구(호중구)↑↑	↓↓	혼탁	↑
	바이러스성(무균성)	단핵구(임파구)↑	?	물 형태-일광미진*	↑
아급성	결핵성	단핵구(임파구)↑	↓	일광미진	↑↑
	진균성	단핵구(임파구)↑	↓	일광미진	↑

* 일광미진 : 세포의 미세입자. 수액을 넣은 투명한 시험관을 약간 기울인 후 가볍게 흔들면서 직사광선의 배후에서 관찰한다.

3. 진단

- 일반적인 염증소견, 수막자극증상(경부경직, Kernig sign, Brudzinski's sign 등), 화농성 질환 유무를 확인한다.
- 진단은 요추천자를 이용하는 뇌척수액검사에 의해 확정된다.
- 뇌척수액검사를 통해 수액혼탁, 호중구 우위의 세포증가, 뇌압상승, 단백증가, 당감소를 확인하고, 세균배양을 통해 균을 파악할 수 있다면 급성화농성 수막염이라고 진단한다.

4. 치료

- 제1선택 : 항생제가 투여된다. 배양결과가 나올 때까지 투여를 기다리는 것이 불가능하므로, 광범위 항생제(broad spectrum antibiotic)를 사용하거나, 연령에 따라 원인균을 추측하여 뇌척수액으로의 이행성이 좋은 항생제를 선택한다.
  - **수막염균** : 페니실린, 세팔로스포린계
  - **폐렴구균** : 페니실린, 세팔로스포린계
  - **인플루엔자간균** : 암피시린(ABPC/아미노벤질페니실린 : 광역스펙트럼의 페니실린), 세팔로스포린
  - **B군(용혈성)연쇄상구균 또는 신생아의 수막염** : ABPC + 겐타마이신황산염 병용
- 뇌척수액을 지속적으로 배액하며, 항생제를 척수강 내로 투여하는 경우도 있다.
- 중증인 경우 알파글로불린이나 스테로이드를 투여한다.

- 인플루엔자균 타입B에 대한 Hib백신을 투여하면 예방효과를 기대할 수 있다.

5. 예후

- 노인환자에게서는 치료가 조기에 행해지면 예후는 양호하다.
- 영유아에게서 의식장애가 있다면 예후가 불량하다.
- 치료되지 않으면 거의 100%가 사망한다.

6. 간호 포인트

- 발열, 의식장애가 있는 환자의 경우, 수막자극증상 등을 관찰하고 양성소견이 있을 때는 수막염을 의심한다.

바이러스성수막염

- 수막자극증상이 있어도 수액검사에서 세균이 동정되지 않는 것으로, 무균성 수막염의 대부분(70%)을 차지한다. 뇌염이나 수막뇌염(meningoencephalitis)으로 파급되는 경우도 있다.
- 소아 및 젊은 성인에게서 호발한다.

1. 원인균

- 엔테로바이러스(Entero), 에코바이러스(Echo), 콕사키바이러스(Coxsackie virus B)등이 80%를 차지한다. 엔테로바이러스는 여름에 많다.

●10%는 멈프스바이러스(Mumps)이다. 겨울에 많다.

2. 증상
●급성으로 발생하는 것이 특징이다. 발열, 두통, 수막자극증상을 일으킨다. 90%에서 국소증상(focal sign)을 볼 수 있다.
●이하선염, 고환염, 급성췌염, 난소염 등은 멈프스바이러스 생백신에 의해서도 발생할 수 있다.
●기타, 임파선증에서는 에이즈(HIV바이러스), 심근염에서는 콕사키바이러스, 발진에서는 엔테로바이러스를 들 수 있다.

3. 진단
●요추천자에 의한 뇌척수액검사로 알 수 있다.

●뇌척수액검사에 의해 뇌척수액투명, 임파구 우위의 세포증가, 뇌압상승, 단백증가, 당이 정상이라면 바이러스성수막염이라고 진단한다.
●바이러스가 동정되면 좋다.

4. 치료
●대증요법만 적용하며, 항생제는 사용하지 않는다.

5. 예후
●예후는 양호하고 2주 내에 완치된다.

6. 간호 포인트
●화농성수막염과 마찬가지이다.

(野口明男)

뇌농양
brain abscess

point ● 뇌농양은 뇌신경계의 감염증으로, 뇌실질 내에 들어간 원인균에 의해 염증이 일어나고, 괴사상태가 된 뇌염증 영역이 피막에 의해 덮여진 상태이다.
● 뇌농양에서는 염증증상(발열, 두통, 백혈구증가), 뇌압항진증상(두통, 구토, 의식장애), 국소증상(focal sign, 편마비, 경련발작)을 볼 수 있다.
● 영상검사로 진단한다. 뇌압항진 때문에 요추천자는 일반적으로 금기이다.

뇌농양이란

● 뇌농양은 뇌신경계의 감염증으로 원인균이 뇌실질 내에 들어가 농양을 형성한 것이다.
● 젊은 층(특히 10대)에게서 호발한다.
● 농양은 초기뇌염→만기뇌염→초기피낭화→만기피낭화→치유농양의 경과를 지나고, 괴사상태가 된 뇌염증 영역이 섬유아세포 등으로 형성된 피막으로 덮이고, 농양이 형성된다.

원인균

● 연쇄상구균(35%)이나 황색포도상구균(20%)이 많지만, 최근에는 그람음성균의 빈도가 증가하고 있다.
● 귀 질환의 감염원은 장내세균군이 많다고 알려져 있다. 진균(아스페르질루스 속 등) 및 원충(톡소플라스마 원충 등. 특히 HIV감염 환자에게서 볼 수 있다)도 농양을 초래할 수 있다.
● 원인균으로의 감염경로는 다음의 3가지로 크게 구분된다.
 · **병소감염, 뇌에 접한 부분으로부터의 파급** : 중이염, 부비강염, 유돌염, 두개골골수염 등.
 · **혈행성전이** : 폐기관지의 화농성 병변, 청색증형 선천성 심질환, 심내막염 등에서의 감염성색전.
 · **직접감염** : 개방성 뇌손상이나 뇌외과적 처치.

증상

● 염증증상(발열, 두통, 백혈구 증가), 뇌압항진증상(두통, 구토, 의식장애), 국소증상(focal sign : 편마비, 경련발작) 등을 볼 수 있다.
● 이비인후과적 염증질환(부비강염 등), 청색증을 동반한 심질환, 좌우션트를 동반한 심질환(활로4징, 삼첨판폐쇄증 등)이 있는 환자가 며칠~몇 주간에 걸쳐서 염증소견을 보이고, 위에 서술한 증상이 출현했을 때는 주의를 요해야 한다.
● 기회감염자(HIV감염증 등)에게도 마찬가지라고 할 수 있다.

진단

● 요추천자는 뇌압항진 때문에 일반적으로 금기이다.
● 진단은 영상검사(X선, CT, MRI) 소견에 의해 이루어진다.

1. 두개단순X선
● 부비강염, 귀 질환의 존재, 석회화, 가스발생균에 의한 가스상(像)을 볼 수 있다.

2. CT, MRI
● 조영CT나 MRI에 농양부에 환상조영증강(ring enhanced mass)을 볼 수 있다(그림 1). 주

그림 1 뇌농양(좌전두엽뇌농양)의 CT

뇌염기
조영 CT

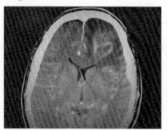

아직 농양부위에 환상조영증강(ring enhanced mass)은 명확하지 않지만, 주위에 뇌부종이 수반된다.

피막기
단순 CT

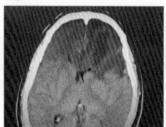

조영 CT

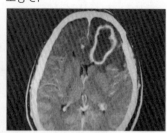

뇌염기와 비교해서 농양부위에 환상조영증강(ring enhanced mass)이 명료해졌다. 주위의 뇌부종은 더욱 현저해졌다.

그림 2 뇌농양의 MRI확산강조영상

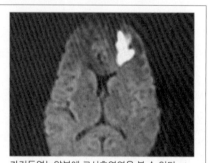

좌전두엽농양부에 고신호영역을 볼 수 있다.

그림 3 뇌농양치료기의 CT(조영CT)

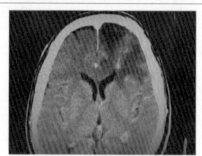

환상조영증강(ring enhanced mass)은 축소되고 주위 뇌부종의 개선도 볼 수 있다.

위의 뇌부종을 동반한 전이성 뇌종양이나 신경교모세포종과의 감별이 중요하며, 임상소견 등을 잘 관찰할 필요가 있다.

● MRI확산강조영상에서는 농양부에 특징적인 고신호영역을 볼 수 있다(그림 2). 다만 이 고신호영역은 뇌경색 등에서도 볼 수 있으므로 감별이 필요하다.

치료

1. 항생제 투여

● 초기뇌염기에는 모세혈관이 비정상적으로 발달해 있기 때문에 항생제의 효과를 기대할 수 있다.

● 농양이 작을 경우나 여러 개인 경우에도 투여하지만, 피막이 완전히 만들어진 후에는 확대 예방효과를 기대하며 항생제를 사용한다.

● 항생제는 적어도 6~8주간 투여해야 한다.

● 치료목표로서 조영CT나 MRI에서 환상조영 증가의 종괴(rim enhanced mass)가 작아져 있는 것을 확인하는 것이 중요하다 (그림 3).

2. 뇌부종제

● 뇌부종이나 뇌압항진증상이 있는 환자에게는 항뇌부종제(글리세롤) 투여가 행해진다.

3. 스테로이드

● 덱사메타손의 대량투여로 농양 주위의 염증반응을 억제하고, 뇌압상승을 관리할 수 있는 가능성이 있다.

4. 항경련제

● 경련발작을 일으키고 있는 환자에게 적용된다.

그림 4 배농법의 실제

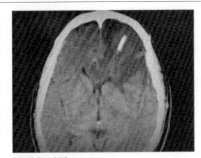

배액술 시행
CT상 농양 내에 배액튜브를 볼 수 있다.

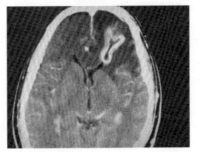

배농 후의 CT
농양의 크기가 줄어들었음을 볼 수 있다.

5. 외과적요법

● 크기는 크지만 고립성이고 뇌압항진이 현저한 농양에 대해서 정위적천자배농법이나 개두술에 의한 적출술이 행해지는 경우가 있다 (그림 4).

● 농양이 뇌실벽에 접하고 있는 경우는 크기가 작아도 뇌실까지 농양이 퍼질 가능성이 있기 때문에 외과적 치료의 적응대상이다.

6. 예후

● 예후는 농양의 크기나 위치, 증상에 따라 달라진다.

● 뇌실내에도 농양이 퍼져있는 경우에는 적절한 치료가 행해지지 않으면 예후가 좋지 않다.

● 일반적으로 사망률은 40세 이하에서는 30%, 40세 이상에서는 55%라고 한다. 다만 항생제의 개발이나 수술수기의 발달로 현재 개선되고 있으며, 앞으로도 더욱 개선될 전망이다.

간호 포인트

● (특히 부비강염 환자의)염증소견에 국소증상(focal sign, 경련 등)이 보이는 경우에는 뇌농양을 의심해야 한다.

● 치료 중에 활력징후(혈압상승 : 뇌압항진)나 의식수준 등의 신경학적 소견에 주의한다.

(野口明男)

길랭-바레증후군
Guillain-Barré syndrome

point
- 길랭-바레증후군은 감염된 후 며칠~몇 주간에 급성 사지근력저하가 일어나는 질환이다. 중증화되면 인공호흡관리가 필요한 경우도 있다.
- 중증화로 이어지는 증상으로서 호흡근마비, 연하장애에 의한 흡인성폐렴, 자율신경장애에 의한 혈압의 변동·부정맥 등이 있다.
- 사용하지 않는 근육의 근위축이나 관절구축의 예방, 신경증상의 조기회복을 위해, 조기부터 재활요법을 반드시 실시해야 한다.

길랭-바레증후군이란

- 길랭-바레증후군은 설사나 상기도염 등의 감염증상 후에 급성 사지근력저하가 발생하는 질환이며, 감염증상으로 인해 어떠한 자가면역학적 기전이 관여하여 말초신경장애를 일으킨다고 여겨진다.
- 일본에서의 발생률은 인구 10만 명 당 연간 1~2명이고, 평균 발병 연령은 39세로 모든 연령층에서 볼 수 있으며, 남녀비는 3 : 2로 남성이 약간 더 많다.

증상

- 전형적인 것으로는 선행감염 며칠~몇 주 후에 하지에서 상지에 비교적 좌우대칭성으로 근력저하가 진행되고, 사지원위부의 저림증상(장갑·양말형이라고 부른다)이 발생한다.
- 중증례 중에서는 호흡근에도 장애가 생겨 인공호흡기 관리를 필요로 하는 경우도 있다.
- 신경증상은 보통 발병에서 4주간(늦어도 8주간) 이내에 절정에 달하고, 그 후에는 변동 없이 일정한 기간을 거쳐 회복과정에 들어간다. 한 가지 형태의 경과를 거쳐 간다는 점에서 예후가 양호한 경우도 많지만, 약 10%의 증례에서는 발병 1년 후에도 자립보행이 불가능하다는 보고도 있다(그림 1).

원인

- 길랭-바레증후군에서는 선행감염에 대한 면역반응과 관련하여 강글리오시드의 당쇄(糖鎖)에 대한 자가항체가 생산되며, 강글리오시드가 풍부한 신경조직에 장애가 생긴다고 할 수 있다.
- 선행감염의 병원체로서 장염을 일으키는 칸피로박터가 유명하고, 그 외에 마이코플라즈마, 사이토메갈로바이러스, EB바이러스 등이 알려져 있다.
- 선행감염의 병원체가 강글리오시드 유사 당쇄구조를 가졌다는 「분자상동성설」도 제창되고 있다. 항강글리오시드 항체는 길랭-바레증후군 환자의 약 2/3에서 양성으로 나타나고, 항체가(価)는 발병 직후에 가장 높아 경과와 함께 저하·소실되는 점에서 발병에 병인으로서 작용하고 있다고 생각된다.

분류

- 전기생리학적 또는 병리학적으로 「축삭장애형」과 「탈수형」으로 분류된다(표 1).
- 임상적으로는 건반사의 저하·소실과 경도의 장갑·양말형 이상감각을 동반하고, 사지원위의 근력저하를 나타내는 운동장애 우위의 전형적인 증례 외에 특징적인 증상의 조합을 나타내는 몇 개의 아형이 알려져 있다.

그림 1 길랭-바레증후군의 임상경과

경과	발병 전 2주 이내	0주	1~2주	8주~
증상의 진행		● 양측대칭성의 상지·하지운동마비 ● 사지의 감각장애	● 전신의 운동마비(호흡근 포함) ● 사지의 감각장애 ● 뇌신경마비(구마비·안면신경마비) 등	● 서서히 개선 완치
	선행감염	증상의 출현·진행	증상의 절정	증상의 경감·완치
주요 증상	● 약 70%의 예에서 선행감염이 확인된다. ● 상기도감염, 소화기증상을 볼 수 있다.	● 보행곤란, 비틀거림을 주로 호소하며 내원하는 경우가 많다.	● 마비가 진행되고 보행장애, 구음, 연하장애나 호흡장애를 일으킨다. 인공호흡기관리가 필요한 예도 있다.	● 보통 예후는 양호하다.

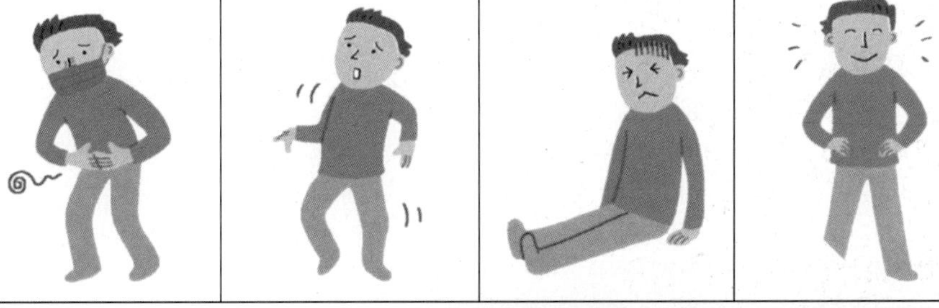

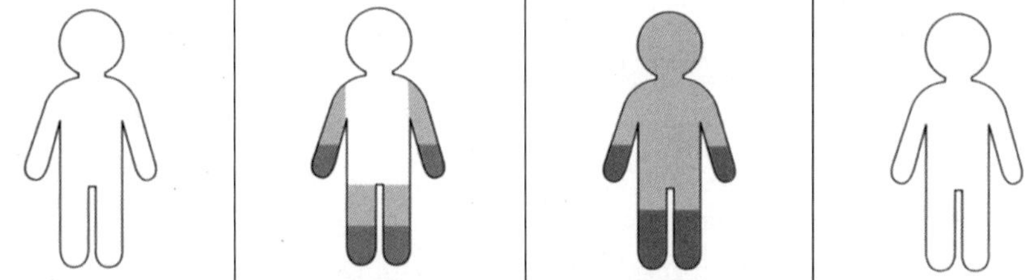

● 대부분은 예후가 양호한 질환이지만 일부 중증화하거나 사망하는 경우도 있다.
● 주요 사인으로서 호흡부전이나 자율신경장애에 의한 혈압 이상·부정맥 등이 중요하다.

후유증	사망
● 근력저하나 마비 등이 남는 경우가 있다. 중증례에서 는 보행 불능이 되는 경우가 있다. 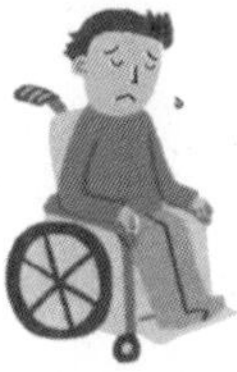	● 드물게 사망하는 경우가 있다. 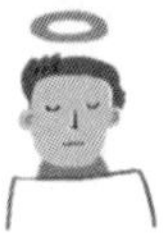

표 1 길랭-바레증후군의 종류와 특징

분류		특징
탈수형	AIDP(급성염증성탈수성다발신경병증)	● 운동마비, 감각장애가 출현한다 ● 회복은 약간 늦다
축삭형	AMAN(급성운동성축삭성신경병증)	● 운동마비가 출현한다 ● 예후는 양호한 경우와 약간 회복이 늦는 경우로 나뉜다
	AMSAN(급성운동감각성축삭성신경병증)	● 운동마비, 감각장애가 발생 ● 회복은 늦다
기타	피셔증후군	● 외안근마비, 운동실조, 건반사소실이 발생한다 ● 예후는 양호하다 ● 항강글리오시드 항체 중 항GQ1b항체가 관여한다

● 대표적인 아형으로서 외안근 마비·운동실조·건 반사저하 소실을 특징으로 하는 피셔증후군, 하부뇌신경영역·경부·상완부의 근력저하를 특징으로 하는 인두-경부-상완형 등이 있다.

진단

● 특징적인 임상경과로부터, 대부분의 증례는 문진과 신경진찰로 진단이 가능하다.
● 혈액검사에서의 진단적 표지자로서 항강글리오시드 항체를 들 수 있으며, 대표적인 것으로서 피셔증후군의 90% 이상에서 검출되는 항GQ1b항체가 있다.
● 뇌척수액검사에서의 단백세포해리는 진단을 지지하는 특징 중 하나이다. 뇌척수액단백의 상승은 발병 후 1주일 이상 경과하고 나서 보이는 경우가 많다.
● 말초신경전도검사도 진단에 유용하다.

치료

● 치료법으로서 면역글로불린정주요법(intravenous immunoglobulin therapy : IVIg) 또는 단순혈장교환의 유효성이 확립되어 있으며, 보행이 곤란한 경우도 적응대상이다.
● 호흡근마비에 의해 호흡부전을 일으킨 환자에게는 인공호흡기 관리가 필요하다.

● 근위축이나 관절구축의 예방, 신경증상의 조기 회복을 위해 초기부터 재활요법이 중요하다.

진료·간호 시의 주의점

● 초진 시에 경증이더라도 시간단위로 진행할 수 있는 질환이므로, 증상이 진행 중인 경우에는 중증화에 대비할 필요가 있다.
● 중증화로 이어지는 증상으로서 호흡근마비 외에 연하장애에 의한 흡인성폐렴이나 자율신경장애에 의한 혈압의 변동·부정맥 등이 있으며, 심전도·산소포화도모니터의 장착이나 집중관리실에서의 전신관리가 필요한 경우도 있다.
● 최중증형에서는 수족이나 안면의 근육이 완전히 마비되기 때문에 커뮤니케이션의 수단이 사라져서 의사소통이 곤란해지지만, 진정하에 있는 경우가 아닌 한 기본적으로 환자 본인의 의식은 명료하므로, 가족과 함께 환자 본인에게의 충분한 설명·대응이 필요하다.

(内堀步)

문헌

1. Asbury AK, Cornblath DR ; Assessment of current diasnostic criteria for Guillain-Barré syndrome. Ann Neurol 1990;27:S21-S24.
2. 일본신경치료학회·일본신경면역합동 신경면역질환 치료 가이드라인: 길랭 바레증후군 (GBS) / 만성염증성탈수성다발신경장해 (CIDP)치료가이드라인. 신경치료2003; 20: 193-210.

척수소뇌변성증
SCD : spinocerebellar degeneration

point

● 척수소뇌변성증은 소뇌이상 질환 중 하나로서, 소뇌 또는 소뇌의 입출력에 관계된 섬유에 계통적으로 장애가 생긴 신경변성 질환을 총칭하는 병태이다. 유전관계의 유무에 따라 고발성(다계통위축증 등)과 유전성으로 분류된다.

● 소뇌장애, 추체로장애만이 아니라 다양한 증상이 나타난다. 기능장애를 따라 합병증·2차성 장애(연하장애, 배뇨장애 등)도 일어날 수 있다.

● 치료는 대증요법이 중심이다. 재활요법, 환경조정, 정신적·사회적 지원도 중요하다.

척수소뇌변성증이란

● 척수소뇌변성증은 소뇌 또는 소뇌의 입출력 섬유의 어느 부분에 계통적으로 장애가 생긴 신경변성질환의 총칭으로, 악성종양을 동반한 것이나 알코올에 의한 2차성 소뇌실조도 포함된다.

● 두부영상에서는 소뇌나 뇌간부에 위축성의 변화를 볼 수 있다(그림 1).

● 의료비를 보조받는 특정질환에 해당한다.

분류

● 척수소뇌변성증은 유전 여부에 따라 후천성과 유전성으로 크게 나뉜다(표 1).

● 고발성(후천성)으로 발병하는 것 중에는 소뇌장애, 파킨슨증과 자율신경장애를 나타내고 파킨슨 관련질환으로도 분류되는 다계통위축증이 있다.

● 유전성으로 발병하는 것 중에는 증상은 유사해도 다른 유전자의 이상으로 발병하는 것이 다수 판명되었다. 그 중에 우성유전형식을 나타내는 경우가 10만 명에 1~5명 정도 있다.

● 소뇌장애(실조)만을 나타내는 것부터 추체로장애(경성)가 강하게 나타나는 것도 있다. 이 외에 말초신경장애, 인지증, 경련, 불수의운동(무도병운동, 진전, 간대성근경련증), 파킨슨

그림 1 척수소뇌변성증의 MR

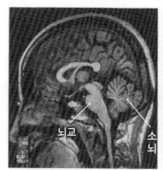
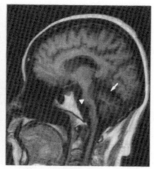

a. 일반인

b. 척추소뇌변성 환자

a의 일반인에 비해 b(올리브교소뇌위축증)에서는, 소뇌(⇨) 및 뇌교(▷)가 위축되어 있다.

뇌교

소뇌

표 1 척수소뇌변성증의 분류

고발성 (후천성)	● 다계통위축증 : 올리브교소뇌위축증, 선조체흑질변성증, 샤이-드래거증후군 ● 피질성소뇌위축증
유전성	● 우성유전 : 마카도 조셉병 등 ● 열성유전 : 프리드라이히운동실조증 등

증상, 근긴장이상, 외안근마비, 망막색소변성증 등을 나타내는 것이 있다.

증상·진찰소견

소뇌장애에 의한 증상

● 소뇌에 장애가 생기면 실조증상이 보인다. 휘청거리기 때문에 균형을 유지하기 위해서 보폭이 넓어지게 되며, 갈 지자(之)로 걷듯이 비틀비틀 걷는 상태가 된다.

● 손끝을 목표에 도달시키는 데 어려움을 느끼게 되고, 너무 지나치거나 닿지 않고(측정이상), 거칠게 떨리게(진전) 된다. 그래서 물이 담긴 컵을 입으로 가져가려고 하면 물이 넘치기도 하고, 젓가락을 사용하여 식사하는 것이 어려워진다.

● 전완을 교대로 회내·회외시키는 동작을 반복하는 것이 힘들어진다(반복길항 운동이상). 동작 시에 악화되기 때문에 일상생활에 큰 영향을 미치게 된다.

추체로의 장애

● 진찰에서는 건반사의 항진이 있다.

● 건반사가 극단적으로 항진된 상태는 「경성」으로 표현되며, 빠르게 근을 늘리는 가벼운(신전)운동에 대해서 강한 수축반응이 일어난다. 또한 근을 강하게 신전하면 이번에는 수축이 급속하게 준다(접는칼 현상).

● 과신전된 상태에서 힘이 잘 들어가지 않기 때문에, 「계단을 내려갈」 때에 무릎이 굽혀지면 힘이 잘 들어가지 않는 감각을 강하게 느껴, 「구를 것 같아 무섭다」고 환자가 호소하는 경우가 많다.

● 대체로 근력자체는 유지되어 있다.

그 밖의 증상

● 진행되면 연하에 관련된 근의 협조운동이 악화되고, 음식의 일부가 기도에 들어가는 형태로 흡인이 보이는 경우가 있다.

● 배뇨에서도 건반사와 마찬가지로 방광의 사소한 신전으로도 반사성배뇨가 보이거나(반사성방광), 배뇨와 괄약근의 이완균형이 무너져 잔뇨가 많아지거나 하면서 자주 요로감염증이 유발된다.

치료

● 일부를 제외하고, 진행성에서 근본적인 치료는 곤란하여 대증적인 치료가 이루어지고 있다. 프로티렐린의 주사, 탈티렐린수화물(세레디스트)의 내복, 각종 비타민제의 투여가 행해진다.

● 질병의 종류를 명확하게 하는 것으로 일어날 수 있는 증상에 대응할 수 있다.

● 환경조정도 실시한다. 휘청거림 등의 증상에 대해서 실내라면 난간을 마련하고 실외라면 보행기를 이용하는 경우도 있다.

간호 포인트

● 신체기능의 장애를 중점으로 두지만, 삶의 질을 유지해가기 위해서는 소위 「신경난치병」으로서의 정신적·사회적 지원도 빠뜨릴 수 없을

것이다. 기능장애에 대해서는 근력·균형유지를 위해 재활요법을 실시한다.

● 합병증·2차성 장애에 대한 간호도 필요하다.

연하장애의 대응

● 연하장애의 간호는 「섭식」과 「흡인」으로 나누어 생각한다.

1. 「섭식」의 간호

● 사지의 기능장애로 인해 스스로 식사섭취가 곤란한 경우에는 지원이 필요하다. 스푼·젓가락의 손잡이에 대한 연구도 필요하다.

● 절대필요량을 섭취할 수 없으면 체중감소가 나타난다.

● 미네랄·비타민의 부족이 의심되는 경우에는 영양보충제가 필요하다.

2. 「흡인」의 간호

● 흡인이 확인되는 경우는 음식의 형태 변경이나 약간 걸쭉한 상태 등 연구가 필요하다.

● 진행되어 폐렴 등을 빈번하게 일으킨다면 경관영양이나 흡인방지술 등도 검토한다.

배뇨간호

● 이동능력의 저하로 화장실에 제때에 맞춰 가지 못하는 일이 많아지고, 실금 등이 보이게 되면 기저귀 등을 착용할 필요성이 있다.

● 잔뇨가 많아지고 자가배뇨가 곤란해진 경우에는 요로감염 등의 위험성도 높아진다는 점에서 간헐도뇨나 방광유치카테터도 검토한다.

(宮崎泰)

뇌저체온요법
cerebral hypothermia therapy

point
- 뇌저체온요법은 체온을 저하시키는 요법으로서, 뇌혈류량을 감소시켜 두개내압의 저하를 촉진하고 뇌부종 등에 의한 2차적 뇌손상을 회피하는 치료법이다.
- 치명적인 부작용도 일으킬 수 있다. 특히 장기저체온·복온(復溫) 시에는 순환상태의 변화나 전해질이상을 초래할 수 있기 때문에, 구급약제나 제세동기를 준비하는 것이 필수적이다.
- 체온과 ICP의 변화를 자주 관찰하고 이동·간호 시에는 충분한 인원수로 주의하여 시행한다.

뇌저체온요법이란

- 뇌저체온요법은 「뇌의 산소소비량은 체온이 1℃ 저하할 때마다 약 6~7% 저하된다」라는 기전을 이용한 치료법이다.
- 체온저하에 기초한 필요에너지량의 저하로 뇌대사를 억제시키고 그에 따른 뇌혈류량(cerebral blood flow : CBF)의 저하, 두개내압(intracranial pressure : ICP)의 저하를 촉진하여 뇌부종 등에 의한 2차적 뇌손상을 피하는 요법이 뇌저체온요법이다.
- 저체온요법은 심폐정지소생례에 대한 신경기능회복의 가능성에 관한 유효성은 확립되어 있으나, 뇌신경외과질환에 관해서는 유효성이 확립되어 있지 않다.
- 뇌저체온요법을 실시할 경우, 부작용이 다양하고 치명적일 수도 있기 때문에 적응에 관해서는 충분한 검토가 필요하다.

적응

- 뇌저체온요법이 시도되는 예를 다음에 제시하였다.
① **뇌경색 급성기** : 뇌대사억제 외, 흥분성아미노산 억제작용, 프리라디칼 생산억제작용 등에 의해 경색범위가 경감했다는 보고가 있다.
② **중상 두부외상** : CBF가 저하되면 뇌혈관상(cerebral blood volume : CBV)의 감소가 수반되면서 ICP도 낮아진다. 다른 치료법(삼투압이뇨제 투여, 감압술 등)으로는 관리할 수 없는 경우가 대상이다.

방법

- 원칙적으로 집중치료실에서 관리하고 기관내삽관·인공호흡기 관리하에서 실시한다.
- 관혈적 동맥압모니터와 중심정맥카테터를 확보하고, 가능하면 스완-간도관(Swan-Ganz catheter)을 유치하여 적당한 용량의 전부하를 유지한다. 동시에 내경정맥 산소포화도(oxygen saturation of jugular vein : SjO$_2$) 측정용 카테터를 유치하고, ICP모니터에 추가하여 가능하다면 뇌온모니터도 유치한다.
- 스트레스반응의 억제, 근수축에 의한 열 발생(shivering)을 제어하기 위해 충분한 진정제·근이완제를 투여하면서 해열제, 냉수관류를 실시하는 cooler jacket(그림 1) 등을 이용하여 전신냉각을 실시한다. 최근에는 심부온 32~34℃ 정도의 경도 저체온으로 유지하는 경우가 많다. 목표 두개내압은 25mmHg 이하, 목표 SiO$_2$는 60~80%이다.
- 복온시기에 대한 일정한 의견은 없지만 두개내압의 추이, SiO$_2$의 안정화 등을 보면서 검토한다. 복온은 급속하게 하지 않고 1℃/일씩 복온시켜 36℃로 며칠 동안 지내게 한다. 두개내

그림 1 전신냉각장치

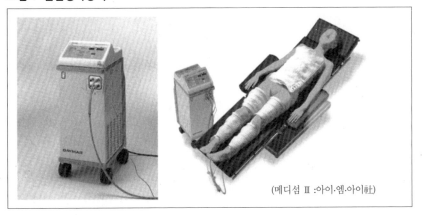

(메디섬 Ⅲ :아이·엠·아이社)

압의 재상승이 보이는 경우는 다시 저체온으로 돌리는 것을 검토한다.

합병증

- ●**감염증** : 장시간의 저체온에 의해 면역능의 저하가 초래되고, 중증 감염증을 일으킬 가능성이 있다. 특히 폐의 점액섬모청소율(mucociliary clearance) 저하에 따른 호흡기감염증이 발생하는 경우가 많다. 장기적인 인공호흡기관리가 필요해지므로, 인공호흡기 관련폐렴(ventilator-associated pneumonia : VAP)에도 유의한다.
- ●**저혈압** : 심박수·심박출량의 저하에 의해 혈압이 저하될 수 있다.
- ●**부정맥** : 다양한 부정맥이 발생한다고 알려져 있다. 특히 심방세동이나 QT연장에 따른 심실성부정맥이 많다. 32℃ 이하에서 출현빈도가 높아 복온 시에도 주의가 필요하다.
- ●**저칼륨혈증** : 저체온하에서는 세포 내에 칼륨이 저류하기 때문에 저칼륨혈증이 초래된다. 반대로 복온 시에는 혈관 내로 칼륨이 방출됨에 따라 고칼륨혈증이 나타나 심정지를 일으키는 경우도 있다.
- ●**혈소판감소에 의한 출혈경향** : 혈소판감소의 구조는 지금도 밝혀지지 않았지만, 혈소판의 활성화와 장기집적에 의한 영향에 관한 보고가 있다.
- ●**기타** : 혈액응고이상, 산증, 저혈당, 마비성 장폐색(paralytic ileus) 등이 발생하는 경우도 있다.

간호·관찰의 포인트

두개내 병태의 파악

- ●뇌저체온요법은 진정·인공호흡기 관리하에서 실시된다. 동공소견은 관찰이 가능하지만 의식수준을 비롯한 신경증상의 파악은 곤란하기 때문에, 체온, ICP모니터나 SiO₂ 등의 모니터링 관찰이 중심이 된다. 특히 체온과 ICP의 변화는 치료의 중심이기 때문에 수시로 관찰해야 한다.
- ●환자 주위에는 삽관튜브나 여러 종류의 선, 모니터가 접속되어 있다. 또한 여러 약제가 투여되고 있다는 점에서 영상검사 등의 이동이나 간호 시에는 충분한 인원을 확보하여 주의 깊게 실시할 필요가 있다.

합병증 간호

- ●뇌저체온요법은 치명적인 합병증을 일으킬 수 있다.
- ●특히 장기간의 저체온·복온 시에는 혈압저하나 부정맥이라는 순환상태의 변화, 저칼륨혈증 등의 전해질이상을 일으킬 수 있으므로, 구급약제나 제세동기의 준비가 필수적이다.
- ●복온 후에도 중증 감염증 등의 합병증 위험성이 있으므로 상태 변화에 대한 파악이 중요하다.

(田中雅樹)

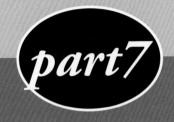

part7

그 밖에
알아야 할 지식

뇌부종
cerebral edema

point
- 뇌부종은 뇌조직의 수분량이 증가하면서 뇌실질이 종창(swelling)된 상태이다. 혈뇌장벽이 깊게 연관되어 있다고 알려져 있지만 상세한 구조는 확실하게 밝혀지지 않았다.
- 뇌부종은 혈관인성 뇌부종, 세포독성 뇌부종, 정수압성 뇌부종의 3가지로 분류되며, 질환에 따라서 나타나는 부종에는 각각의 특징이 있다.
- 치료는 뇌부종치료제(D-만니톨, 글리세롤, 스테로이드)의 투여가 중심이다. 경우에 따라서 외과적 치료법도 실시된다.

뇌부종이란

- 뇌부종은 뇌실질이 종창이 있는 상태로 뇌조직의 수분량 증가가 원인이다.
- 특히 혈관내피세포와 별아교세포에 의해 형성된 혈뇌장벽(blood brain barrier : BBB)의 관여가 중요하다고 알려져 있다.

분류
- 뇌부종은 ① 혈관인성 뇌부종, ② 세포독성 뇌부종, ③ 정수압성 부종 3가지로 분류된다(그림 1).

1. 혈관인성(vasogenic) 뇌부종
- 혈뇌장벽의 파괴에 의해 세포 밖으로 액체가 저류되는 상태이다.
- 뇌혈관 내피세포장애에 의해 혈뇌장벽이 파괴되고, 수분·전해질·단백질 등의 혈장성분이 누출되어 혈관주위강에서 조직간극으로 퍼져서 저류하게 된다.
- 임상적으로는 뇌혈관장애(뇌좌상, 뇌종양, 뇌출혈이나 뇌경색 등), 고혈압뇌증이나 PRES(posterior reversible encephalopathy syndrome) 등에서 많다.

2. 세포독성(cyto toxic) 뇌부종
- 신경세포나 글리아세포의 에너지 대사에 이상이 발생하면서 초래된 세포막 장애에 의한 세포 내 수분저류 상태이다. 혈뇌장벽의 파괴는 나타나지 않고 별아교세포의 종대화가 특징이다.
- 초기의 단계에서는 신경세포를 보호하기 위해 글리아세포가 스스로 팽창하여 항상성을 유지하지만, 장애가 악화되면서 신경세포자체에 장애가 미친다.
- 임상적으로는 뇌허혈, 저산소혈증, 급성뇌증, 간부전, 당뇨병성케토산증, 경련중적 등에서 발생한다.

3. 정수압성(status epiepticus) 뇌부종
- 뇌척수액의 통과장애에 따른 폐쇄성 수두증 등 뇌실 내에서의 압력에 의해 수두증이 발생하고, 뇌압의 항진상태를 확인한 결과, 뇌실 내의 수액이 뇌실벽을 구성하는 상의세포의 junction을 지나 뇌실내 주변에 누출된 상태이다.
- 수두증 환자의 뇌실 주위에 출현하는 것이 특징이다.

그림 1 뇌부종의 분류

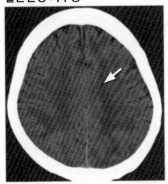

혈관인성 뇌부종

고혈압에 기인한 PRES에 의해 양측 두정엽을 중심으로 부종을 볼 수 있다.

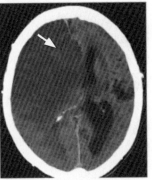

세포독성 뇌부종

심원성뇌색전증에 의한 광범위한 세포괴사와 세포독성 부종에 의한 정중전위(midline shift)가 확인된다.

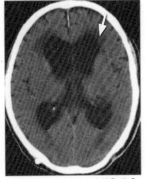

정수압성 뇌부종

만성적인 수두증에 의해 양측의 측뇌실전각 주위에 부종이 미친다.

뇌부종의 특징

- 뇌부종의 원인이 되는 질환은 여러 가지이며, 각각의 특징이 있다.
- 주요 질환마다 부종의 특징을 다음에 서술하였다.

뇌경색

- 색전증 등에서는 특히 심한 부종이 발생한다.
- 뇌세포는 동맥폐색에 의해 저산소상태가 되고, 세포활성에 장애가 생기므로 발병 조기에는 세포독성 뇌부종이 일어난다. 그 후에 혈관내피의 손상에 의해 혈관인성 뇌부종도 더해진다.
- 발병 후 며칠~1주일 정도가 뇌부종의 절정이다.

외상·뇌출혈

- 혈뇌장벽이 파괴되어 주위에 부종이 확대되는 것이다.
- 뇌좌상이나 뇌내출혈에서는 부종의 출현이 빠르고 외상 1~2일로 뇌부종의 증대를 확인할 수 있다.

수두증

- 폐쇄성 수두증 등으로 인해 뇌실 내의 압력이 높아지면 뇌척수액이 뇌실벽에서 주위 뇌조직으로 침입하고, 세포간극에 수액성분이 저류되어 간질성부종을 일으킨다.
- 급성기에서 만성기까지, 부종의 출현시기는 다양하다.

뇌종양

- 교모세포종이나 전이성뇌종양 등의 악성종양으로 인해 뇌부종이 보이는 경우가 많다. 종양 내의 모세혈관에는 혈뇌장벽의 기능이 없어 혈관인성 부종을 쉽게 일으킨다.

개두술

- 개두술 후의 뇌부종에는 다음에 제시하는 여러 가지의 원인이 연관되어 있다.
  - 수술조작에 의해 미세혈관이 손상을 입으면 혈뇌장벽의 파괴 등에 의해 혈관인성 뇌부종이 발생한다.
  - 정맥손상에 의한 뇌혈액관류의 울혈 등으로도 혈관상의 증대에 따라 혈관인성 뇌부종이 발생한다고 알려져 있다.
  - 동맥성으로 손상이 발생하면 뇌경색에 따른 세포독성 뇌부종이 초래될 가능성이 있다.
- 어느 경우든지 수술 후 1일 이상 경과하고 나서 일어나는 경우가 많다. 수술 후의 관리에서는 수술 전부터의 뇌부종과의 감별이 중요하다.

뇌부종의 치료

내과적 치료 : 뇌부종 치료제

● 뇌부종의 치료제로는 여러 종류를 오래전부터 사용해왔으며, 주요 치료제는 크게 바뀌지 않았다. 다음에 주요 약제를 서술하였다.

1. D-만니톨(D-mannitol)

● 분자량182의 6가(價) 알코올이다. 우리나라에서는 주로 20%용액을 사용하고 있다.

● 혈장침투압을 높여 뇌조직과 혈관 내의 압력차를 일으키는 것으로 두개내압을 내리는 작용이 있다. 또 신뇨세관에서 재흡수되는 일 없이 조기에 체외로 배설되기 때문에 이뇨작용을 갖고 있다는 점에서 삼투압이뇨제로 분류한다.

● D-만니톨은 혈뇌장벽이 유지되고 있는 정상 뇌조직으로는 이행되지 않기 때문에, 정상뇌조직의 혈관 내외로 삼투압력차가 생겨서 수분이 제거되어 두개내압이 내려간다. 뇌부종에 의해 발생한 두개내압 항진을 경감시키는 효과가 강력하다.

● 뇌부종조직 자체의 혈뇌장벽은 파괴되어 있는 경우가 많고, 뇌실질 내에 D-만니톨 성분이 침입하기 때문에, 혈관 내외의 침투압력차가 생기지 않아 그 부위에서는 수분을 제거하는 효과가 생기지 않는다.

[사용방법·사용 시의 주의점]

● 중증(severe)의 두부외상 후 등의 응급상황에서 뇌탈출이 진행되고 있는 상태나 수술 중의 뇌종창에 대해서 500mL를 급속투여하거나, 300mL를 30분간 정도로 정맥내투여하는 경우가 많다.

● D-만니톨의 반복투여를 중지하면 지금까지 억눌려 있던 뇌부종이 일시적으로 악화되는(= 반동현상: rebound phenomenon) 경우가 있으므로 주의가 필요하다.

● D-만니톨은 글리세롤과 비교하여 즉효성이

있지만, 강제이뇨에 의한 전해질이상이나 신장애가 생기기 쉬운 단점이 있다.

● 급속투여하는 경우 세포외액이 갑자기 증가하기 때문에 심부전을 일으킬 수 있으므로 유의한다.

2. 글리세롤(glycerol)

● 분자량 92의 3가(價) 알코올이다. 우리나라에서 시판되고 있는 제제는 10% 글리세롤 5% 과당의 배합제로 0.9% 염화나트륨이 추가된 것이다. D-만니톨과 마찬가지로 삼투압이뇨제로 분류된다.

● 신장에서의 배설이 적어 조기에 체외로 배설되는 것은 적다.

● D-만니톨과 마찬가지로 혈장삼투압을 높여서 뇌조직과 혈관 내에 압력차를 생기게 함으로써 두개내압을 내리는 작용을 갖고 있다.

● D-만니톨과 달리 투여된 글리세롤의 일부는 뇌조직 내에서 당대사계로 들어가 에너지원으로서 이용된다. 따라서 글리세롤의 정맥내투여는 뇌부종을 개선하고 뇌대사를 개선시킨다고 알려져 있다.

[사용방법·사용 시의 주의점]

● 뇌졸중 치료가이드라인에서도 권장되고 있듯이, 심원성뇌색전증이나 아테롬혈전증 등 두개내압 항진을 동반한 큰 뇌경색의 급성기나 뇌출혈에 이용되는 경우가 많다.

● 투여량은 연령이나 중증도에 따라 달라지지만 10~15mL/kg를 2~3회로 나누어 1회 60분 정도로 투여하는 경우가 많다.

● D-만니톨에 비해 요세관장애의 발생률이 낮고 신독성은 적으나, 물·나트륨을 과잉투여하기 쉬우므로 심부전이나 신부전의 환자에게는 신중하게 투여해야만 한다.

● 투여속도가 너무 빠르면 용혈을 일으킬 수 있다는 위험성이 지적되고 있다. 현재 시판되고 있는 제제에는 용혈방지제가 들어가 있지만 환자의 요소견(헤모글로빈요 등)에 유의할 필

요가 있다.
- D-만니톨과 달리 소위 반동현상은 적다는 것이 알려져 있다.

3. 스테로이드
- 스테로이드는 D-만니톨 등 삼투압이뇨제와 달리 두개내압 항진에 대한 강하작용을 갖지 않는다.
- 스테로이드는 글루코코르티코이드작용으로서 직접적으로 뇌부종의 경감, 세포막의 투과성 항진의 예방, 뇌순환 및 대사의 개선, 수액생산의 억제 등의 작용을 발현한다고 알려져 있다.

[사용방법·사용 시의 주의점]
- 스테로이드요법이 가장 효과를 발휘하는 것은 종양성 뇌부종이다. 특히 전이성뇌종양에 대해 뛰어난 효과를 보인다.
- 프레드니솔론, 메틸프레드니솔론, 베타메타손, 덱사메타손 등이 투여되는 경우가 많다.
- 스테로이드에는 소화성궤양이나 고혈당, 감염증의 유발이나 상처치유의 지연, 우울상태 등의 부작용이 알려져 있으니 주의가 필요하다.

4. 기타
- 바르비탈제(펜토바르비탈칼슘, 티오펜탈나트륨)의 정주투여나 뇌보호제인 에다라본 투여도 뇌부종의 개선작용으로써 효과가 있다.

외과적 치료법
- 뇌부종의 원인이 되는 질환에 대해 뇌출혈제거술이 유효하다.
- 뇌종양적출술이나 수두증에는 배액술이나 단락술이 유효하다.

- 뇌부종의 범위가 커서 정상 뇌조직으로의 압박이 염려되는 경우에는, 대증요법이지만 감압개두술 등의 외과적 치료도 유효하다.

최근의 연구

- 뇌부종은 세포와 체액의 균형이 무너지면서 발생하지만 명확한 발생 기전은 아직까지 밝혀지지 않았다.
- 최근에 물을 선택적으로 투과시키는 막분자인 「아쿠아포린(aquaporin : AQP)」통로의 연구가 진행되고 있다. 현재 아쿠아포린은 기능과 구조로 분류된 13종류(AQP 0~12) 정도가 알려져 있으며, 종류에 따라 장기 내에서의 분포가 다르다는 점이 확인되었다. 다음에 그에 관한 예시를 기재하였다.
  - AQP1 : 신경교종 등의 뇌종양에 많이 확인된다. 종양의 뇌부종에 관여하고 있지 않은가 의심되고 있다.
  - AQP4 : 혈뇌장벽을 가진 모세혈관에 분포하고 있다. 뇌손상 시의 부종의 발현에 관여하고 있다고 알려져 있다.
- 흥미로운 사실은 D-만니톨의 투여에 의해 AQP4의 발현이 증가한다는 점이다. 이러한 사실이 D-만니톨의 투여를 중단했을 때 뇌부종의 악화(반동현상)로 이어지는 것은 아닐까 의심하는 보고도 있다.
- 뇌부종의 원인이 명확하게 밝혀지고 아쿠아포린의 연구가 진행되어 가면, 지금까지와는 다른 경향의 뇌부종개선제가 개발될 가능성이 있다.

(岡村耕一)

두개내압 항진과 뇌탈출
intracranial hypertension / cerebral herniation

point

- 두개내압 항진은 어떤 원인에 의해 두개 내의 압력이 한도를 초과하여 비정상적으로 상승한 상태이다. 급성으로 증상이 출현한 경우 생명을 위협한다는 점에서, 조기발견·대응이 중요하다.
- 뇌탈출은 두개내압 항진의 영향으로 뇌조직이 본래의 위치에서 인접강으로 전위

(shift) 상태이다. 소뇌편도탈출이나 대뇌 겸하탈출은 중증의 상태이기 때문에 임상에서 특히 중요하다.
- 동공부동의 여부, 의식수준 및 호흡상태의 변화를 주의 깊게 관찰하면 뇌탈출을 조기에 발견할 수 있다.

- 신경조직에 발생하며 외과적 치료의 대상이 되는 대부분의 병변은 두개내압 항진을 일으킨다. 이를 경감시키는 것을 목적으로 하여 외과적으로 「감압」이 이루어지는 경우가 많다.
- 감압의 타이밍을 놓치면 아무리 수술이 순조롭게 실시되어도, 뇌탈출을 일으켜 사망 또는 식물인간상태에 이르게 된다.
- 따라서 뇌탈출에 관한 지식과 대처방법을 이해하는 것이 가장 중요한 사항 중 하나가 된다.

두개내압 항진

- 중추신경계는 두개골과 척추에 의해 거의 밀폐된 상태로 보존되어 있다. 밀폐된 내부(=두개내)의 내용물은 뇌실질·뇌척수액·혈관으로 크게 나뉜다.
- 보통 두개 내의 내용물 중 어떤 부분의 용적이 늘어나면 그 부분 이외의 용적을 줄이는 것에 의해 그 내압(=두개내압)은 일정하게 유지된다. 정상 시의 성인의 두개내압은 측와위에서는 $60 \sim 150mmH_2O$로 유지되고 있다.
- 두개내압을 일정하게 유지하는 기전(=항상성)이 한도를 초과하거나 기능하지 않게 되면 두

개내압의 변동이 발생한다.

병태

- 두개내압이 상승하면 뇌관류압이 저하되고 뇌허혈이나 $PaCO_2$의 상승이 초래된다. 그에 따라 다시 두개내압이 상승하는 악순환이 발생한다.

원인

- 두개내압 항진의 원인은 다음과 같다.
  - 비정상적 점거물의 발생 : 뇌종양, 두개내혈종
  - 두개내의 병변에 의한 뇌의 용적의 증대 : 뇌부종
  - 뇌척수액의 통과장애에 의한 두개내의 뇌척수액의 증대 : 수두증
  - 뇌의 순환장애(특히 정맥계가 폐색되는 정맥동혈전증)
  - 두개의 병적인 협소 : 협두증(craniostenosis)
  - 외상에 의한 두개골의 거대함몰 골절.

증상

- 두개내압 항진의 증상은 단시간에 급속하게 나타나는 경우(급성)와 오랜 시간에 걸쳐 서서히 나타나는 경우(만성)가 있다.

●급성은 생명에 직결된다.

1. 급성
●겉모습에서 나타나는 증상으로서, 의식장애, 동공부동, 편측마비, 제뇌경직, 호흡장애 등이 있다.
●검사를 하면 대광반사의 감소나 소실, 맥압의 증대, 쿠싱현상(서맥, 혈압상승), 건반사의 이상 등을 볼 수 있다.
●급성증상은 대부분의 경우 측두엽의 내측에 있는 구부(鉤部)가 천막절흔부에서 하방으로 들어가 중뇌나 동안신경에 장애를 발생시키기 때문에 초래된다. 방치하면 뇌간에 불가역적 장애가 생기고 생명이 위험하다.

2. 만성
●두통(아침에 일어나는 두통)과 오심·구토가 주된 증상이다.
●두개내압 항진에 의한 구토는 구토중추가 압박·자극받아 일어나기 때문에 소화기증상(복통·복부팽만감)을 동반하지 않는다. 분수처럼 토하는 것이 특징적이다.
●만성적으로 두개내압 항진이 지속되면 안저검사에서 유두부종이 보이는 경우도 있다.

치료
1. 두개내압 항진에 대한 치료
●「뇌탈출로의 이행을 적극적으로 예방하는 것」이 중요하다. 다음에 제시한 것처럼 각각의 원인에 해당하는 치료가 이루어진다.
· 점거물의 적출
· 뇌척수액의 배출
· 감압수술(두개골을 자른 채 시행해서 압이 올라가지 않도록 한다)
· 뇌부종 치료(두개내압강하제나 부신피질호르몬제 등을 사용하고, 뇌부종이 생기지 않도록 한다) 등
●호흡상태를 잘 유지하여 혈액 속의 산소농도를 충분히 유지함과 동시에 이산화탄소농도를

낮게 하는 것도 필요하다.
●혼수요법(대량의 바비튜레이트를 사용하여 잠자게 하는 방법)이 행해지는 경우도 있다.

2. 뇌저체온요법(→p.228)
●최근에는 뇌저체온요법이 다시 검토되고 있다.
●저체온요법은 체온을 내리는 방법으로서, 두개내압의 상승을 억제하고 혈류나 산소의 부족으로부터 뇌를 보호하는 치료법이다.
●현재 뇌의 온도(뇌온)의 측정이 가능해지면서, 전신을 33℃ 전후로 차갑게 유지하는 방법이 실시되고 있다. 이를 이용하여 뇌에 중증의 장애가 발생한 환자의 생명을 구하거나 신경기능을 기대치 이상으로 개선하는 경우도 있다. 다만 복온 시(체온을 원래대로 돌려놓을 때)의 관리에 어려움이 따르고, 심장으로의 영향이나 세균에 대한 저항력이 떨어지며, 쉽게 출혈이 발생하는 등의 여러 문제점이 있어 앞으로 개선이 기대되고 있다.

뇌탈출

●뇌탈출은 뇌부종이나 혈종에 의해 두개내압(뇌척수강의 압, 뇌압)이 비정상적으로 항진된 결과, 뇌조직이 일정한 경계를 넘어 인접강으로 전위·이동된 상태이다.
●발생부위에 따라, ① 천막탈출, ② 소뇌편도탈출, ③ 대뇌겸하탈출, ④ 접형골연탈출의 4종류로 분류된다(그림 1). 이 중에서 천막탈출과 소뇌편도탈출은 중증화되는 경우가 많으므로 임상적으로 특히 중요하다.
●특히 소뇌편도탈출은 연수(medullar)를 압박할 위험이 있어서, 발생하면 치명적이다. 급성 수두증의 증상이 보이고 나서 악화되는 경우도 있지만, 전구증상이 전혀 없이 갑자기 호흡이 정지하는 경우도 있다.
●뇌탈출을 조기에 발견하기 위해서는 동공부동의 여부를 확인하는 것 외에도, 당연한 일이지

그림 1 뇌탈출의 발생부위에 따른 분류

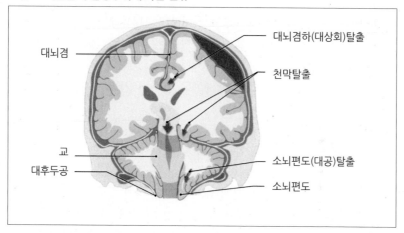

그림 2 뇌탈출의 진행

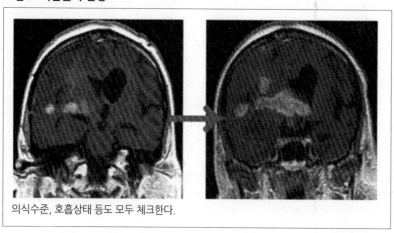

의식수준, 호흡상태 등도 모두 체크한다.

만 의식수준 및 호흡상태의 변화에 관해서도 주의를 기울일 필요가 있다(그림 2).

천막탈출
(천막절흔감돈, 구회(鉤回)감돈)

- 뇌종양·뇌출혈 등에 의해 천막상부의 압력이 항진되고, 측두엽내측부(구회·해마회)가 천막을 넘어 하방으로 밀려들어간 상태이다.
- 천막탈출에서는 뇌간(특히 중뇌, 그 밖에 동안신경, 후대뇌동맥 등)에 압박장애가 생긴다. 이 기전이 진행되면 뇌간에 2차적으로 허혈·부종·출혈이 생긴다.
- 천막하강의 압력이 항진되고 소뇌의 일부가

밀려 올라가 천막절흔에 밀려들어가는 경우를 상행성천막감돈이라고 한다.

1. 증상과 대응
- 의식장애의 진행, 환측 또는 대측의 동공산대, 동안신경마비, 편마비, 병적반사가 나타난다. 또한 제뇌경직이 일어나며 뇌간기능이 마비되면 자발호흡은 소실된다.
- 편마비가 천막상 병변과 같은 시기에 출현하는 경우에는, 압박을 받아 전위(shift)하게 된 대측 대뇌각이 천막절흔으로 장애를 겪게 된다. 이 때의 압흔을 Kernohan's notch이라고 한다.
- 천막탈출의 증상이 나타나면 신속하게 원병소

를 제거(종양, 혈종의 적출)하거나 감압처치를 실시한다.

● 제뇌경직에 이르면 사망하거나 회복 불가능한 증상을 남기게 된다.

소뇌편도탈출
(소뇌편도감돈, 대후두공감돈, 대공감돈)

● 후두개와의 소뇌종양이나 출혈에 의해 천막하강의 뇌압이 항진하고, 소뇌편도가 하방으로 밀려나 대후두공(대공)내에 들어간 상태이다.

● 천막상 점거성 병변의 진행에 따라 발생한 천막탈출의 영향으로, 다시 2차적인 압력이 하방으로 일어나는 경우도 있으므로 응급처치가 가장 필요해진다.

1. 증상과 대응

● 천막하 병변에 의해서 소뇌편도탈출이 생긴 경우, 연수의 호흡중추에 장애가 발생하여 자발호흡이 정지하고 무호흡이 된다.

● 의식소실의 전에 호흡정지가 일어나는 경우가 있다.

● 후두개와 점거성 병변에 대해서 부주의하게 요추천자를 실시해서는 안 된다. 뇌척수액을 배출하는 것으로 뇌탈출을 진행시킬 수 있다.

● 보통 폐쇄성 수두증을 동반하고 있으므로 측뇌실천자·외뇌척수액 배액·뇌척수액션트 등을 실시하고, 가능하면 원병소에 처치를 실시한다.

● 내압항진이 천천히 진행되면서 대공이 넓은 경우에는 소뇌편도가 하방전위(shift) 하고 있어도 연수압박증상을 일으키지 않는 경우가 있다.

대뇌겸하탈출(대상회탈출)

● 대뇌내측면의 대상회가 대뇌겸하연을 넘어 대측에 감입한 상태이다.

● 대뇌겸하탈출만으로는 중증의 임상증상을 나타내지 않는다.

접형골연탈출

● 전두엽의 점거성병변에 의해서 전두엽하면이 접형골연을 넘어 중두개와에 감입하거나, 측두엽 점거성 병변에 의해서 측두엽의 전부(前部)가 전두개와에 밀려 들어가는 상태이다.

● 천막탈출이나 소뇌편도탈출과 달리 임상적으로 중요한 문제를 일으키는 경우는 적다.

(小松原弘一郎)

문헌

1. 太田富雄: 두개내압 항진과 뇌탈출. 太田富雄, 松谷雅生 편, 뇌신경외과학개정 제10판, 金芳堂, 교토, 2008: 145-157.
2. 尾上尚志: 병이 보인다vol.7 뇌·신경. メディックメディア, 도쿄, 2011: 133-135.

뇌사
brain death

point

● 뇌사는 의료기술의 발전에 따라 생긴 개념으로, 뇌의 모든 기능이 비가역적으로 회복 불가능한 단계까지 소실된 상태를 의미한다. 자율신경이나 뇌간의 호흡순환 중추가 유지되고 있는 식물인간상태와 혼동해서는 안 된다.

● 진찰·검사결과 등으로 명확하게 뇌사라고 판단된 상태를 「임상적 뇌사」라고 한다.
● 장기이식 등의 목적으로 뇌사를 법적으로 나타낼 필요가 있는 경우에는, 법령에 정해진 5항목을 이용하여 2명의 의사가 6시간을 두고 판단한다(日本).

뇌사란

● 뇌사란, 사람의 뇌간을 포함한 뇌의 모든 기능이 비가역적으로 회복 불가능한 단계까지 소실된 상태이다.
● 사람의 뇌는 대뇌·소뇌·뇌간(중뇌, 뇌교, 연수)으로 이루어져 있다. 그 중에 어떤 부분에 장애가 생겨 기능을 잃었는지에 따라서 「전뇌사」「뇌간사」「식물인간상태」의 3종류로 분류된다.
● 뇌사의 정의는 나라마다 다르다. 대부분의 나라는 대뇌와 뇌간의 기능저하에 주목한 「전뇌사」를 뇌사로 보고 있지만, 영국에서는 뇌간의 기능저하만 조건으로 하는 「뇌간사」를 채택하고 있다. 일본에서는 뇌사를 「개체사」로 보는 지침을 법률에 명기하지 않았다.
● 「식물인간상태」는 중도의 뇌장애에 의해 혼수상태에 빠지고 그 후 회복하였으나 주위와의 의사소통을 인식할 수 없는 만성적인 상태를 가리킨다. 식물인간상태에서는 대뇌반구의 기능이 광범위하게 정지하고 운동정신활동에 고도의 장애가 생기지만, 자율신경이나 뇌간의 호흡 순환중추는 유지되고 있다(그림 1).

그림 1 뇌사와 식물인간상태의 차이

뇌사(전뇌사)

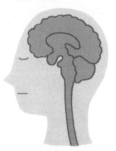

식물인간상태

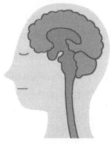

● 뇌간을 포함한 뇌의 모든 기능이 비가역적으로 회복 불가능한 단계까지 저하된 상태.

● 대뇌반구의 기능이 광범위하게 정지하고 운동정신활동에 고도의 장애가 생기지만, 자율신경이나 뇌간의 호흡순환중추는 유지되고 있다.

과거의 「죽음」의 개념

● 과거에는 인간의 죽음=심정지라는 것이 명백했기 때문에 의학적으로 엄밀하게 정의하는 것은 그다지 중요하지 않았다.
● 일반적으로 「죽음=뇌·심장·폐의 모든 기능이 정지된 경우(3징후설)」라고 생각해 왔고, 의사가 사망확인을 할 때에 호흡·맥박·대광반사의 소실을 확인하는 것은 여기에서 유래한 것이다. 일반적으로 폐기능의 정지→심장기능의 정지→뇌기능의 정지라는 과정을 거친다.

「뇌사」의 개념

● 의료기술의 발달에 따라 뇌가 심폐기능을 제어하는 능력을 상실해도(자발호흡도 소실되어 있어도), 인공호흡기에 의해 호흡과 순환이 유지되는 상태가 발생하였다.
● 뇌간기능의 정지는 원래 심폐기능의 정지를 초래하지만, 인공호흡기에 의해 호흡이 지속되는 것으로 심장기능도 유지된다. 이러한 과정의 결과로서 뇌사라는 상태가 출현하게 되었다.
● 뇌사는 심폐기능에 치명적인 손상은 없지만, 두부에만(예를 들면 어떤 사고가 원인이 되어)

강한 충격을 받은 경우나 지주막하출혈 등의 뇌질환을 원인으로 발생하는 경우가 많다.
● 일본에서는 장기이식을 제외하면 뇌사를 개체사로 보는 것은 법률로 인정되지 않는다.
● 그 후 2010년의 개정장기이식법시행에 따라 이식의 유무에 관계없이 뇌사가 사람의 죽음으로서 정의되었다.

뇌사판정

● 진찰·검사결가 등으로 명확하게 뇌사라고 판단된 상태를 「임상적 뇌사」라고 한다.
● 장기이식 등의 목적으로 뇌사를 법적으로 판정할 필요가 있는 경우에는, 순서에 의거한 뇌사판정이 이루어진다. 이러한 목적이 없는 경우에는 뇌사판정을 할 수 없다. 왜냐하면 뇌사판정기준에는 환자의 상태를 더 악화시킬 위험이 있는 검사항목(인공호흡기를 탈착하여 자발호흡을 확인한다 등)이 포함되어 있기 때문이다.
● 뇌사는 법령에 정해진 5항목에 의해 판단된다(표 1). 특히 장기이식을 전제로 한 뇌사판정은 뇌신경외과의 등 장기이식과 관계없는 2명

표 1 뇌사판정기준

①~⑤의 조건을 충족시키며 6시간 경과를 보고 변화가 없다(2차성 뇌장애, 6세 이상의 소아에서는 6시간 이상의 관찰기간을 둔다)	● 필수조건 ① 기질성 뇌장애 ② 심혼수 ③ 원질환의 확정 ④ 회복불능
① 심혼수 · JCS로 300 : 통증자극에 반응하지 않음 · GCS로 3점 : 눈을 뜨지 않음(E1)+언어 없음(V1)+운동 없음(M1) ② 동공양측산대고정 · 동공이 고정되고 동공경은 좌우 모두 4mm 이상 ③ 뇌간반사의 소실(7개) 　· 대광반사　　· 각막반사 　· 모양척수반사　· 안구두반사(인형눈현상) 　· 전정반사　　· 인두반사 　· 기침반사 ※자발운동, 제뇌경직, 제피질경직, 경련이 있으면 제외한다 ④ 평탄뇌파 ⑤ 자발호흡의 소실 · 인공호흡기를 탈착해 본다(무호흡테스트)	● 제외례 ① 생후 12주 미만※ ② 뇌사와 유사한 증례 · 저체온 : 직장온으로 32℃ 이하, 수면제, 진정제 · 대사, 내분비장애 ③ 제뇌경직 ※2010년 개정장기이식법시행에 따라 제외조건에 포함되어 있던 연령제한(15세 미만 제외)이 철폐되었고, 생후 12주 이후의 소아는 뇌사판정을 할 수 있게 되었다.

이상의 전문의가 6시간을 두고 2회 실시하고, 2회째 뇌사판정이 종료된 시각을 사망시각으로 한다.
●뇌사를 거친 사망자는 전 사망자의 1% 미만이다.

법적 뇌사판정의 과정

1. 의사확인
●장기이식에 대한 본인의 의사(거부하지 않는다), 가족의 동의를 확인한다.

2. 필수조건(전제조건, 제외조건, 생명징후)의 확인
●전제조건 : 다음의 3가지 조건을 충족시키는지 확인한다.
· 기질적 뇌장애에 의해 심혼수 및 무호흡을 일으키고 있다.
· 원질환이 확실하게 진단되어 있다.
· 현재 가능한 모든 치료를 적용해도 회복의 가능성이 전혀 없다고 판단된다.
●제외조건 : 다음의 4가지 조건을 확인한다.
· 생후 12주 미만을 제외한다.
· 뇌사와 유사한 상태로 되는 증례(약물중독, 저체온, 대사, 내분비장애 등)를 제외한다.
· 지적장애자 등 본인의 의사표시가 유효하지 않은 증례를 제외한다.
· 18세 미만의 학대의심례를 제외한다.
●생명징후 : 다음의 3가지 조건을 충족시키는지 확인한다.
· 체온 : 직장온이 32℃(6세 미만은 35℃) 이상이다.
· 혈압 : 수축기혈압이 90mmHg(1세 미만은 65mmHg, 1~12세는 연령×2+65mmHg) 이상이다.
· 심박·심전도 : 중증의 부정맥이 없다.

3. 판정기준의 확인
●뇌사판정에 관한 충분한 경험을 보유하며 장기이식과 관계없는 2명 이상의 의사가 실시한다.
●2회째의 뇌사판정 종료 시를 사망시각으로 한다.

현재의 장기이식

●현재 일본에는 장기이식을 받은 후 건강하게 생활하고 있는 사람이 15,000명 이상 있다. 외국에 비해 그 인원수는 아주 적은 편이지만, 1년 간 이루어진 장기이식례를 다음에 기재하였다.
· 신장이식 : 연간 약 1,300건(약 85%가 생체신이식).
· 간이식이 약 500건(대부분이 생체부분간이식).
· 기타 : 뇌사자의 제공에 의한 심장이나 폐·췌장이식이 약 10건, 생체폐이식이 몇 건.
●2010년 7월에 개정장기이식법이 전면적으로 시행되었다. 그에 따라 2010년 8월부터 5개월 간 29건의 뇌사자장기제공이 있었으며, 이는 큰 변화가 일어나고 있음을 시사하고 있다.

(小松原弘一郎)

문헌
1. 太田富雄: 두개내압 항진과 뇌탈출. 太田富雄, 松谷雅生 편, 뇌신경외과학개정 제10판, 金芳堂, 교토, 2008: 145-157.
2. 川並透: 병이 보인다vol.7 뇌·신경. メディックメディア, 도쿄, 2011: 460-461.
3. 일본이식자협의회 홈페이지 (http://www.jtr.ne.jp/).

색인

보고 배우는 뇌신경

See & Learn, Cerebral Nerve

첫째판 인쇄 2015년 10월 1일
첫째판 발행 2015년 10월 10일

감　　수 MICHIMATA Yukihiro
편　　집 SHIOKAWA Yoshiaki, HOSHI Eriko, ABE Mitsuyo
옮 긴 이 김연희
발 행 인 장주연
출판·기획 김봉환
편집디자인 박선미
표지디자인 전선아
발 행 처 군자출판사
　　　　　　 등록 제4-139호(1991.6.24)
　　　　　　 본사 (110-717) 서울특별시 종로구 창경궁로 117 (인의동 112-1) 동원빌딩 6층
　　　　　　 전화 (02)762-9194/5　　　　 팩스 (02)764-0209
　　　　　　 홈페이지 | www.koonja.co.kr

MITE WAKARU NOU SHINKEI KEA
by MICHIMATA Yukihiro (supervisor), SHIOKAWA Yoshiaki (ed.), HOSHI Eriko (ed.), ABE Mitsuyo (ed.)
Copyright © 2012 MICHIMATA Yukihiro, SHIOKAWA Yoshiaki, HOSHI Eriko, ABE Mitsuyo
All rights reserved.
Originally published in Japan by SHORINSHA INC., Tokyo.
Korean translation rights arranged with SHORINSHA INC., Japan
through THE SAKAI AGENCY and A. F. C. LITERARY AGENCY.

ISBN 978-89-6278-386-5
정가 25,000원